大腸癌
治療ガイドライン

医師用 2024年版

JSCCR Guidelines 2024 for the Treatment of Colorectal Cancer

 大腸癌研究会
Japanese Society for Cancer of the Colon and Rectum ｜ 編

金原出版株式会社

はじめに

　この度「大腸癌治療ガイドライン医師用 2024 年版」を刊行しました。2022 年版では JCOG で行われた二つの第III相試験の結果と MSI-H 大腸癌や *BRAF* 遺伝子異常大腸癌に対して有効な薬剤が登場したことをもとにした部分改訂でしたが，今回は，大腸癌の治療にかかわるすべての領域（内視鏡治療領域，外科治療領域，薬物療法領域，放射線療法領域）の改訂と，CQ を刷新したこと，資料を刷新したことが主な変更点です。

　近年，直腸癌治療において Total Neoadjuvant Therapy（TNT）や，Non-Operative Management（NOM，Watch and Wait 療法）が欧米を中心に行われるようになっており，国内からの報告も増加していますが，直腸癌治療の背景が欧米と大きく異なる本邦における位置付けは不明で，引き続き重要な検討課題となります。一方で，新たな薬物療法の登場や，切除困難な直腸癌術後局所再発に対する粒子線治療が保険適用になったことは，患者さんにとっても医療者にとっても朗報です。

　さらに，資料の一部が刷新されました。大腸癌研究会の全国登録のデータを用いて 2008〜2013 年に手術が行われた大腸癌の部位別・壁深達度別リンパ節転移頻度，Stage 別治癒切除率，部位別 5 年生存率，同時性遠隔転移頻度，が「大腸癌取扱い規約第 9 版」に準拠して記載されています。2019 年版では「大腸癌取扱い規約第 8 版」に沿って記載されていましたが，規約第 9 版では第 8 版と比べ，リンパ節転移，遠隔転移，進行度の分類に大きな変更があったことから，全国登録委員会に依頼して第 9 版に準拠したデータとして作成してもらいました。これを用いて，患者さんへの説明や英文論文作成の際の資料として役立てることができると思います。

　これまでの本ガイドラインの根幹である「エビデンスはあくまでも治療法を選択する際の判断材料の一つであり，ガイドライン作成の際はエビデンスを中心にすえながら，医療環境，治療法の難易，利益と不利益のバランス，患者さんの状態，などを考慮しながら専門医たちが合意のうえ推奨度を決める」ことを踏襲し，本改訂作業においては，委員の voting 結果も分かるようにして，委員内での意見の相違等も透明性を持って分かるようにする（合意率の記載），補助療法に関しては，関連領域が合同で原案作成，推奨度の決定を行ったことが，大きな変更点となります。特に CQ に取り上げられるような治療方針は，専門家でも意見が分かれることを理解し，臨床現場では，その推奨度とエビデンスを参考にしながら，患者さんの健康状態・考え・環境，医療費，交通の便などを考慮して，患者さんとその家族とともに治療法を決めるのが基本だと思います。

2024 年 1 月 25 日

大腸癌研究会会長

味岡洋一

大腸癌治療ガイドライン作成委員会（2024年版）

ガイドライン委員会

委員長
　絹笠祐介

副委員長
　上原　圭　　山口研成

薬物療法領域責任者
　山口研成

内視鏡領域責任者
　斎藤　豊

外科領域責任者
　上原　圭

放射線領域責任者
　室伏景子

病理領域責任者
　菅井　有

委員（五十音順）
石黒めぐみ	石原聡一郎	上野秀樹	岡　志郎	加藤健志	金光幸秀
川上尚人	小林宏寿	阪本良弘	塩澤　学	塩見明生	篠崎英司
瀧山博年	谷口浩也	中島貴子	堀田欣一	松田圭二	村田幸平
森田智視	山崎健太郎	吉田雅博			

アドバイザー

　橋口陽二郎　　吉野孝之

ガイドライン評価委員会

委員長
　板橋道朗

委員（五十音順）
　植竹宏之　　坂巻顕太郎　　坂本一博　　佐野圭二　　田中信治

協力者

浅井佳央理	稲垣千晶	緒方貴次	賀川弘康	賀川義規	山東雅紀
茂原富美	田口千蔵	長谷川裕子	水上拓郎	向井俊貴	山下　賢

文献検索
　山口直比古

事務局

　山内慎一

2022年版 序

　この度「大腸癌治療ガイドライン医師用 2022 年版」を刊行しました。2019 年版では大腸癌の治療にかかわるすべての領域（内視鏡治療領域，外科治療領域，薬物療法領域）の改訂が行われましたが，今回は JCOG で行われた二つの第三相試験の結果を反映したこと，免役チェックポイント阻害薬，*BRAF* 阻害薬を薬物療法に組み入れたことと CQ を刷新したこと，資料を刷新したことが主な変更点です。

　大腸癌肝転移の治癒的切除後の補助化学療法として mFOLFOX6 の有用性を検証した JCOG0603 は症例集積に約 12 年を要しましたが，欧米での大腸癌肝転移の術後補助療法ないしは周術期化学療法の臨床試験がことごとく症例集積不足で中止になるなか，結論が得られたことは誇らしいことと思います。すでに 2019 年版に掲載された肝切除後の補助化学療法として UFT/LV 療法の有用性を検証した試験とともに世界に誇れる臨床試験だと思います。一方，対象となる症例は少ないのですが，それまでの薬物治療が効きにくかった MSI-H 大腸癌や *BRAF* 遺伝子異常大腸癌に対して有効な薬剤が登場したことは患者さんにとっても医療者にとっても朗報です。

　さらに，資料の一部が刷新されました。大腸癌研究会の全国登録のデータを用いて 2000 年〜2007 年に手術が行われた大腸癌の部位別・壁深達度別リンパ節転移頻度，Stage 別治癒切除率，部位別 5 年生存率，同時性遠隔転移頻度，が大腸癌取扱い規約第 9 版に準拠して記載されています。2019 年版では大腸癌取扱い規約第 8 版に沿って記載されていましたが，規約第 9 版では第 8 版と比べ，リンパ節転移，遠隔転移，進行度の分類に大きな変更があったことから，全国登録委員会に依頼して第 9 版に準拠したデータとして作成してもらいました。これを用いて，患者さんへの説明や英文論文作成の際の資料として役立てることができると思います。

　先日 Brit Med J に，米国心臓学会（ACC），米国心臓協会（AHA），米国臨床腫瘍学会（ASCO）のガイドラインを分析し，「エビデンスの質と推奨の不一致がコンセンサスベースのガイドラインに多かった。エビデンスに基づく医療はエビデンスと推奨度が一致することを原則とする。信頼できるガイドライン作成のためには，エビデンスの質と推奨の度合いを適切に一致させることが重要」との論文が載りました（Yao L. et al. BMJ 2021；375：e066045）。私はこの意見には賛同できません。エビデンスはあくまでも治療法を選択する際の判断材料の一つであり（大きな要素ではありますが），ガイドライン作成の際はエビデンスを中心にすえながら，医療環境，治療法の難易，利益と不利益のバランス，患者さんの状態，などを考慮しながら専門医たちが合意のうえ推奨度を決めることだと思います。臨床現場では，その推奨度とエビデンスを参考にしながら，患者さんの健康状態・考え・環境，医療費，交通の便などを考慮して，患者さんとその家族とともに治療法を決めるのが基本だと思います。

2021 年 12 月 15 日

大腸癌研究会会長

杉原健一

大腸癌治療ガイドライン作成委員会（2022年版）

ガイドライン委員会

委員長
橋口陽二郎

副委員長
山口研成

薬物療法領域責任者
山口研成

内視鏡領域責任者
斎藤　豊

外科領域責任者
金光幸秀

放射線領域責任者
室伏景子

病理領域責任者
味岡洋一

委員（五十音順）
石川敏昭　　石黒めぐみ　　石原聡一郎　　上野秀樹　　上原　圭　　岡　志郎
加藤健志　　絹笠祐介　　塩澤　学　　篠崎英司　　谷口浩也　　中島貴子
長谷川潔　　堀田欣一　　松田圭二　　村田幸平　　森田智視　　山崎健太郎
吉田雅博

アドバイザー

吉野孝之

ガイドライン評価委員会

委員長
板橋道朗

委員（五十音順）
植竹宏之　　坂巻顕太郎　　佐野圭二　　島田安博　　田中信治　　山口茂樹

協力者

小林宏寿　　小澤毅士

文献検索
山口直比古

2019 年版 序

　この度「大腸癌治療ガイドライン医師用 2019 年版」を刊行しました。「大腸癌治療ガイドライン医師用 2014 年版」が完成した時点では，次回の改訂は 2018 年を予定していましたが，その後に薬物療法の領域において，大規模臨床試験の結果や治療を行う上で重要な研究結果が公表されたことから，早急なアップデートが必要と判断し，薬物療法領域のみを改訂した「大腸癌治療ガイドライン医師用 2016 年版」が刊行されました。今回の改訂では，大腸癌治療にかかわるすべての領域（内視鏡治療領域，外科治療領域，薬物療法領域）の改訂が行われました。

　いま日本で最も罹患率の高い癌のひとつとなった大腸癌に対しては，日本全国の様々な医療機関で診療が行われています。「大腸癌治療ガイドライン医師用」を刊行する目的は，これら全国の大腸癌の診療にかかわる医師に対して適切な治療法を提示することにより，過不足のない診療が行われるようにすることであり，それにより大腸癌診療の質の地域間・施設間格差をなくすことです。したがって，大腸癌治療の専門の施設において行われる新しい治療法の試みや新しい技術の導入を妨げるものではありません。また，「大腸癌治療ガイドライン医師用」は，標準的な大腸癌の患者さんを想定し，進行度に応じた適切な治療法を推奨するものです。一方，実際の臨床現場では，治療に関する考え方や併存疾患，社会環境，医療環境など，様々に異なる患者さんの治療を行います。そのため，「大腸癌治療ガイドライン医師用」では，あえて治療法間の優劣を厳格に決めることはせず，多くの選択肢を残し，各々の患者さんにどの治療法を適用するかは医師と患者さんとでよく話し合って決める，との立場をとっています。したがって，それぞれの治療法に関し，より詳細な情報が必要であると判断した場合は，それぞれの領域の専門書を参照していただければと思います。

　大腸癌の診断や治療は日々進歩しています。しかし，新しい治療法が必ずしも最良の治療法ではありません。良くデザインされた臨床試験により確立された治療法や，臨床試験は行われていないが改良を積み重ねられてきた臨床経験が十分な討論を経て日常診療として受け入れられた治療などがでてくれば，それらはガイドラインの新たな一ページに加えられるものと思います。

　2019 年 1 月 25 日

大腸癌研究会会長

杉原健一

大腸癌治療ガイドライン委員会（2019年版）

2016年版 序

　この度「大腸癌治療ガイドライン医師用 2016年版」を刊行しました。「大腸癌治療ガイドライン医師用 2014年版」が完成した時点では次回の改訂版は 2018年に刊行する予定でした。その後，化学療法の領域で大規模臨床試験の結果や化学療法を行う上で重要な研究結果が発表されました。そのいくつかは大腸癌研究会のホームページに，「大腸癌治療ガイドライン医師用 2014年版に追記すべき臨床試験の結果」として論文を紹介するとともにガイドライン委員会のコメントを掲載しました。しかし，ホームページでの記載だけではこれらの臨床試験の結果が化学療法のアルゴリズムの中でどのような位置付けになるのかが明確ではありません。さらに，それら以外にもガイドラインに記載するに値する臨床試験の結果が公表されています。また，k-RAS に加え抗 EGFR 抗体薬が奏効しないことを示すバイオマーカーが明らかになりました。これらのことから，化学療法の領域に限ってガイドラインを改訂することになりました。

　ガイドライン作成委員会では推奨するレジメンの基準を，① 第Ⅲ相試験で有効性・安全性が検証されたレジメン，② 第Ⅲ相試験で有効性・安全性が検証されたレジメンであれば，当該治療ライン以降の治療ラインでも推奨する，③ 同系統の薬剤を用いたレジメンにおける有効性・安全性が第Ⅲ相試験で検証されていれば，第Ⅱ相試験などで有効性・安全性が確認されていることを条件に推奨する，ただし殺細胞性抗がん薬の併用の場合はそのレジメンの当該治療ラインにおける有効性・安全性が第Ⅲ相試験で検証されていることが必要，と設定して，推奨レジメン，アルゴリズム，コメント，を作成しました。新薬と既存の薬剤の組み合わせだけでなく既存の薬剤同士の組み合わせを含め様々なレジメンが効果的である可能性が考えられ，治療ラインも一次，二次，三次，四次，五次と増えてゆく中，あらゆるレジメンを第Ⅲ相試験で検証してゆくことは不可能となってきています。そのため，以前は推奨するレジメンを ① の基準だけに限定していましたが，この度は ②，③ の基準を追加しました。

　「レジメンを羅列するだけではなく推奨順位を提示してほしい」との要望もいただいています。しかし，臨床試験の結果だけから推奨順位をつけることには臨床的にかなり問題があります。臨床試験では限られた条件の患者さんを対象にして行われており，また，多くの臨床試験では無増悪生存期間でレジメンの有効性を評価しています。さらに，有意差が出たとしてもその違いは小さな値です。一方，実地臨床では，無増悪期間としての有効性だけでなく，レジメンの副作用，癌の広がり，患者さんの身体条件，人生観，生活環境，その後に投与される可能性のあるレジメン，など様々な条件を考慮してレジメンを決めることが大切であり，臨床試験の結果からだけで判断はしていません。

　「大腸癌治療ガイドライン医師用 2016年版」が患者さんに投与する適切なレジメンの決定に役立つことを期待しています。

2016年11月1日

大腸癌研究会会長

杉原健一

大腸癌治療ガイドライン委員会（2016年版）

ガイドライン作成委員会

委員長
　渡邉聡明

副委員長
　室　　圭

化学療法領域責任者
　室　　圭

内視鏡領域責任者
　斎藤　豊

外科領域責任者
　橋口陽二郎

放射線領域責任者
　伊藤芳紀

病理領域責任者
　味岡洋一

委員（五十音順）
石黒めぐみ	石田秀行	石原聡一郎	上野秀樹	上原圭介	岡　志郎
金光幸秀	河野弘志	絹笠祐介	國土典宏	坂井義治	辻　晃仁
中島貴子	濱口哲弥	室伏景子	山口直比古	山崎健太郎	吉田雅博
吉野孝之					

アドバイザー

　固武健二郎

ガイドライン評価委員会

委員長
　杉原健一

委員（五十音順）
板橋道朗	濃沼信夫	坂田　優	島田安博	高橋慶一	田中信治
鶴田　修	西村元一	藤盛孝博	朴　成和	森田隆幸	山口俊晴

協力者

　田中敏明

2014 年版 序

『大腸癌治療ガイドライン医師用 2005 年版』が刊行されて以降，2009 年版，2010 年版と改訂を重ね，この 2014 年版は 3 回目の改訂となります。今回の改訂に際しても，2010 年版刊行以降に報告された臨床試験の結果や，新たに保険適応となった検査法・治療法や薬剤についての知見を含め，ガイドライン作成委員会にて討議が重ねられました。内視鏡治療や外科治療の領域では，内視鏡的粘膜下層剝離術（ESD）や腹腔鏡手術などの新しい治療法について，実地臨床での普及度やこれまで積み重ねられてきた経験なども踏まえ，委員のコンセンサスに基づいた改訂が行われました。化学療法の領域では，欧米で行われた臨床試験の結果ばかりでなく，日本で行われた第Ⅲ相大規模臨床試験の結果もようやく採用されるようになりました。日本では，2000 年代に入って大腸癌に関する第Ⅲ相臨床試験が幾つも行われ，最近ではそれらの結果が次々に公表されるようになってきています。内視鏡診断技術や医療保険制度など，日本の大腸癌診療をめぐる環境は欧米諸国とは異なります。近い将来，日本で行われた第Ⅲ相臨床試験を中心に，より日本の実情に合ったガイドラインを提示できるようになればと期待しています。

　また，『大腸癌治療ガイドライン』は，大腸癌の標準的な治療方針を示すことによって治療の均てん化を図り，最終的には日本の大腸癌の治療成績の向上と大腸癌患者さんのQOL の改善を目的としています。これらの目的の達成のためには，① ガイドラインの普及，次に ② ガイドラインで推奨されている治療の普及，そして ③ 生存率の改善や手術合併症の減少などの予後の改善，という 3 つのステップがあります。初版の刊行から 8 年以上が経過し，本ガイドラインは，これらのステップが達成されているかを検証するべき新たな時期に来ていると言えます。大腸癌研究会ではあらゆる機会を通してガイドラインの普及を推し進めており，現在までに約 89,800 冊が販売されています。また，第 2 のステップの検証として，ガイドラインで推奨されている治療が実施されている割合の調査にも 2012 年から着手しました。今後は適切な時期を待って，ガイドラインの刊行に伴う生存率や再発率の変化も検討する予定です。

　大腸癌研究会では，大腸癌の診療における様々な問題を解決するため，プロジェクト研究などの先進的な活動を活発に行い，その成果をガイドラインや取扱い規約に盛り込んできました。今後も大腸癌研究会は，日本のがん治療の均てん化を推進するリーダー的存在となり，多くの大腸癌患者さんが安心して治療が受けられるような，実地臨床に役立つガイドラインを発信していきたいと思います。

　2014 年 1 月 10 日

大腸癌研究会会長

杉原健一

大腸癌治療ガイドライン委員会（2014年版）

ガイドライン作成委員会

委員長
　渡邉聡明

副委員長
　板橋道朗　　島田安博

化学療法領域責任者
　島田安博

内視鏡領域責任者
　田中信治

外科領域責任者
　板橋道朗

放射線領域責任者
　伊藤芳紀

病理領域責任者
　味岡洋一

委員（五十音順）
　五十嵐正広　　石黒めぐみ　　石田秀行　　石原聡一郎　　上野秀樹　　大倉康男
　小口正彦　　落合淳志　　金光幸秀　　國土典宏　　斎藤　豊　　坂井義治
　濱口哲弥　　兵頭一之介　　室　　圭　　吉田雅博　　吉野孝之

アドバイザー

　固武健二郎

ガイドライン評価委員会

委員長
　杉原健一

委員（五十音順）
　濃沼信夫　　坂田　優　　高橋慶一　　鶴田　修　　西村元一　　藤盛孝博
　朴　成和　　森田隆幸　　山口俊晴

協力者

　橋本拓造　　山崎健太郎

文献検索
　山口直比古

2010 年版 序

　2009 年 7 月に『大腸癌治療ガイドライン医師用 2009 年版』が刊行されて以降,新たな大腸癌治療薬の保険収載や適応拡大がなされ,そのいずれもが大腸癌治療に重要な役割を占めています。そのため,ガイドライン作成委員会では,実地臨床の現場に正しい情報と適切な評価をすみやかに伝えることが大切であると判断し,この度,昨年に引き続いて新たに『大腸癌治療ガイドライン医師用 2010 年版』を作成することとなりました。したがって,今版の改訂は化学療法の領域のみとなります。

　大腸癌化学療法のレジメンが多様化し,治癒切除後の補助療法,切除不能大腸癌に対する一次治療や二次治療のいずれにおいても,いったいどのレジメンを選んだらいいのか,非常に迷うようになりました。臨床試験の結果を参考にしながらレジメンを選択するのですが,臨床試験の主要評価項目はあくまでも生存期間であり,生存期間が優れているレジメンがより治療効果が高いと評価されます。しかし,実地臨床では,生存期間のみならず副作用の種類や頻度・程度とその対策,患者さん個人の考え方やライフスタイルなども考慮して,レジメンを選択しています。治療効果が高いレジメンは副作用も高度な場合が多く,また,分子標的薬は独特の副作用を呈します。患者さんに提示するレジメンの副作用とその対策を十分に熟知して,診療にあたっていただきたいと思います。また,内視鏡治療や外科治療における日本と欧米との違いはよく知られていることですが,化学療法の領域でも違いがあります。"切除不能"の基準,再発大腸癌における再発の程度(再発時の腫瘍量)が日本と欧米では異なることも知っておいていただきたいと思います。

　新たな化学療法を熟知し,大腸癌の患者さんの治療に役立てていただきたいと思います。

　2010 年 6 月 30 日

大腸癌研究会会長

杉原健一

大腸癌治療ガイドライン委員会（2010 年版）

ガイドライン作成委員会

委員長
　渡 邉 聡 明

副委員長
　板 橋 道 朗　　島 田 安 博

化学療法領域責任者
　島 田 安 博

内視鏡領域責任者
　田 中 信 治

外科領域責任者
　板 橋 道 朗

放射線領域責任者
　伊 藤 芳 紀

病理領域責任者
　味 岡 洋 一

委員（五十音順）
　五十嵐正広　　石黒めぐみ　　上 野 秀 樹　　大 倉 康 男　　小 口 正 彦　　落 合 淳 志
　金 光 幸 秀　　斎 藤　　豊　　坂 井 義 治　　濱 口 哲 弥　　兵頭一之介　　室　　　　圭
　吉 野 孝 之

アドバイザー

　固武健二郎　　國 土 典 宏

ガイドライン評価委員会

委員長
　杉 原 健 一

委員（五十音順）
　濃 沼 信 夫　　坂 田　　優　　高 橋 慶 一　　瀧内比呂也　　鶴 田　　修　　西 村 元 一
　藤 盛 孝 博　　森 田 隆 幸　　山 口 俊 晴

協力者

ガイドライン作成方法論
　吉 田 雅 博

文献検索
　山 口 直 比 古

2009 年版 序

『大腸癌治療ガイドライン医師用 2005 年版』は 2005 年 7 月に出版されてから 2009 年 5 月までに 31,000 冊が販売されました。ガイドラインが刊行されるまでは，大腸癌治療を専門にしている医師にはコンセンサスとしての標準的な大腸癌の治療法があり，その治療成績は世界のトップであることが示されていました。一方，この 25 年間に大腸癌の罹患数は約 4 倍に増え，平成 14 年の大腸癌罹患数は 10 万 5,195 人（地域がん登録全国推計値）であり，平成 20 年の大腸癌死亡数は 4 万 2,998 人（平成 20 年人口動態統計月報年計）となりました。これだけ多くの方が大腸癌に罹患するようになった現在，多数の方は必ずしも大腸癌治療の専門施設・専門の医師の治療を受けているわけではないことが推測されます。大腸癌研究会はこのような状況を鑑み，大腸癌治療ガイドラインを作成することにより標準治療を普及させ，日本全国の大腸癌治療の質や治療成績の向上を目指しました。ガイドライン作成の成果は治療成績の向上で評価すべきですが，現状では，日本全体の大腸癌治療成績を適正に評価する方法はありません。しかし，『大腸癌治療ガイドライン医師用 2005 年版』が 3 万冊以上売れたことから，提示された標準治療がかなり普及しているものと思います。

ガイドラインが作成された後も，その普及のためにさまざまな活動やアンケート調査が行われました。その後，2007 年 7 月に本版の作成のためにガイドライン作成委員会を改組し，活動を開始しました。本版の作成においては，論文検索を網羅的に行い，大腸癌研究会の委員会やプロジェクト研究の研究成果を踏まえ，大腸癌治療の専門家の討論により，標準治療を提示しています。日本と欧米では大腸癌に関する診断学および手術に対する考え方やその成績が異なること，内視鏡治療や手術ではランダム化比較試験がほとんどないこと，からエビデンスレベルや推奨度の設定がかなり困難です。このようなことから，本版では独自の推奨度カテゴリーを設定しました。

大腸癌研究会では大腸癌の診療における問題を解決するために，問題提起を行い，委員会やプロジェクト研究を通して 1 つずつ解決し，それを規約やガイドラインに盛り込んできています。一方，本邦でも大腸癌治療に関する大規模臨床試験がいくつも行われ，それぞれ 1,000 例以上の症例集積が完遂されていて，数年内にはそれらの成果も公表されるものと思います。今後も大腸癌治療ガイドラインの改訂を継続していきますが，日本と欧米との大腸癌診療の違いを踏まえたうえで標準治療の普及を目指したいと思います。

2009 年 6 月 30 日

大腸癌研究会会長

杉原健一

大腸癌治療ガイドライン委員会（2009年版）

ガイドライン作成委員会

委員長	固武健二郎				
副委員長	島田安博	渡邉聡明			
委　員	味岡洋一	板橋道朗	伊藤芳紀	上野秀樹	唐澤克之
	楠　正人	坂井義治	高橋慶一	田中信治	冨田尚裕
	濱口哲弥	室　　圭			

（五十音順）

ガイドライン評価委員会

委員長	杉原健一				
委　員	亀岡信悟	濃沼信夫	澤田俊夫	田尻久雄	西村元一
	兵頭一之介	武藤徹一郎	望月英隆	山口俊晴	

（五十音順）

協力者

ガイドライン作成方法論	吉田雅博			
文献検索	山口直比古	眞喜志まり	山田有希子	諏訪部直子
ガイドライン作成補助	井上靖浩	川村純一郎	松井孝至	

事務局

石黒めぐみ　　安野正道

初版 序

　人は誰しも，どの病院へ行っても同質のがん医療が受けられることを期待している。同質でしかも質の高いがん医療を，病院の如何を問わずに提供することががん医療の理想の姿であるが，現実は決してそうではない。がん相談，がんのセカンドオピニオンなどから得られる情報から推察すると，医師が説明する内容が違う，あるいは治療方針が違うために，現場では多くの患者さん達が混乱していることが少なくないようである。厚労省が，がん治療の均てん化（生物がひとしく雨露の恵みにうるおうように，各人が平等に利益を得ること）を目指して，全国にがん拠点病院を選定し，がん医療の質の向上と均一化に着手したことは，正に時代の要望に則した対応であり，評価されるべき政策であると思う。しかし，どの様にして均てん化を行うかという大きな課題も残されていて，理想からはまだ程遠いのが現状である。

　この様な実状と社会的要請に対応すべく，大腸癌治療の均てん化を目指して，大腸癌研究会の中に大腸癌治療ガイドライン作成委員会が設置されたのは 2003 年 7 月のことであった。本ガイドラインは，大腸癌治療に従事する医師を対象に，大腸癌治療の指針を示すものであるが，これによって，① 大腸癌の標準的治療方針の提示，② 施設間格差の解消，③ 過剰診療・治療，過小診療・治療の解消，などが可能になることを期待している。本ガイドラインは大腸癌研究会内の作成委員会と評価委員会の熱心な討議の末に出来上がったものであるが，今後のがん医療の変化に則して改訂を重ね，より良いものに変えていきたいと考えている。ガイドラインは多岐にわたる大腸癌に対する治療法のメニューを示したものであり，決して治療方針を限定しているものではないことも明記しておきたい。今後さらに，なるべく早い時期に一般向けのがんガイドラインを作成して，患者・医師の相互理解を深める一助にしたいと思っている。

　本ガイドラインが大腸癌治療に携わる医師の日常診療に，少しでも役立つことを期待して止まない。

2005 年 6 月 30 日

大腸癌研究会会長

武藤徹一郎

大腸癌治療ガイドライン検討委員会（2005 年版）

ガイドライン作成委員会

委員長	杉原健一				
委　員	伊藤芳紀	亀岡信悟	固武健二郎	島田安博	高橋慶一
	田中信治	望月英隆			

ガイドライン評価委員会

委員長	武藤徹一郎				
委　員	安富正幸	牛尾恭輔	加藤知行	多田正大	澤田俊夫
	藤盛孝博	名川弘一	小口正彦	古川洋一	水沼信之

目　次

総　論

各　論

Clinical Questions

『大腸癌治療ガイドライン医師用 2024 年版』主な改訂点

以下に，『大腸癌治療ガイドライン医師用 2024 年版』における，2022 年版からの主な改訂点を示す。

※詳細は，本文の該当箇所を参照のこと。

※文献掲載は，項目ごとに掲載する方法に変更した。

※以下に示した点以外に，文献の変更や Update が行われている。

〔総論〕

ページ	改訂箇所	改訂内容の要旨
2 ページ	本文 1	統計データを update した。
3 ページ	本文 4-1)	作成の経過を update した。
3 ページ	本文 4-3)	記載方法を update した。「率と割合」に関する記載法を追記した。
6 ページ	本文 5	文献検索法を update した。
7 ページ	本文 10	利益相反を update した。
8 ページ	本文 12	ガイドライン委員会名簿を update した。

〔各論〕

1 Stage 0〜Stage Ⅲ大腸癌の治療方針 1) 内視鏡治療

ページ	改訂箇所	改訂内容の要旨
12 ページ	本文	治療法に，Underwater EMR（UEMR）を追記した。
12 ページ	本文	「形態に関する情報」を「肉眼形態および発育進展分類である LST 分類に関する情報」に修正した。
13 ページ	コメント④	記載表現を修正した。
13 ページ	コメント④	ESD に関する記載を追記した。
14 ページ	コメント⑤	「ホットバイオプシー，焼灼など」を削除した。
13 ページ	注釈 1	コールドスネアポリペクトミーについて追記した。
13 ページ	注釈 2	EMR の説明文に，UEMR について追記した。

1 Stage 0〜Stage Ⅲ大腸癌の治療方針 2) 手術治療

ページ	改訂箇所	改訂内容の要旨
15 ページ	本文	腹腔鏡下手術の適応に関する留意点，単孔式手術に関する記載を追記した。
15 ページ	本文	ロボット支援手術に関する記載を追記した。
16 ページ	本文	周術期薬物療法に関する記載を追記した。
16 ページ	コメント〔切離腸管長〕②	大腸癌研究会の多施設共同研究結果を追記した。
16 ページ	コメント〔括約筋間直腸切除術〕	システマティックレビューの結果の記載を削除した。適応に関する留意点の記載を削除した。
17 ページ	コメント〔TaTME〕	TaTME に関する記載を追記した。

サイドメモ

ページ	改訂箇所	改訂内容の要旨
20 ページ	サイドメモの内容	旧版の「『「奏効率」』と『奏効割合』，『生存率』と『生存割合』に関して」は総論の本文「4-3）記載方法」の項目に移動の上，修正追記した。 新たに「虫垂癌の治療方針」について掲載した。

2　Stage Ⅳ大腸癌の治療方針

ページ	改訂箇所	改訂内容の要旨
21 ページ	〔Stage Ⅳ大腸癌の治療方針〕	Stage Ⅳ大腸癌の治療方針の図を改訂した。
21 ページ	本文	同時性遠隔転移の転移について「卵巣転移」の記述を追加した。
21 ページ	コメント	コメント欄の冒頭に「4　血行性転移の治療方針」参照の記述を追記した。
22 ページ	コメント⑤	「卵巣転移を伴う場合」を追加した。
22 ページ	コメント⑨	遠隔転移巣切除後の補助療法についての記述を修正追記した。

3　再発大腸癌の治療方針

ページ	改訂箇所	改訂内容の要旨
24 ページ	〔再発大腸癌の治療方針〕	再発大腸癌の治療方針の図を改訂した
24 ページ	本文	動注化学療法と熱凝固療法に関する記述を修正追記した。
24 ページ	本文	肝転移切除の腹腔鏡下手術に関する記述を追記した。
24 ページ	本文	補助化学療法の具体的なレジメン記述を削除した。
25 ページ	コメント〔リンパ節再発・腹膜再発〕④	腹膜播種に対する治療に関する記述を修正した。
25 ページ	コメント〔リンパ節再発・腹膜再発〕⑤	卵巣転移に関する記述を追記した。
25 ページ	コメント〔直腸癌局所再発〕③	全身薬物療法，化学放射線療法等に関する記述を修正した。

4　血行性転移の治療方針

ページ	改訂箇所	改訂内容の要旨
27 ページ	本文	本文冒頭に「血行性転移臓器に関する記述」，「conversion therapy に関する記述」を追記した。

4 血行性転移の治療方針　1）肝転移の治療方針

ページ	改訂箇所	改訂内容の要旨
27 ページ	本文	肝転移の治療に「定位放射線治療」を追記した。
28 ページ	コメント〔肝切除〕④	術中造影超音波に関する記述を追記した。
28 ページ	コメント〔肝切除〕⑧	肝転移と肝外転移に対する切除に関する記述を修正した。
29 ページ	コメント〔切除以外の治療法〕②	熱凝固療法に関する記述を追記した。
	旧版コメント〔切除以外の治療法〕③④	旧版のコメント③④は削除した。

4 血行性転移の治療方針　2）肺転移の治療方針

ページ	改訂箇所	改訂内容の要旨
29 ページ	本文	治療法に「アブレーション療法」を追記した。
29 ページ	コメント〔肺切除〕②	肺切除後の予後に関する記述を修正した。
	旧版コメント〔肺切除〕③④	旧版のコメント③④は削除した。
29 ページ	コメント〔肺切除〕③	リンパ節郭清に関する記述を修正した。
29 ページ	コメント〔肺切除〕④	「制御可能」を「切除可能」に変更した。
30 ページ	コメント〔肺切除〕⑦	予後不良因子に関する記述を追記した。
30 ページ	コメント〔放射線療法〕	放射線療法に関する記述を追記した。
30 ページ	コメント〔アブレーション療法〕	アブレーション療法に関する記述を追記した。

4 血行性転移の治療方針　3）骨転移の治療方針

ページ	改訂箇所	改訂内容の要旨
30 ページ	本文とコメント	骨転移の治療方針に関する記述を追記した。

4 血行性転移の治療方針　4）脳転移の治療方針

ページ	改訂箇所	改訂内容の要旨
31 ページ	本文	治療への考慮の一文に「高感受性の薬物がない現状では」を追記し，治療効果に関して補足の記述を追記した。
31 ページ	コメント〔放射線療法〕⑤	旧版「転移の個数にかかわらず全脳照射が行われることが多く」の記述を削除した。

5　薬物療法

ページ	改訂箇所	改訂内容の要旨
37 ページ	本文	shared decision making に関する記述を 1）補助化学療法のコメントから移動した。
37 ページ	本文	大腸癌に対する適応が認められている薬剤の一覧を更新した。

5　薬物療法　1）補助化学療法

ページ	改訂箇所	改訂内容の要旨
38 ページ	本文	適応の原則に，「Stage Ⅲ大腸癌には，術後補助化学療法が推奨される」，「周術期薬物療法実施前のバイオマーカー検査については，CQ 9 参照」を追記した。
38 ページ	補助化学療レジメン	表付記の記載を削除した。
38 ページ	コメント④	臨床試験の結果に関する記述を削除した。
38 ページ	コメント⑤	臨床試験の結果に関する記述を追記した。
39 ページ	コメント⑧	「MSI-H」の記述を「MSI-H/dMMR」に，「MSI 検査」の記述を「ミスマッチ修復機能欠損（MSI/MMR-IHC）検査」に変更した。
	旧版コメント⑨	削除した。

5　薬物療法　2）切除不能進行・再発大腸癌に対する薬物療法

ページ	改訂箇所	改訂内容の要旨
39 ページ	本文	「ランダム化比較試験」を引用文献に従い「ランダム化比較試験のメタアナリシス」に変更した。
40 ページ	本文	「MSI 検査」を「MSI/MMR-IHC 検査」に変更した。
40 ページ	本文	適応に関して「〜例」から「〜の患者」に変更した。
40 ページ	本文	Pembro，Nivo，Ipi の適応に関する記述を修正した。
40 ページ	本文	PER，TRA の適応に関する記述を追記した。
41 ページ	一次治療の方針を決定する際のプロセス	「MSI」を「MSI/MMR-IHC」に，「non MSI-H」を「non MSI-H/dMMR」に修正した。注釈*1 を追記した。
42 ページ	アルゴリズム	すべての「FTD/TPI」の記述を「FTD/TPI＋BEV」に修正した。 「MSI-H 陽性」を「MSI-H/dMMR」に修正した。 HER2 陽性に対する治療を追記した。 TMB-H に対する治療を追記した。 注釈「*」を改訂追記した。
43 ページ	レジメン	二次治療（C）に FTD/TPI＋BEV，FTD/TPI，REG，PER＋TRA を追記した。 三次治療に PER＋TRA を追記した。 注釈部分は，追記した新規薬剤のレジメンのみの記載とした。
45 ページ	コメント①	vulnerable 患者に対する治療について追記した。
	旧版コメント②③	旧版の OX，IRI 使用に際しての留意点を削除した。
46 ページ	コメント②	*RAS* 遺伝子変異に関する記述を修正した。
46 ページ	コメント③	DNA ミスマッチ修復機能欠損に関する記述を修正した。
46 ページ	コメント④	*BRAF*^V600E 遺伝子変異に関する記述を修正した。
47 ページ	コメント⑤	HER2 陽性大腸癌に関する記述を追記した。
47 ページ	コメント⑥	TMB-H に関する記述を追記した。
47 ページ	コメント⑦	*NTRK* 融合遺伝子の治療に関する記述を修正した。

6 放射線療法　1）補助放射線療法

ページ	改訂箇所	改訂内容の要旨
54 ページ	コメント①(1)	旧版（1）（2）を合わせて掲載した。
54 ページ	コメント①(2)	旧版（3）（4）を合わせて掲載した。
54 ページ	コメント①(3)	旧版（5）（6）を合わせて掲載した。
55 ページ	コメント①(5)	旧版（8）（10）（11）を合わせて改訂したものを掲載した。
55 ページ	コメント①(6)	Total Neoadjuvant Therapy に関する記述を追記した。
55 ページ	コメント①(7)	非手術的管理に関する記述を追記した。
	旧版コメント①(9)	術前および術後化学放射線療法の比較に関する記述をコメント②(4)に移動した。
55 ページ	コメント②(1)	旧版（1）（2）を合わせて掲載した。
55 ページ	コメント②(3)(4)	旧版（4）（5）と術前および術後化学放射線療法の比較に関する記述を合わせて改訂したものを掲載した。
56 ページ	コメント③	一部の表現を修正した。
56 ページ	コメント④a. 外部照射法〔治療計画〕	一部の表現を修正した。鼠径リンパ節を含めた照射野設定に関する記述を追記した。
56 ページ	コメント④b. 術中照射法	一部の表現を修正した。

6 放射線療法　2）緩和的放射線療法

ページ	改訂箇所	改訂内容の要旨
57 ページ	本文	「標準体積には症状の原因となっている腫瘍を含める」の記述を削除した。
57 ページ	本文 b. 骨盤外病変	(1) 骨転移〔線量と分割法〕に関する記述を修正追記した。
57 ページ	本文 b. 骨盤外病変	(2) 肝転移，(3) 肺転移に対する治療を追記した。
58 ページ	本文 b. 骨盤外病変	(4) 脳転移〔線量と分割法〕に関する記述を修正追記した。
58 ページ	コメント①	切除不能直腸癌局所再発に関する記述を追記した。
58 ページ	コメント②	冒頭に治療の目的を追記した。
58 ページ	コメント②	骨転移についての記述を削除した。
58 ページ	コメント②(1)	肝転移についての記述を追記した。
58 ページ	コメント②(2)	肺転移について，適応に関する記述を追記した。

7 緩和医療・ケア

ページ	改訂箇所	改訂内容の要旨
61 ページ	コメント①	ガイドラインに関する記述の一部を修正した。

8 大腸癌手術後のサーベイランス

ページ	改訂箇所	改訂内容の要旨
64 ページ	コメント②	再発率，再発時期，再発臓器に関する統計データを update した。
65 ページ	コメント③(4)	「近年では」の記述を削除した。
65 ページ	コメント③(7)	「ランダム化比較試験においても，定期的な PET/CT の施行は切除可能な再発巣検出の増加に寄与しないことが示されており」の記述を追記した。
65 ページ	コメント③(8)，コメント⑦	「狭窄などのために，術前に全大腸を十分に検索できなかった場合は，術後 6 カ月以内に残存大腸の検査を行うことが望ましい」の記載場所を移動した。
66 ページ	コメント⑦	推奨される大腸内視鏡検査間隔に関して，修正追記した。

〔Clinical Questions〕

ページ	改訂箇所	改訂内容の要旨
	旧 CQ2	削除した。
	旧 CQ4	削除した。
	旧 CQ7	削除した。
	旧 CQ8	削除した。
	旧 CQ9	分割してそれぞれ CQ19 と CQ20 に掲載した。
	旧 CQ10	削除した。
	旧 CQ15，旧 CQ16	統合して CQ6 にまとめた。
	旧 CQ20	削除した。
	旧 CQ23	削除した。
	旧 CQ26	切除不能直腸癌局所再発に対する放射線治療に関して CQ15 に掲載し，切除不能進行直腸癌に対する化学放射線療法に関する記述は削除した。
	全体	各 CQ の委員による推奨度投票結果を掲載した。
70 ページ	CQ1	・「内視鏡的切除」を「内視鏡切除」に変更した。 ・内視鏡切除後の再発リスク因子に関する大腸癌研究会の多施設共同研究結果を掲載した。 ・海外の追加治療適応基準に関する記述を修正した。 ・図〔内視鏡切除後の pT1 癌の治療方針〕を改訂した。
73 ページ	CQ2	・「内視鏡的切除」を「内視鏡切除」に変更した。 ・内視鏡切除後のサーベイランスに関する海外および本邦の臨床研究結果を追記した。 ・内視鏡切除が，分割切除または水平断端陽性になった場合のサーベイランスに関する本邦と台湾での共同研究結果を追記した。
75 ページ	CQ3	大腸癌に対するロボット支援手術に関する新規 CQ を追加した。
78 ページ	CQ4	・推奨文②に「ステント留置を行う前に，薬物療法担当医を含む後方治療の担当医と十分に適応について検討する必要がある。」を追記した。 ・推奨文③に推奨度を掲載し，修正の上，適応に関する記述を追記した。 ・解説文を，推奨文①②③別の小項目に分けて記載する方法に変更した。 ・解説文②③に，それぞれ新たな臨床研究結果を追記するとともに治療にあたっての留意点を追記した。
81 ページ	CQ5	・解説文において，推奨文①の推奨度選択の経緯の記述を削除した。 ・海外で行われている臨床研究の途中結果について追記した。

83 ページ	CQ6	・図1〔再発リスクに応じた治療戦略〕を一部改訂した。 ・解説文に小項目を設けた。 ・<Stage Ⅲ結腸癌に対する oxaliplatin 併用療法のエビデンス>において，SOX 療法に関する記述を修正した。 ・<治療期間に関する検討>において，韓国からの臨床研究結果を追記した。 ・<総合的判断による治療レジメン決定>において，再発リスク因子とリスク別の治療効果に関する記述を追記した。 ・<直腸癌におけるエビデンス>において，新たな臨床研究の結果を追記し，一部を修正した。
87 ページ	CQ7	・臨床研究（JFMC46-1201）に関する記載情報を update した。 ・遺伝子プロファイル検査等の再発予測法に関する記載を削除した。
89 ページ	CQ8	・年齢を「70 歳以上」から「80 歳以上」に変更した。 ・推奨文②の oxaliplatin 併用療法の記述に推奨度を追加した。 ・対象者に 80 歳以上の高齢者が含まれている臨床データと研究結果を追記し，解説文全体を改訂した。
91 ページ	CQ9	周術期薬物療法前のバイオマーカー検査に関する新規 CQ を追加した。
94 ページ	CQ10	・側方郭清を省略できる症例の基準が明らかでないことに関して，解説文を一部修正追記した。 ・JCOG0212 試験の長期追跡データに関して追記した。 ・大腸癌研究会の多施設共同研究結果の記述を update した。
97 ページ	CQ11	・推奨文②の記述を修正した。 ・近年発表された海外からの複数の臨床研究結果を引用し，解説文の記述内容を整理，改訂した。
100 ページ	CQ12	直腸癌に対する Total Neoadjuvant Therapy に関する新規 CQ を追加した。
102 ページ	CQ13	直腸癌術前治療後 cCR 症例に対する Non-Operative Management に関する新規 CQ を追加した。
105 ページ	CQ14	・引用文献の update に伴い臨床データを修正した。 ・同時性遠隔転移を伴う局所再発症例に関する記述を追記した。 ・術前放射線治療や術前化学療法に関して，進行中の臨床研究について掲載した。 ・粒子線治療に関する記述を修正した。
108 ページ	CQ15	・推奨文②を追記し，推奨度を掲載した。 ・旧CQ26の分割であるが，新たな臨床データを引用し記述内容を刷新した。
111 ページ	CQ16	・推奨文に EMB-MRI と術中造影超音波について追記修正した。 ・DLM に関する新たな臨床データを引用し記述内容を刷新した。
113 ページ	CQ17	・推奨文の「腹腔鏡下手術」を「低侵襲手術」に変更した。 ・推奨文①に腹腔鏡下肝切除に関する推奨文を掲載した。 ・推奨文②にロボット支援肝切除に関する推奨文を掲載した。 ・腹腔鏡下肝切除に関する解説文を，新たな臨床データと臨床研究結果を引用し刷新した。 ・解説文にロボット支援肝切除に関する記述を追記した。
115 ページ	CQ18	・推奨文の「熱凝固療法の有効性を示す報告は少なく，局所再発のリスクが高いため，切除可能であれば，まず切除を考慮すべきである」の記述を削除した。 ・推奨文②を変更した。 ・解説文に，新たな臨床データと臨床研究結果を引用し，記述内容を刷新した。
118 ページ	CQ19	・旧版 CQ9①の推奨文を修正して掲載した。 ・切除可能肝転移の術前化学療法に関する新たな臨床データと臨床研究結果を引用し，記述内容を刷新した。

120 ページ	CQ20	・旧版 CQ9②の推奨文を掲載した。 ・肝転移の治療に関して，臨床研究における評価項目の取り扱いに関する留意点を追記した。 ・旧版 CQ9 の肝切後化学療法に関する解説文を，臨床研究の長期追跡データ等を追記し，修正の上，掲載した。
122 ページ	CQ21	肺転移の周術期薬物療法に関する臨床研究結果を引用し，追記した。
124 ページ	CQ22	大腸癌の卵巣転移に対する卵巣切除に関する新規 CQ を追加した。
125 ページ	CQ23	・推奨文①「抗 PD-1 抗体薬療法」を「pembrolizumab 療法」に変更した。 ・推奨文②「抗 PD-1 抗体薬療法，または抗 PD-1 抗体薬＋抗 CTLA-4 抗体薬併用療法」を「pembrolizumab 療法，nivolumab 療法，または nivolumab＋ipilimumab 療法」に変更した。 ・推奨文③TMB-H，non MSI-H の切除不能大腸癌に対する治療を追記した。 ・免疫チェックポイント阻害剤の臨床研究結果に関する記載を整理し，修正した。 ・推奨文③に対応する解説を解説文内に追記した。
128 ページ	CQ24	・推奨文中のレジメン記載順を変更した。 ・FTD/TPI＋BEV 療法に関する新たな臨床研究結果を引用し追記した。 ・リチャレンジ療法に関連する臨床研究結果を引用し追記した。
130 ページ	CQ25	切除不能・進行大腸癌に対する導入薬物療法後の維持療法に関する新規 CQ を追加した。
133 ページ	CQ26	包括的ゲノムプロファイリング検査に関する前版 CQ24 の記載情報を整理修正した。
134 ページ	CQ27	・内視鏡サーベイランスのメタアナリシス結果を引用し，解説文を修正した。 ・重複がんを標的とするサーベイランスに関する解説文に，新たな文献情報を引用し修正を加えた。
137 ページ	CQ28	肛門管扁平上皮癌に対する化学放射線療法に関する新規 CQ を追加した。

大腸癌治療ガイドライン 2024 年版の外部評価

ページ	改訂箇所	改訂内容の要旨
141 ページ	大腸癌治療ガイドライン 2024 年版の外部評価	旧版の外部評価を削除し，大腸癌治療ガイドライン 2024 年版の外部評価を追加した。

資料

ページ	改訂箇所	改訂内容の要旨
147 ページ	表 1	本ガイドラインにおける文献検索状況を更新した。
148 ページ	表 3〜6	大腸癌研究会・全国登録 2008〜2013 年のデータを用いて，大腸癌取扱い規約第 9 版に準拠して表を update した。
150 ページ	表 7〜10	大腸癌研究会・全国登録 2014 年のデータを用いて，大腸癌取扱い規約第 9 版に準拠して表を update した。
152 ページ	図 1，図 2	大腸癌研究会・全国登録 2014 年のデータを用いて，図を update した。

総　論

1　目的

　厚生労働省の「全国がん登録の概要」によれば，わが国における 2016 年の大腸癌罹患数は 158,000 人と部位別がん罹患数の第 1 位，「人口動態統計」によれば 2018 年の大腸癌死亡数は 5 万人を超えており第 2 位となっている。このような状況のなかで，大腸癌の治療成績を向上させることは国民にとって非常に重要な課題となっている。そこで大腸癌治療ガイドライン（以下，本ガイドライン）は，様々な病期・病態にある大腸癌患者の診療に従事する医師（一般医および専門医）を対象として，以下の（1）から（4）を目的として作成された。

（1）大腸癌の標準的な治療方針を示すこと
（2）大腸癌治療の施設間格差をなくすこと
（3）過剰診療・治療，過小診療・治療をなくすこと
（4）一般に公開し，医療者と患者の相互理解を深めること

　本ガイドラインの作成効果として，①日本全国の大腸癌治療の水準の底上げ，②治療成績の向上，③人的・経済的負担の軽減，④患者利益の増大に資すること，が期待される。

2　使用法

　本ガイドラインは，文献検索で得られたエビデンスを尊重するとともに，日本の医療保険制度や診療現場の実状にも配慮した大腸癌研究会のコンセンサスに基づいて作成されており，診療現場において大腸癌治療を実践する際のツールとして利用することができる。具体的には，個々の症例の治療方針を立てるための参考となることのほかに，患者に対するインフォームド・コンセントの場でも活用できる。ただし，本ガイドラインは，大腸癌に対する治療方針を立てる際の目安を示すものであり，記載されている以外の治療方針や治療法を規制するものではない。本ガイドラインは，本ガイドラインとは異なる治療方針や治療法を選択する場合にも，その根拠を説明する資料として利用することもできる。ただし，その際には患者および家族に十分な説明を行って同意を取得すること，第三者にも受け入れられるような論理性・倫理性を担保することが重要である。

　本ガイドラインの記述内容については大腸癌研究会が責任を負うものとするが，個々の治療結果についての責任は直接の治療担当者に帰属すべきもので，大腸癌研究会およびガイドライン委員会は責任を負わない。

3　対象

　本ガイドラインの利用対象者は，大腸癌診療に携わるすべての臨床医が中心である。

4 ｜作成法

1）作成の経過

　2003年に大腸癌研究会のガイドラインプロジェクト研究として，大腸癌治療ガイドラインの作成作業が開始された。作成されたガイドライン（案）は評価委員会での評価を経て，2005年7月に『大腸癌治療ガイドライン医師用2005年版』として刊行された。その後，改訂版として2009年7月に『大腸癌治療ガイドライン医師用2009年版』，2010年7月に『大腸癌治療ガイドライン医師用2010年版』，2014年1月に『大腸癌治療ガイドライン医師用2014年版』，2016年7月に化学療法領域のみを改訂した『大腸癌治療ガイドライン医師用2016年版』，2019年1月に全領域に及ぶ改訂作業が行われた『大腸癌治療ガイドライン医師用2019年版』，2022年1月には本邦において「切除不能な遠隔転移を有する症例の原発巣切除に関する臨床試験」「肝転移治癒切除後の補助化学療法に関する臨床試験」などの結果が明らかになるとともに，免疫チェックポイント阻害薬，BRAF阻害薬などが相次いで保険収載されて改訂された『大腸癌治療ガイドライン医師用2022年版』が刊行された。その後，全領域の改訂作業を進め，2023年7月の第99回と2024年1月の第100回大腸癌研究会で公聴会を開催し，その都度，大腸癌研究会ホームページでパブリックコメントを募集，広く意見を求めた。それらを参考に修正を加え評価委員会へ提出，評価委員会の意見を参考にさらに修正を加え，2024年7月に『大腸癌治療ガイドライン医師用2024年版』を刊行するに至った。

2）作成の原則

　本ガイドラインは，大腸癌の標準的な治療方針の理解を助けるために各種治療法と治療方針の根拠を示すが，各治療法の技術的問題には立ち入らない。

3）記載方法

　治療方針のアルゴリズムを提示し，それに関する解説を簡潔に記載し，さらに解説が必要な事項に関してはコメントを追加するという，初版のコンセプトを継承した。2009年版より，ガイドライン作成委員会の合議のもとに，議論の余地のある課題をclinical question（CQ）として取り上げ，推奨文を記載する形式も併用した。2019年版では，この形式を継承し，かつ，薬物療法領域のCQについて2016年版，他の領域においては2014年版刊行以降の知見を踏まえ，CQの修正・追加を行った。2022年版では，この形式を継承したうえで，CQに用いる表現は，明瞭で，あいまいでないように努め，複数の介入を比較する場合は，すべてに順位付けすることに固執せず，臨床の現場でも役立つように，柔軟な表現を心がけた。

　2024年版では，委員内での意見の相違等も透明性を持って分かるように，合意率の記載を追加した。

　CQの解説においては，理解しやすく過不足のない長さであることを重視し，多数の臨床試

験に言及する場合は，研究結果に関する具体的な数値等の記載は簡略化した。

　臨床病理学的用語については，『大腸癌取扱い規約第9版』に準拠した。

　「奏効率/奏効割合」，「生存率/生存割合」についての記載形式は，以下のように統一した。疫学的に厳密に定義すると割合と率は異なる指標になる。割合は何人中何人にイベントあるいはレスポンスが観察されるか，率は何人年すなわち何人を通算何年観察して何人イベントが観察されるかを表す。割合の単位は%，率は/年（＝年$^{-1}$）となる。したがって，何人治療したうち何人奏効したかを表すためには奏効割合が正しい表記になる。また，何人中何人生存中であるかを表すには生存割合を用いるのが疫学的な表記としては望ましいことになる。本ガイドラインでは，奏効に関しては「奏効割合」が広く認知されていること，「大腸癌取扱い規約第9版」にて「奏効割合」が定義されていることを受けて「奏効割合」で統一した。一方，生存に関しては一般に広く「生存率」が汎用されていることから「生存率」で統一した。

4）CQ のエビデンスのレベル・推奨の強さ

　CQ に対する推奨文には，下記の作業によって決定したエビデンスのレベル，推奨の強さを付記した。

4)－1　エビデンスのレベル

　CQ に関する論文を網羅的に収集し，CQ が含む重大なアウトカムに関して個々の論文が提示するエビデンスを研究デザイン[1]でグループ分けし，GRADE*システム[2-21]を参考にして文献レベル・エビデンス総体を評価し（表1），最終的に CQ のエビデンスのレベルを決定した（表2）。

4)－2　推奨の強さ

　上記の作業によって得られたアウトカムとエビデンスのレベルをもとに推奨文案を作成し，ガイドライン作成委員によるコンセンサス会議において推奨文案を評価し，推奨の強さを決定した（表3）。CQ 本文においては決定した推奨を直截に表現し，多様な表現を排除した。

　推奨の強さは，推奨文案について，①エビデンスの確かさ，②患者の嗜好，③益と害，④コストの4項目に分けて評価し，GRADE Grid 法に準じた投票に基づいて決定した[9]。

〔方法〕

1. 下記の5つの選択肢から1つ選び投票
   ①「行うことを強く推奨する」，
   ②「行うことを弱く推奨する」，
   ③「行わないことを弱く推奨する」，
   ④「行わないことを強く推奨する」，
   ⑤「推奨度なし（推奨度がつけられない，Not graded）」
2. 1回の投票で，①～⑤のいずれかに，全体の70%以上の投票が得られれば，そのまま決定した。

   この条件に該当しない場合，
   ・①＋②が50%を超え，③＋④が20%を超えていない場合，「行うことを弱く推奨する」。

---

*GRADE：The Grading of Recommendations Assessment, Development and Evaluation

表1 文献レベルの分類法・エビデンス総体の評価方法

第1ステップ（各論文の評価）：研究デザイン，バイアスリスク評価，構造化抄録作成
第2ステップ（アウトカムごと，研究デザインごとの蓄積された複数論文の総合評価）：
  ① 初期評価：各研究デザイン群の評価
  ・システマティックレビュー群，メタ解析群，無作為化比較試験群＝「初期評価レベル A」
  ・観察研究群，コホート研究群，ケースコントロール研究群＝「初期評価レベル C」
  ・症例集積群，症例報告群＝「初期評価レベル D」
  ② エビデンスレベルを下げる要因の有無の評価
  ・バイアスリスク（risk of bias）がある。
  ・結果に非一貫性（inconsistency）がある。
  ・エビデンスの非直接性（indirectness）がある。
  ・データが不精確（imprecision）である。
  ・出版バイアス（publication bias）の可能性が高い。
  ③ エビデンスレベルを上げる要因の有無の評価
  ・大きな効果があり，交絡因子がない。
  ・用量-反応勾配がある。
  ・可能性のある交絡因子が，真の効果をより弱めている。
  ④ 上記 ①→②→③の順に評価して最終的なエビデンス総体を判定した。

表2 CQ のエビデンスのレベルの定義

エビデンスレベル A（高）：	効果の推定値に強く確信がある。
エビデンスレベル B（中）：	効果の推定値に中程度の確信がある。/真の効果は，効果の推定値におおよそ近いが，それが実質的に異なる可能性もある。
エビデンスレベル C（低）：	効果の推定値に対する確信は限定的である。/真の効果は，効果の推定値と，実質的に異なるかもしれない。
エビデンスレベル D（非常に低）：	効果の推定値がほとんど確信できない。/真の効果は，効果の推定値と実質的におおよそ異なりそうである。

表3 CQ の推奨の強さ

推奨度	
1（強い推奨）	"実施する" ことを強く推奨する。
	"実施しない" ことを強く推奨する。
2（弱い推奨）	"実施する" ことを弱く推奨する。
	"実施しない" ことを弱く推奨する。

　・③＋④が50％を超え，①＋②が20％を超えていない場合，「行わないことを弱く推奨する」。
　に決定した。
3.　1回目の投票では2の条件をいずれも満たさなかった場合は，「合意に至らなかった」として，投票結果を開示しつつ日本の医療状況を加味した再協議を行い，再投票を行った。
4.　2回目の投票でも合意に至らない場合は「推奨度なし」とした。

5　文献検索法

　文献検索は医学図書館員が行い，検索データベースとしては，PubMed および医学中央雑誌インターネット版を使用した。各項目の担当委員と相談しながら検索式を立てて，両データベースの英語および日本語の文献を抽出した。

　前版から掲載が継続となった CQ については，前版の採択文献に加える最新の文献を調査するため，2021 年 2 月から 2022 年 12 月までの範囲の文献を検索した。新規 CQ については，各担当委員と協議し各 CQ に適切な検索期間の始点を設定し，継続 CQ と同様に検索期間の終点を 2022 年 12 月として文献を検索した。いずれの検索も 2023 年 1 月初旬に実施した。追加検索数 10,494，追加選択数 3,524 であった。

　上記に加えて，検索式による抽出がなされなかったものの各項目の作成に必要と考えられる文献については，各担当委員により用手検索を行った。

　2022 年版および今版の文献検索，選択結果を合わせたものを表 1（147 ページ）に示した。文献検索で抽出された 28,356 文献（PubMed 19,178 文献，医中誌 9,178 文献，用手検索 751 文献）の中から 7,376 文献を選択した。今版の作成に際して新たに 3,652 文献を入手して，全文を批判的に吟味した。

6　改訂

　本ガイドラインは，原則として 4 年を目途に大腸癌研究会のガイドライン委員会を中心組織として改訂を行う。ただし，治療方針に重大な影響を及ぼす新知見が確認された場合は，改訂に先んじて速報を出すなどの対応を考慮するものとする。

7　公開

　本ガイドラインが日本全国の診療現場で広く利用されるために，小冊子として出版し，学会等のホームページで公開する。

　2024 年 7 月現在公開されているウェブサイト。
・大腸癌研究会（http://www.jsccr.jp/index.html）
・日本医療機能評価機構医療情報サービス（Minds）（http://minds.jcqhc.or.jp/）
・日本癌治療学会（http://www.jsco.or.jp/）

8　一般向けの解説

　一般人が大腸癌治療の理解を深めること，患者・医師の相互理解や信頼が深まることを期待して，2006 年 1 月に『大腸癌治療ガイドラインの解説』を出版し，2009 年 1 月には『大腸癌治療ガイドラインの解説』の改訂版を出版した。2014 年 7 月に『患者さんのための大腸癌治療ガイドライン 2014 年版』を出版し，2022 年 1 月には『患者さんのための大腸癌治療ガイドライン 2022 年版』を出版し，大腸癌研究会のホームページで公開している。

9 資金

　本ガイドラインの作成に要した資金は大腸癌研究会の支援によるものであり，その他の組織や企業からの支援は一切受けていない。

10 利益相反

　1）ガイドライン作成委員，ガイドライン評価委員の自己申告により利益相反の状況を確認した結果，申告された企業は下記の如くである。

　IQVIA サービシーズジャパン株式会社，アッヴィ合同会社，EA ファーマ株式会社，インテュイティブサージカル合同会社，エーザイ株式会社，MSD 株式会社，Erbe Elektromedizin GmbH，大塚化学株式会社，大塚製薬株式会社，小野薬品工業株式会社，オリンパスマーケティング株式会社，オリンパス株式会社，株式会社エクシオン，株式会社 KBBM，株式会社日本臨牀社，ギリアド・サイエンシズ株式会社，コヴィディエンジャパン株式会社，ジョンソン・エンド・ジョンソン株式会社，生化学工業株式会社，ゼリア新薬工業株式会社，第一三共株式会社，大鵬薬品工業株式会社，武田薬品工業株式会社，中外製薬株式会社，日本イーライリリー株式会社，バイエル薬品株式会社，ファイザー株式会社，富士製薬工業株式会社，富士フイルム株式会社，ブリストル・マイヤーズ　スクイブ株式会社，ミヤリサン製薬株式会社，メルクバイオファーマ株式会社，リバーフィールド株式会社

　2）利益相反に対する対策

　委員会は，外科，内科，放射線科，病理等の多分野の構成とし，意見の偏りを最小限にした。さらに，すべての推奨決定は各担当ではなく議長（委員長）を除く全員投票とし，コンセンサスを重視した。また，CQ の投票に際しては CQ ごとに経済的利益相反および学術的利益相反について確認し，当該 CQ に利益相反のある委員は投票を棄権した。

11 文献

1）福井次矢，吉田雅博，山口直人編：Minds 診療ガイドライン作成の手引き 2007．医学書院，東京，2007

2）相原守夫：診療ガイドラインのための GRADE システム　第 3 版．中外医学社，東京，2018

3）Atkins D, Best D, Briss PA, et al.；GRADE Working Group：Grading quality of evidence and strength of recommendations. BMJ 2004；328：1490

4）Guyatt GH, Oxman AD, Vist GE, et al.；GRADE Working Group：GRADE：an emerging consensus on rating quality of evidence and strength of recommendations. BMJ 2008；336：924-926

5）Guyatt GH, Oxman AD, Kunz R, et al.；GRADE Working Group：What is "quality of evidence" and why is it important to clinicians? BMJ 2008；336：995-998.

6）Schünemann HJ, Oxman AD, Brozek J, et al.；GRADE Working Group：Grading quality of evidence and strength of recommendations for diagnostic tests and strategies. BMJ 2008；336：1106-1110

7）Guyatt GH, Oxman AD, Kunz R, et al.；GRADE Working Group：Incorporating considerations of resources use into grading recommendations. BMJ 2008；336：1170-1173

8) Guyatt GH, Oxman AD, Kunz R, et al. ; GRADE Working Group：Going from evidence to recommendations. BMJ 2008；336：1049-1051

9) Jaeschke R, Guyatt GH, Dellinger P, et al. ; GRADE Working Group：Use of GRADE grid to reach decisions on clinical practice guidelines when consensus is elusive. BMJ 2008；337：a744

10) Guyatt G, Oxman AD, Akl EA, et al.：GRADE guidelines：1. Introduction-GRADE evidence profiles and summary of findings tables. J Clin Epidemiol 2011；64：383-394

11) Guyatt GH, Oxman AD, Kunz R, et al.：GRADE guidelines：2. Framing the question and deciding on important outcomes. J Clin Epidemiol 2011；64：395-400

12) Balshem H, Helfand M, Schunemann HJ, et al.：GRADE guidelines：3. Rating the quality of evidence. J Clin Epidemiol 2011；64：401-406

13) Guyatt GH, Oxman AD, Vist G, et al.：GRADE guidelines：4. Rating the quality of evidence--study limitations（risk of bias）. J Clin Epidemiol 2011；64：407-415

14) Guyatt GH, Oxman AD, Montori V, et al.：GRADE guidelines：5. Rating the quality of evidence--publication bias. J Clin Epidemiol 2011；64：1277-1282

15) Guyatt GH, Oxman AD, Kunz R, et al.：GRADE guidelines：6. Rating the quality of evidence imprecision. J Clin Epidemiol 2011；64：1283-1293

16) Guyatt GH, Oxman AD, Kunz R, et al. ; GRADE Working Group：GRADE guidelines：7. Rating the quality of evidence--inconsistency. J Clin Epidemiol 2011；64：1294-1302

17) Guyatt GH, Oxman AD, Kunz R, et al. ; GRADE Working Group：GRADE guidelines：8. Rating the quality of evidence--indirectness. J Clin Epidemiol 2011；64：1303-1310

18) Guyatt GH, Oxman AD, Sultan S, et al. ; GRADE Working Group：GRADE guidelines：9. Rating up the quality of evidence. J Clin Epidemiol 2011；64：1311-1316

19) Brunetti M, Shemilt I, Pregno S, et al.：GRADE guidelines：10. Considering resource use and rating the quality of economic evidence. J Clin Epidemiol 2013；66：140-150

20) Guyatt G, Oxman AD, Sultan S, et al.：GRADE guidelines：11. Making an overall rating of confidence in effect estimates for a single outcome and for all outcomes. J Clin Epidemiol 2013；66：151-157

21) Guyatt GH, Oxman AD, Santesso N, et al.：GRADE guidelines：12. Preparing summary of findings tables-binary outcomes. J Clin Epidemiol 2013；66：158-172

12 ガイドライン委員会

ガイドライン作成委員会

委員長
　絹 笠 祐 介　東京医科歯科大学消化管外科学分野［外科］

副委員長
　上 原　　圭　日本医科大学付属病院消化器外科［外科］
　山 口 研 成　がん研有明病院消化器化学療法科［薬物療法］

薬物療法領域責任者
　山 口 研 成　がん研有明病院消化器化学療法科［薬物療法］

内視鏡領域責任者
　斎藤　　豊　国立がん研究センター中央病院内視鏡科［内視鏡］

外科領域責任者
　上原　　圭　日本医科大学付属病院消化器外科［外科］

放射線領域責任者
　室伏景子　がん・感染症センター都立駒込病院放射線科（治療部）［放射線］

病理領域責任者
　菅井　　有　総合南東北病院病理診断学センター［病理］

委員（五十音順）
　石黒めぐみ　東京医科歯科大学ヘルスサイエンスR&Dセンター［外科］
　石原聡一郎　東京大学大学院医学系研究科臓器病態外科学腫瘍外科［外科］
　上野秀樹　防衛医科大学校外科学講座［外科］
　岡　志郎　広島大学大学院医系科学研究科消化器内科学［内視鏡］
　加藤健志　国立病院機構大阪医療センター下部消化管外科［薬物療法］
　金光幸秀　国立がん研究センター中央病院大腸外科［外科］
　川上尚人　近畿大学医学部腫瘍内科［薬物療法］
　小林宏寿　帝京大学医学部附属溝口病院外科［外科］
　阪本良弘　杏林大学医学部付属病院肝胆膵外科［外科］
　塩澤　学　神奈川県立がんセンター消化器外科［外科］
　塩見明生　静岡県立静岡がんセンター大腸外科［外科］
　篠崎英司　がん研有明病院消化器化学療法科［薬物療法］
　瀧山博年　国立研究開発法人量子科学技術研究開発機構QST病院治療診断部治療課［放射線］
　谷口浩也　愛知県がんセンター薬物療法部［薬物療法］
　中島貴子　京都大学大学院医学研究科早期医療開発学［薬物療法］
　堀田欣一　静岡県立静岡がんセンター内視鏡科［内視鏡］
　松田圭二　同愛記念病院外科［外科］
　村田幸平　関西労災病院外科［外科］
　森田智視　京都大学医学研究科医学統計生物情報学［統計学］
　山崎健太郎　静岡県立静岡がんセンター消化器内科［薬物療法］
　吉田雅博　国際医療福祉大学医学部消化器外科［ガイドライン作成方法論］

アドバイザー

　橋口陽二郎　大森赤十字病院［外科］
　吉野孝之　国立がん研究センター東病院消化管内科［薬物療法］

ガイドライン評価委員会

委員長
　板橋道朗　埼玉県済生会加須病院病院長［外科］

委員（五十音順）
　植竹宏之　国立病院機構災害医療センター臨床研究部長［外科/薬物療法］
　坂巻顕太郎　順天堂大学健康データサイエンス学部［統計］
　坂本一博　順天堂大学医学部消化器外科学講座下部消化管外科［外科］
　佐野圭二　帝京大学医学部外科学講座肝胆膵外科［外科］
　田中信治　JA尾道総合病院病院長［内視鏡］

協力者（五十音順）

　浅井佳央里　国家公務員共済組合連合会浜の町病院放射線治療科［放射線］
　稲垣千晶　近畿大学医学部腫瘍内科［薬物療法］

緒 方 貴 次　大阪国際がんセンター腫瘍内科［薬物療法］
賀 川 弘 康　静岡県立静岡がんセンター大腸外科［外科］
賀 川 義 規　大阪国際がんセンター消化器外科［外科］
山 東 雅 紀　名古屋掖済会病院外科［外科］
茂 原 富 美　帝京大学医学部附属溝口病院外科［外科］
田 口 千 藏　がん研究会有明病院放射線治療部［放射線］
長谷川裕子　国立病院機構大阪医療センター消化器内科［薬物療法］
水 上 拓 郎　NTT 東日本関東病院腫瘍内科［薬物療法］
向 井 俊 貴　がん研究会有明病院大腸外科［外科］
山 下　　賢　広島大学病院内視鏡診療科［内視鏡］

・文献検索
　山口直比古　聖隷佐倉市民病院図書室［司書］

・事務局
　山 内 慎 一　東京医科歯科大学消化管外科学分野［外科］

各　論

1　Stage 0～Stage Ⅲ大腸癌の治療方針

1）内視鏡治療

〔cTis 癌または cT1 癌の治療方針〕

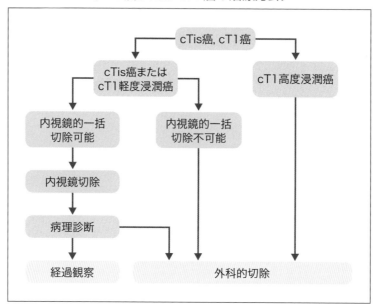

適応の原則

・リンパ節転移の可能性がほとんどなく，腫瘍が一括切除できる大きさと部位にある。

内視鏡切除の適応基準

（1）粘膜内癌，粘膜下層への軽度浸潤癌。

（2）大きさは問わない。

（3）肉眼型は問わない。

・本法は内視鏡的に大腸の病巣部を切除し，切除組織を回収する方法である。
・治療法にはスネアポリペクトミー（ポリペクトミー）[1]注1，内視鏡的粘膜切除術（EMR：endoscopic mucosal resection）[2,3]注2と EMR の亜型である underwater EMR（UEMR）[4]注2，内視鏡的粘膜下層剝離術（ESD：endoscopic submucosal dissection）[3,5]注3，また，ESD の亜型として precutting EMR[6]注4，hybrid ESD[6]注5がある。
・内視鏡治療の適応と治療法を決める際には，腫瘍の大きさ，予測壁深達度，肉眼形態および発育進展分類である LST 亜分類に関する情報が不可欠である。

コメント

❶ 内視鏡切除の目的には診断と治療の両面がある。本法は切除生検（excisional biopsy）であり，切除標本の組織学的検索によって治療の根治性と外科的追加腸切除の必要性を判定する。（CQ 1）

❷ cT1高度浸潤癌の診断指標として，「緊満感，びらん，潰瘍，ヒダ集中，変形・硬化像」などの内視鏡所見，X線造影検査，色素内視鏡観察，NBI/BLIなどの画像強調観察[7]，拡大内視鏡観察，超音波内視鏡検査所見などを参考にする[8-12]。

❸ 内視鏡切除後の治療方針の決定に際しては，切除標本の緻密な組織学的検索が必須である。そのため，下記の点に留意する。

・ポリペクトミー標本では切除断端に墨汁などによるマーキングを施し，切除断端を含む最大割面を観察する。

・EMR標本やESD標本では切除標本を伸展固定し，粘膜筋板と垂直な割面を作製する。

・治療内容（切除法，併用療法の有無，一括切除か分割切除か，その選択理由など）と切除標本の肉眼所見を記載することが望ましい。

❹ 切除断端および最深部の癌浸潤状況を正確に診断するには，一括切除が必須である。

・スネアポリペクトミーやEMRで無理なく一括切除できる限界は20 mmである[3]。

・大腸のESDは，2012年4月に「早期悪性腫瘍」に対して保険適用が認可された「大きさにかかわらず一括切除が可能な内視鏡切除手技」であるが，技術的難易度が高く偶発症（穿孔）の危険性が高いので，施行術者の技量を考慮して施行する。径20〜50 mmまでの病変が保険適用になっていたが，2018年4月の改訂で腫瘍径の上限が撤廃され，最大径20 mm以上の早期大腸癌および20 mm以下でも線維化を伴う早期大腸癌が適応となった。

・吸引キャップ法（EMRC）は，結腸病変に用いると穿孔の危険性が高いとする報告がある。

注1 **ポリペクトミー**　病巣茎部にスネアをかけて高周波電流によって焼灼切除する方法。主として隆起型病変に用いられる。最近，高周波電流を使用しないコールドポリペクトミーという手技が主に1 cm未満の腫瘍に適用されるようになったが，本手技は，深部断端が十分確保されないため癌は適応にならない。したがって術前の拡大観察による質的診断（腺腫，SSLと癌の鑑別）が重要である。

注2 **EMR**　粘膜下層に生理食塩水などを局注して病巣を挙上させ，ポリペクトミーの手技により焼灼切除する方法。スネア法[1]，吸引キャップ法（EMRC）[2]などがある。主として表面型腫瘍や大きな無茎性病変に用いられる。
局注の代わりに浸水下（生食）で浮力を利用する方法がunderwater EMR（UEMR）[4]である。

注3 **ESD**　病変周囲，粘膜下層にヒアルロン酸ナトリウム溶液などを局注して病巣を挙上させ，専用のナイフで病変周辺の切開，粘膜下層の剥離を進め腫瘍を一括切除する手技である[3]。主として，EMRで一括切除できない大きな腫瘍，特に早期癌が適応である。

注4 **precutting EMR**　ESD用ナイフあるいはスネア先端を用いて病変周囲切開後，粘膜下層の剥離を全く行わずにスネアリングを施行する手技[6]。

注5 **hybrid ESD**　ESD専用ナイフあるいはスネア先端を用いて病変周囲切開後，粘膜下層の剥離操作を行い，最終的にスネアリングを施行する手技[6]。

・術前診断で腺腫に伴う癌（粘膜内癌）と確信できれば癌部の分断を避け腺腫部分に関しての分割切除を行ってもよいが，一般的に分割切除では不完全切除率が高く，局所再発率が高いことに留意する。また正確な組織学的判定が困難となるような多分割切除は避けるべきである[3]。

ESD に関しては複数の単施設研究，多施設前向き研究[13]から 20 mm 以上の粘膜内～T1a で，組織学的に転移リスクのない早期がんに対しては，安全性に加え長期予後が外科手術と同等，また患者 QOL は優れていることが確認された。さらには ESD ストラテジーやデバイスの開発により以前と比べ大腸 ESD が安全に施行できるようになっている。

また費用対効果においても，サーベイランスを考慮すると ESD が分割切除より優れている可能性も報告[14]されており，適切な術者であれば，腺腫に伴う癌(粘膜内癌)に対しても分割切除より ESD を選択することが多くなっている。

❺ 内視鏡切除後は，切除局所を詳細に観察し遺残病変の有無を確認する。
・遺残病変の診断には色素撒布・拡大観察が有用である[10]。
・粘膜内病変の遺残があれば内視鏡的追加切除を行う。
❻ 内視鏡治療後の経過観察[15,16,18]
・pTis 癌で分割切除，水平断端陽性の場合には，6 カ月前後に大腸内視鏡検査にて局所再発の有無を調べる。(CQ 2)
・pT1 癌で経過観察する例では，局所再発のみでなくリンパ節再発や遠隔転移再発の検索も必要であり，内視鏡検査に加えて CT 検査などの画像診断や腫瘍マーカーなどを用いた経過観察が必要である。(CQ 2)
・pT1 癌内視鏡治療後の再発は 3 年以内であることが多いが，それ以上遅れて再発することもあり注意が必要である[17]。

2）手術治療

〔cStage 0～cStage Ⅲ 大腸癌の手術治療方針〕

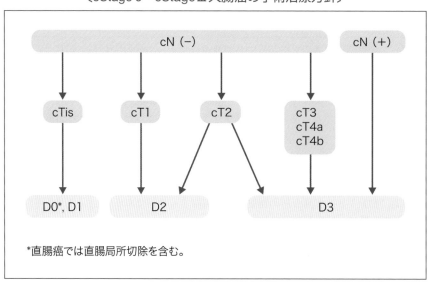

*直腸癌では直腸局所切除を含む。

手術の原則

- 大腸癌手術におけるリンパ節郭清度は，術前の臨床所見（c）および術中所見（s）によるリンパ節転移の有無と腫瘍の壁深達度から決定する。
- 術前・術中診断でリンパ節転移を認める，または疑う場合は，D3 郭清を行う[19]。
- 術前・術中診断でリンパ節転移を認めない場合は，壁深達度に応じたリンパ節郭清を行う。
  - （1）pTis 癌はリンパ節転移をきたさないのでリンパ節郭清の必要はないが（D0），cTis 癌で腸管切除を行う場合には D1 郭清を行ってもよい。
  - （2）pT1 癌には約 10%のリンパ節転移があること，中間リンパ節転移も約 2%あること（表 3 148 ページ）[20]から，cT1 癌では D2 郭清が必要である。
  - （3）cT2 癌の郭清範囲を規定するエビデンスは乏しいが，少なくとも D2 郭清が必要である[21]。しかし，pT2 癌には主リンパ節転移が約 1%あること（表 3 148 ページ），および術前深達度診断の精度を考慮し，D3 郭清を行ってもよい。
- 直腸癌における側方郭清の適応については，**CQ 10** を参照。

直腸癌の手術治療

- 直腸切除の原則は，TME（total mesorectal excision）または TSME（tumor-specific mesorectal excision）である[22-25]。

〔括約筋温存の適応基準〕
- 腫瘍学的に遺残のない切除（肛門側切離端・外科剥離面ともに陰性＝DM0，RM0）が可能であること，術後の肛門機能が保たれることが，括約筋温存の適応の必要条件である。

〔自律神経温存〕
- 癌の進行度，肉眼的な神経浸潤の有無などを考慮して，根治性を損なわない範囲で，排尿機能，性機能温存のため自律神経の温存に努める。

〔側方郭清の適応基準〕
- 側方郭清の適応基準は，腫瘍下縁が腹膜反転部より肛門側にあり，かつ壁深達度が T3 以深の症例である[26]。（CQ 10）

腹腔鏡下手術

- 腹腔鏡下手術の適応は，癌の部位や進行度などの腫瘍側要因および肥満，開腹歴などの患者側要因だけでなく，術者の経験，技量を考慮して決定する。
- 本邦で行われたランダム化比較試験である JCOG0404 試験[27]のサブグループ解析では RS，cN2，肥満例や T4 にて腹腔鏡下手術の予後が悪い傾向が認められたこと等から，これらを考慮して慎重に適応を決定する必要がある。
- 単孔式手術などポート数を減らした腹腔鏡下手術も試みられているが，多数例を検討した報告はなく，その有効性と安全性は十分に確立されていない。

ロボット支援手術

- ロボット支援手術は，2018 年 4 月から直腸癌に対して，また，2022 年 4 月からは結腸癌に対して，保険適用となっている。大腸癌に対するロボット支援手術の導入にあたって

は，日本内視鏡外科学会等の定める術者条件・施設条件を遵守する必要がある。（CQ 3）

周術期薬物療法

・R0 切除が行われた pStage Ⅲ大腸癌，再発リスクが高い pStage Ⅱ大腸癌では，術後補助化学療法を考慮する。（「1）補助化学療法」37 ページ参照）（CQ 6，CQ 7）

・切除可能な直腸癌に対する，薬物療法，放射線療法，またはそれらを組み合わせた周術期治療の有効性・安全性が検討されている。（「6．放射線療法」54 ページ参照）（CQ 11，CQ 12）

コメント

〔切離腸管長〕

❶ D1，D2，D3 郭清では，『大腸癌取扱い規約』に定める腸管傍リンパ節が郭清されるよう，切離腸管長を決定する。

❷ 結腸癌における腸管傍リンパ節の範囲は，腫瘍と支配動脈の位置関係によって定義されるが，結腸癌において，腫瘍辺縁から 10 cm 以上離れた腸管傍リンパ節の転移は稀である。大腸癌研究会プロジェクト研究における多施設前向きコホート研究において，2,996 例の pStage Ⅰ〜Ⅲ結腸癌切除例を検討した結果，腫瘍辺縁から 10 cm 以上離れた腸管傍リンパ節の転移は 4 例（0.1%）のみであった。また，腫瘍と支配動脈の位置関係によって，転移リンパ節の分布に違いを認めなかった[28]。

❸ 直腸癌における腸管傍リンパ節の範囲は，口側は最下 S 状結腸動脈流入点，肛門側は腫瘍辺縁からの距離によって定義される。cStage 0〜cStage Ⅲの症例では，RS 癌および Ra 癌で 3 cm 以上，Rb 癌で 2 cm を超える直腸壁内および間膜内の肛門側進展は稀である[29-32]ことから，切離腸管長および直腸間膜の切離長は，この範囲を含む遠位（肛門側）切離端を確保することを目安に決定する。

❹ pT4，pN2，M1（Stage Ⅳ），低分化な組織型の直腸癌症例では，肛門側進展を有する頻度が高く，進展距離が長い傾向があることに留意する[28,30-32]。

〔TME/TSME〕

・直腸間膜全切除（TME）とは肛門管直上までの直腸間膜をすべて切除する術式である[22]。TSME とは腫瘍の位置に応じた直腸間膜を部分的に切除する術式である[25]。

〔括約筋間直腸切除術〕

・括約筋間直腸切除術（ISR：intersphincteric resection）は，肛門に近い下部直腸癌に対し，内肛門括約筋を合併切除することにより肛門側切離端を確保し，永久人工肛門を回避する術式である。

・適応の原則は，①外科剥離面の確保が可能であること（外肛門括約筋・肛門挙筋への浸潤が無いこと），②肛門側切離端の確保が可能であること（T2・T3 では 2 cm 以上，T1 では 1 cm 以上を基準とするのが一般的）である。低分化な組織型の症例や，肛門括約筋のトーヌスが低下している症例は適応か

ら除外することが望ましい。

・大腸癌研究会のアンケート調査による 2,125 例の検討では，5 年生存率は大腸癌全国登録の下部直腸癌症例と同等であったが，5 年局所再発率（吻合部再発含む）は 11.5％と比較的高率であり，壁深達度が深くなるにつれ局所再発率は明らかに高くなる（T1 で 4.2％，T2 で 8.5％，T3 で 18.1％，T4 で 36.0％[33]）ことが報告されている。

・肛門括約筋の切除範囲が広くなるにしたがって便失禁などの術後排便機能の低下が問題となる。特に術前放射線療法施行例，縫合不全例，高齢者では排便機能低下の頻度が高いことが報告されている[34-37]。

〔TaTME〕

・経肛門的直腸間膜全切除（TaTME：Transanal TME）は，肛門側から単孔式内視鏡手術デバイスを用いて直腸間膜の剥離・授動操作を逆行性に行う術式である。

・腹腔側からの視野が取りにくい狭骨盤や肥満患者などにおいて，剥離層を確認しやすいこと，肛門側の腸管切離ラインを直視下に決定できること等の利点がある。一方で，尿道，自律神経，腸管などの術中損傷，腫瘍の肛門側を閉鎖する purse-string suture の破綻による術野汚染や腫瘍細胞の散布による局所再発などのリスクがある。

・TaTME と通常の腹腔鏡下手術で局所再発率に差はなかった（TaTME 症例で 3.5％，腹腔鏡下手術症例で 2.2％）とする非ランダム化試験のメタアナリシスの報告がある[38]。一方，ノルウェーにおけるレジストリデータ解析では，TaTME で高い局所再発率（9.5％）が報告されており，ノルウェーでは TaTME を推奨しないとの勧告が出されている[39]。技術的な難易度が高く，手技に習熟した術者・施設に限定して行われるべき術式である。

〔自律神経温存〕

・直腸癌手術に関連した自律神経系には，腰内臓神経*，上下腹神経叢*，下腹神経*，骨盤内臓神経#，骨盤神経叢がある。(*交感神経，#副交感神経)

・排尿機能については，片側の骨盤神経叢が温存されれば〔AN1〜4〕一定の機能は維持される。

・下腹神経は射精機能を，骨盤内臓神経は勃起機能を司る。男性性機能の維持には両側の自律神経系の全温存〔AN4〕が必要である。

・側方郭清の施行の有無に関わらず，自律神経系を全温存しても排尿機能や男性性機能が障害されることがある点に留意する[40-42]。

〔直腸局所切除〕

・第 2 Houston 弁（腹膜反転部）より肛門側にある cTis 癌，cT1 癌（軽度浸潤）が主な対象となる。

・直腸局所切除のアプローチ法は経肛門的切除，経括約筋的切除，傍仙骨的切除に分類される[43]。

・経肛門的切除には，直視下に切除・縫合する方法と経肛門的内視鏡下切除術がある[44]。直視下に切除・縫合する方法には，用手的に切除・縫合する従来

　　　　法と，自動縫合器を用いる方法[45]がある。
　　・直腸局所切除の目的には診断と治療の両面がある。本法は切除生検（exci-
　　　sional biopsy）であり，切除標本の組織学的検索によって，治療の根治性と
　　　追加治療（リンパ節郭清を伴う腸切除）の必要性を判定する。判定基準は，
　　　「CQ 1：内視鏡切除された pT1 大腸癌の追加治療の適応基準は何か？」の
　　　基準に準ずる。
　〔大腸癌全国登録の集計データ〕
❶ 表3，表4，表5（148 ページ）に組織学的壁深達度別のリンパ節転移度，Stage
　別の治癒切除率，5 年生存率を示した[20]。
❷ pStage 0〜pStage Ⅲの治癒切除例の 5 年生存率は，全症例では 82.2％，結腸癌
　では 83.8％，RS 癌では 81.7％，Ra・Rb 癌では 79.3％であった（2000〜2004 年
　症例）。

文献

1) Kudo S: Endoscopic mucosal resection of flat and depressed types of early colorectal cancer. Endoscopy 1993; 25: 455-461

2) 井上晴洋，竹下公矢，遠藤光夫，他: 早期胃癌に対する内視鏡的粘膜切除術―透明プラスチックキャップを用いる方法（EMRC）―. Gastroenterol Endosc 1993; 35: 600-607

3) Tanaka S, Oka S, Chayama K: Colorectal endoscopic submucosal dissection: the present status and future perspective including its differentiation from endoscopic mucosal resection. J Gastroenterol 2008; 43: 641-651

4) Binmoeller KF, Weilert F, Shah J, et al.: "Underwater"EMR without submucosal injection for large sessile colorectal polyps（with video）. Gastrointest Endosc 2012; 75: 1086-1091

5) Tanaka S, Kashida H, Saito Y, et al.: JGES guidelines for colorectal endoscopic submucosal dissection/endoscopic mucosal resection. Dig Endosc 2015; 27: 417-434

6) 田中信治，樫田博史，斎藤　豊，他: 大腸 ESD/EMR ガイドライン　第2版. Gastroenterol Endosc 2019; 61: 1321-1344

7) Iwatate M, Sano Y, Tanaka S, et al.: Validation study for development of the Japan NBI Expert Team classification of colorectal lesions. Dig Endosc 2018; 30: 642-651

8) Saitoh Y, Obara T, Watari J, et al.: Invasion depth diagnosis of depressed type early colorectal cancers by combined use of videoendoscopy and chromoendoscopy. Gastrointest Endosc 1998; 48: 362-370

9) Watari J, Saitoh Y, Obara T, et al.: Early nonpolypoid colorectal cancer: radiographic diagnosis of depth of invasion. Radiology 1997; 205: 67-74

10) Tanaka S, Kaltenbach T, Chayama K, et al.: High-magnification colonoscopy（with videos）.　Gastrointest Endosc 2006; 64: 604-613

11) 浜本順博，平田一郎，安本真悟，他: 早期大腸癌における浸潤度の臨床診断精度―超音波内視鏡を中心に. 胃と腸 2004; 39: 1375-1386

12) Ikehara H, Saito Y, Matsuda T, et al.: Diagnosis of depth of invasion for early colorectal cancer using magnifying colonoscopy. J Gastroenterol Hepatol 2010; 25: 905-912

13) Ohata K, Kobayashi N, Sakai E, et al.: Long-term Outcomes After Endoscopic Submucosal Dissection for Large Colorectal Epithelial Neoplasms: A Prospective, Multicenter, Cohort Trial From Japan. Gastroenterology 2022; 163: 1423-1434.e2

14) Sekiguchi M, Igarashi A, Mizuguchi Y, et al.: Cost-effectiveness analysis of endoscopic resection for colorectal laterally spreading tumors: Endoscopic submucosal dissection versus piecemeal endoscopic mucosal resection. Dig Endosc 2022; 34: 553-568

15) 若村邦彦，工藤進英，竹村織江，他: 大腸腺腫・早期癌の内視鏡切除後の follow up. 胃と腸 2007; 42: 1453-1457

16) 浦上尚之，五十嵐正広，千野晶子，他: 大腸 SM 癌の内視鏡切除後の follow up―サーベイランスに向けて（局所再発，転移再発）. 胃と腸 2007; 42: 1470-1476

17) Oka S, Tanaka S, Kanao H, et al.: Mid-term prognosis after endoscopic resection for submucosal colorectal carcinoma: summary of a multicenter questionnaire survey conducted by the colorectal endoscopic resection standardization implementation working group in Japanese Society for Cancer of the Colon and Rectum. Dig Endosc 2011; 23: 190-194

18) Saito Y, Oka S, Kawamura T, et al.: Colonoscopy screening and surveillance guidelines. Dig Endosc 2021; 33: 486-519.

19) Kotake K, Mizuguchi T, Moritani K, et al.: Impact of D3 lymph node dissection on survival for patients with T3 and T4 colon cancer. Int J Colorectal Dis 2014; 29: 847-852

20) Japanese Society for Cancer of the Colon and Rectum: Multi-Institutional Registry of Large Bowel Cancer in Japan. Cases treated in 2000-2002. Vol. 29（2011）, Cases treated in 2003-2004. Vol. 30（2012）

21) Kotake K, Kobayashi H, Asano M, et al.: Influence of extent of lymph node dissection on survival for patients with pT2 colon cancer. Int J Colorectal Dis 2015; 30: 813-820

22) Heald RJ, Husband EM, Ryall RD: The mesorectum in rectal cancer surgery—the clue to pelvic recurrence? Br J Surg 1982; 69: 613-616

23) MacFarlane JK, Ryall RD, Heald RJ: Mesorectal excision for rectal cancer. Lancet 1993; 341: 457-460

24) Enker WE, Thaler HT, Cranor ML, et al.: Total mesorectal excision in the operative treatment of carcinoma of the rectum. J Am Coll Surg 1995; 181: 335-346

25) Lowry AC, Simmang CL, Boulos P, et al.: Consensus statement of definitions for anorectal physiology and rectal cancer: report of the Tripartite Consensus Conference on Definitions for Anorectal Physiology and Rectal Cancer, Washington, D. C., May 1, 1999. Dis Colon Rectum 2001; 44: 915-919

26) Sugihara K, Kobayashi H, Kato T, et al.: Indication and benefit of pelvic sidewall dissection for rectal cancer. Dis Colon Rectum 2006; 49: 1663-1672

27) Kitano S, Inomata M, Mizusawa J, et al.: Survival outcomes following laparoscopic versus open D3 dissection for stage Ⅱ or Ⅲ colon cancer（JCOG0404）: a phase 3, randomised controlled trial. Lancet Gastroenterol Hepatol 2017; 2: 261-268

28) Ueno H, Hase K, Shiomi A, et al.: Optimal bowel resection margin in colon cancer surgery: prospective multicentre cohort study with lymph node and feeding artery mapping. Lancet Reg Health West Pac 2023; 33: 100680

29) Ono C, Yoshinaga K, Enomoto M, et al.: Discontinuous rectal cancer spread in the mesorectum and the optimal distal clearance margin in situ. Dis Colon Rectum 2002; 45: 744-749

30) Shimada Y, Takii Y, Murayama S, et al.: Intramural and mesorectal distal spread detected by whole-mount sections in the determination of optimal distal resection margin in patients undergoing surgery for rectosigmoid or rectal cancer without preoperative therapy. Dis Colon Rectum 2011; 54: 1510-1520

31) Shirouzu K, Isomoto H, Kakegawa T: Distal spread of rectal cancer and optimal distal margin of resection for sphincter-preserving surgery. Cancer 1995; 76: 388-392

32) Zhao GP, Zhou ZG, Lei WZ, et al.: Pathological study of distal mesorectal cancer spread to determine a proper distal resection margin. World J Gastroenterol 2005; 11: 319-322

33) 山田一隆，緒方俊二，佐伯泰慎，他 ［第84回大腸癌研究会アンケート調査報告］括約筋間直腸切除術（ISR）の適応と長期成績．大腸疾患NOW 2017-2018，日本メディカルセンター，東京，2017: 125-130

34) 山田一隆，緒方俊二，佐伯泰慎，他：下部直腸・肛門管癌に対する括約筋間直腸切除術（ISR）の術後排便機能障害．日本大腸肛門病会誌 2016; 69: 513-520

35) Pollack J, Holm T, Cedermark B, et al.: Long-term effect of preoperative radiation therapy on anorectal function. Dis Colon Rectum 2006; 49: 345-352

36) Lange MM, den Dulk M, Bossema ER, et al.: Cooperative Clinical Investigators of the Dutch Total Mesorectal Excision Trial: Risk factors for faecal incontinence after rectal cancer treatment. Br J Surg 2007; 94: 1278-1284

37) Yamada K, Ogata S, Saiki Y, et al.: Long-term results of intersphincteric resection for low rectal cancer. Dis Colon Rectum 2009; 52: 1065-1071

38) Aubert M, Mege D, Panis Y: Total mesorectal excision for low and middle rectal cancer: laparoscopic versus transanal approach-a meta-analysis. Surg Endosc 2020; 34: 3908-3919

39) Larsen SG, Pfeffer F, Kørner H: Norwegian Colorectal Cancer Group. Norwegian moratorium on transanal total mesorectal excision. Br J Surg 2019; 106: 1120-1121

40) Fujita S, Akasu T, Mizusawa J, et al.; Colorectal Cancer Study Group of Japan Clinical Oncology Group: Postop-

erative morbidity and mortality after mesorectal excision with and without lateral lymph node dissection for clinical stage II or stage III lower rectal cancer（JCOG0212）: results from a multicentre, randomised controlled, non-inferiority trial. Lancet Oncol 2012; 13: 616-621

41）Saito S, Fujita S, Mizusawa J, et al.; Colorectal Cancer Study Group of Japan Clinical Oncology Group: Male sexual dysfunction after rectal cancer surgery: Results of a randomized trial comparing mesorectal excision with and without lateral lymph node dissection for patients with lower rectal cancer: Japan Clinical Oncology Group Study JCOG0212. Eur J Surg Oncol 2016; 42: 1851-1858

42）Ito M, Kobayashi A, Fujita S, et al.; Colorectal Cancer Study Group of Japan Clinical Oncology Group. Urinary dysfunction after rectal cancer surgery: Results from a randomized trial comparing mesorectal excision with and without lateral lymph node dissection for clinical stage II or III lower rectal cancer（Japan Clinical Oncology Group Study, JCOG0212）. Eur J Surg Oncol 2018; 44: 463-468

43）大腸癌研究会編: 大腸癌取扱い規約　第 9 版, 金原出版, 東京, 2018

44）Mentges B, Buess G, Schäfer D, et al.: Local therapy of rectal tumors. Dis Colon Rectum 1996; 39: 886-892

45）Maeda K, Maruta M, Sato H, et al.: Outcomes of novel transanal operation for selected tumors in the rectum. J Am Coll Surg 2004; 199: 353-360

サイドメモ

■虫垂癌の治療方針

虫垂癌は粘液癌と通常の腺癌に分けられる。さらに粘液癌は組織型によってグレード分類され，グレード 1 の低異型度虫垂粘液性腫瘍（LAMN：low-grade appendiceal mucinous neoplasm）の頻度がもっとも高い。グレード 1（LAMN）では，深達度に関わらずリンパ節転移の頻度は極めて低く，海外のガイドライン[1]では，遺残がなければ通常の大腸癌のようなリンパ節郭清目的の追加切除を行う必要はないとされ，大腸癌研究会のプロジェクト研究でも確認された[2]。グレード 2，3 の粘液癌，および通常の腺癌では，他の大腸癌同様に深達度 T1 以深ではリンパ節転移のリスクがあり，追加切除（回結腸動脈根部を郭清する回盲部切除）を考慮する。

文献

1）Glasgow SC, Gaertner W, Stewart D, et al.: The American Society of Colon and Rectal Surgeons, Clinical Practice Guidelines for the Management of Appendiceal Neoplasms. Dis Colon Rectum 2019; 62: 1425-1438

2）Takeyama H, Murata K, Takeda T, et al.; study group of appendiceal neoplasms in Japan Society of Colorectal Cancer Research Group: Clinical Significance of Lymph Node Dissection and Lymph Node Metastasis in Primary Appendiceal Tumor Patients After Curative Resection: a Retrospective Multicenter Cohort Study. J Gastrointest Surg 2022; 26: 128-40

2 Stage Ⅳ大腸癌の治療方針

〔Stage Ⅳ大腸癌の治療方針〕

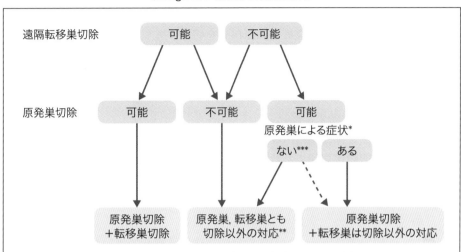

* 原発巣による症状：腸閉塞, 穿孔・穿通, 高度貧血, 疼痛などによる症状。
** 切除以外の対応：薬物療法, 原発巣緩和手術, 放射線療法ならびに血行性転移に対する治療方針等を参照。
*** 原発巣による症状がない場合の対応：薬物療法を優先するが, 狭窄等により早期に症状の出現が予想される場合等は切除も考慮する。(CQ5参照)

・Stage Ⅳ大腸癌では以下のいずれかの同時性遠隔転移を伴う。
・肝転移, 肺転移, 腹膜転移, 卵巣転移, 遠隔（領域外）リンパ節転移, その他の転移（骨, 脳, 副腎など）。
・遠隔転移巣ならびに原発巣がともに切除可能な場合には, 原発巣の根治切除を行うとともに遠隔転移巣の切除を考慮する。
・遠隔転移巣が切除可能であるが原発巣の切除が不可能な場合は, 原則として原発巣および遠隔転移巣の切除は行わず, 他の治療法を選択する。
・遠隔転移巣の切除は不可能であるが原発巣切除が可能な場合は, 原発巣の臨床症状や原発巣が有する予後への影響を考慮して, 原発巣切除の適応を決める。(CQ 5)

コメント　同時性血行性転移（肝・肺・脳転移など）
（「4. 血行性転移の治療方針」27 ページを参照）。
❶遠隔転移の頻度を表6（150 ページ）に示す。
❷肝転移を伴う場合
・転移巣が切除可能であれば, 原発巣切除の根治性を確認して, 肝転移巣切除を行う。

・切除のタイミングについては，原発巣と肝転移巣との同時切除も安全に行われるが[1]，手術の侵襲度や患者の全身状態などにより，異時切除も行われる。しかし，同時切除と異時切除のどちらが長期予後に寄与するかは明らかではない。

❸肺転移を伴う場合

・転移巣が切除可能であれば，原発巣切除のうえ，肺転移巣切除を考慮する。

・原発巣切除後に改めて肺転移巣を切除する異時切除が一般的である。

❹腹膜転移を伴う場合

・P1 は完全切除が強く推奨される[2,3]。

・P2 で容易に切除可能なものは完全切除を推奨する[4-6]。

・P3 の切除効果は確立されていない。

❺卵巣転移を伴う場合（CQ 22）

・根治切除が可能であれば，同時性・異時性にかかわらず切除が推奨される。

・他に切除不能遠隔転移を有する場合，薬物療法を行う。ただし，薬物療法で制御不能な増大があり自覚症状を認める場合には，姑息切除を考慮する。

❻遠隔（領域外）リンパ節転移を伴う場合

・遠隔（領域外）リンパ節転移の切除を考慮してよいが，明確な治療効果を示す比較試験はない[7]。近年，大動脈周囲リンパ節転移に対し，切除することで根治や生存期間の延長を得られる症例が一定の頻度である報告がなされている[8-12]。

❼その他の遠隔転移（骨，脳，副腎など）を伴う場合

・これらの転移巣については切除の報告はあるが，生命予後への明確な効果は示されていない。

❽複数部位への遠隔転移を伴う場合

・肝と肺への転移が代表的なものである。

・原発巣と肝・肺転移巣の切除が安全かつ容易であれば，切除が推奨される[13-17]。

❾遠隔転移巣切除後の補助療法

・遠隔転移巣治癒切除後の補助化学療法は，再発率が高いことを鑑みて，その実施を考慮する。（CQ 20，CQ 21）

❿遠隔転移巣への切除以外の治療法

・薬物療法，放射線療法などが行われる。

⓫原発巣に対する切除以外の緩和手術

・人工肛門造設術，腸管バイパス術などが行われる。

文 献

1) de Santibañes E, Lassalle FB, McCormack L, et al.; Simultaneous colorectal and hepatic resections for colorectal cancer: postoperative and longterm outcomes. J Am Coll Surg 2002; 195: 196-202

2) 望月英隆：腹膜播種を伴う大腸癌．上西紀夫，田中雅夫編，消化器癌の外科治療，東京，中外医学社; 2001: 100-102

3) 岡 正，内山 哲，森近 博，他: 腹膜播種を伴う大腸癌症例の臨床病理学的検討―肝転移症例との比較―．日臨

外医会誌 1993; 54: 2535-2329

4) Kobayashi H, Kotake K, Funahashi K, et al.: Clinical benefit of surgery for stage IV colorectal cancer with synchronous peritoneal metastasis. J Gastroenterol 2014; 49: 646-54

5) Kobayashi H, Kotake K, Sugihara K. Outcomes of surgery without HIPEC for synchronous peritoneal metastasis from colorectal cancer: data from a multi-center registry. Int J Clin Oncol 2014; 19: 98-105

6) Shida D, Kobayashi H, Kameyama M, et al.: Factors affecting R0 resection of colorectal cancer with synchronous peritoneal metastases: a multicenter prospective observational study by the Japanese Society for Cancer of the Colon and Rectum. Int J Clin Oncol 2020; 25: 330-337

7) 正木忠彦, 武藤徹一郎, 安富正幸: 大動脈周囲リンパ節転移の実態　第44回大腸癌研究会アンケート調査報告. 日本大腸肛門病会雑誌 1997; 50: 318-330

8) Nakai N, Yamaguchi T, Kinugasa Y, et al.: Long-term outcomes after resection of para-aortic lymph node metastasis from left-sided colon and rectal cancer. Int J Colorectal Dis 2017; 32: 999-1007

9) Min BS, Kim JS, Kim NK, et al.: Extended lymph node dissection for rectal cancer with radiologically diagnosed extramesenteric lymph node metastasis. Ann Surg Oncol 2009; 16: 3271-3278

10) Choi PW, Kim HC, Kim AY, et al.: Extensive lymphadenectomy in colorectal cancer with isolated para-aortic lymph node metastasis below the level of renal vessels. J Surg Oncol 2010; 101: 66-71

11) Arimoto A, Uehara K, Kato T, et al.: Clinical Significance of Para-Aortic Lymph Node Dissection for Advanced or Metastatic Colorectal Cancer in the Current Era of Modern Chemotherapy. Dig Surg 2015; 32: 439-444

12) Bae SU, Han YD, Cho MS, et al.: Oncologic Outcomes of Colon Cancer Patients with Extraregional Lymph Node Metastasis: Comparison of Isolated Paraaortic Lymph Node Metastasis with Resectable Liver Metastasis. Ann Surg Oncol 2016; 23: 1562-1568

13) Murata S, Moriya Y, Akasu T, et al.: Resection of both hepatic and pulmonary metastases in patients with colorectal carcinoma. Cancer 1998; 83: 1086-1093.

14) Kobayashi K, Kawamura M, Ishihara T: Surgical treatment for both pulmonary and hepatic metastases from colorectal cancer. J Thorac Cardiovasc Surg 1999; 118: 1090-1096

15) Ambiru S, Miyazaki M, Ito H, et al.: Resection of hepatic and pulmonary metastases in patients with colorectal carcinoma. Cancer 1998; 82: 274-278

16) Andres A, Mentha G, Adam R, et al.: Surgical management of patients with colorectal cancer and simultaneous liver and lung metastases. Br J Surg 2015; 102: 691-699

17) Shah SA, Haddad R, Al-Sukhni W, et al.: Surgical resection of hepatic and pulmonary metastases from colorectal carcinoma. J Am Coll Surg 2006; 202: 468-475

3 | 再発大腸癌の治療方針

〔再発大腸癌の治療方針〕

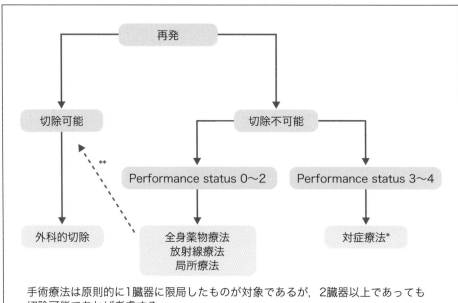

手術療法は原則的に1臓器に限局したものが対象であるが，2臓器以上であっても切除可能であれば考慮する。
 * best supportive care：BSC
 ** 全身薬物療法，放射線療法，局所療法の奏効により切除可能となる場合がある。

・再発大腸癌の治療目的は，予後向上と QOL の改善である。

・治療法としては，手術療法，全身薬物療法，放射線療法が中心である。熱凝固療法は，習熟した施設において許容される場合もある[1]。(CQ 18)

・期待される予後，合併症，治療後の QOL などの様々な因子を考慮し，患者への十分なインフォームド・コンセントのもとに治療法を選択する。

・再発臓器が1臓器の場合，手術にて再発巣の完全切除が可能であれば積極的に切除を考慮する。

・再発臓器が2臓器以上の場合，それぞれが切除可能であれば切除を考慮してもよい[2-4]。切除可能な肝肺転移に対しては有効性が示されており，切除することを推奨する。

・切除可能な肝あるいは肺転移に対して不顕性転移を除外するために一定の観察期間を置いてから切除を行うという見解がある[5,6]。

・肝転移切除の場合，安全性や適応を考慮した上での腹腔鏡下手術が推奨される。(CQ 17)

・切除不能と判断された肝転移や肺転移に対し，全身薬物療法が奏効して根治切除が可能になる症例が存在する[7,8]。

・切除可能な再発病変に対する術前化学療法の有効性・安全性は明らかでなく，適応は慎重に考慮すべきである。**(CQ 19)**

・再発巣切除後の補助化学療法については，肝転移切除後の無再発生存期間を延長するという報告のほかは，明らかな有効性を示したデータはない。**(CQ 20)**

コメント　〔血行性再発（肝・肺・脳転移など）〕
（「4.　血行性転移の治療方針」27 ページを参照）。
〔リンパ節再発・腹膜再発〕

❶ 一般に，原発巣治癒切除後のリンパ節再発あるいは腹膜再発は全身性疾患の一環として出現しているとみなすのが妥当であり，切除不能な進行再発大腸癌に対する薬物療法の項を参考に全身薬物療法を実施する（「2）切除不能進行・再発大腸癌に対する薬物療法」39 ページを参照）。

❷ 限局したリンパ節再発あるいは腹膜再発で病勢制御ができている場合に限り，切除を行う場合もあるが，その有効性は明らかでない。耐術能や術後の QOL を十分に考慮したうえで適応を決定すべきである[9-13]。

❸ 限局したリンパ節再発では放射線療法が有効な症例もある[14-16]。

❹ 腹膜再発に対する腫瘍減量手術（cytoreductive surgery）と腹腔内温熱化学療法（hyperthermic intraperitoneal chemotherapy：HIPEC）があるが[17]，海外でも限られた医療機関のみで実施されており，本邦においてはほとんど治療実績がなく一般の医療機関では実施できない。

❺ 卵巣転移については，根治切除可能なら切除し，切除不能遠隔転移を有していても増大による自覚症状がある場合は切除を考慮する。**(CQ 22)**

〔直腸癌局所再発〕

❶ 再発巣の進展範囲を画像診断にて評価し，再発形式や症状，身体的所見なども参考にして，完全切除が期待できる症例にのみ切除を推奨する。**(CQ 14)**

❷ 延命効果や症状緩和を目的とした姑息的切除の有効性については議論が多く，慎重に適応を検討すべきである[18]。

❸ 切除不能の局所再発において，腫瘍縮小により R0 切除が可能になると期待される場合には，化学放射線療法が選択肢となる。一方，明らかに R0 切除が望めない症例では，全身薬物療法のほか，高線量照射が可能な症例においては，局所療法（化学放射線療法や粒子線治療）が選択肢となる。**(CQ 15)**

文　献

1) Tinguely P, Laurell G, Enander A, et al.: Ablation versus resection for resectable colorectal liver metastases-Health care related cost and survival analyses from a quasi-randomised study. Eur J Surg Oncol 2023; 49: 416-425

2) Murata S, Moriya Y, Akasu T, et al.: Resection of both hepatic and pulmonary metastases in patients with colorectal carcinoma. Cancer 1998; 83: 1086-1093

3) Robinson BJ, Rice TW, Strong SA, et al.: Is resection of pulmonary and hepatic metastases warranted in patients with colorectal cancer? J Thorac Cardiovasc Surg 1999; 117: 66-75; discussion 75-76

4) 森谷宜ひろ，山口高史，赤須孝之，他: 大腸癌の術後再発をめぐって　骨盤内局所再発癌に対する積極的外科治療. 臨床外科 2001; 56: 759-765

5) Lambert LA, Colacchio TA, Barth RJ Jr.: Interval hepatic resection of colorectal metastases improves patient selection. Arch Surg 2000; 135: 473-479; discussion 479-80

6) Yoshidome H, Kimura F, Shimizu H, et al.: Interval period tumor progression: does delayed hepatectomy detect occult metastases in synchronous colorectal liver metastases? J Gastrointest Surg 2008; 12: 1391-1398

7) Adam R.: Developing strategies for liver metastases from colorectal cancer. Semin Oncol 2007; 34: S7-11

8) Lam VW, Spiro C, Laurence JM, et al.: A systematic review of clinical response and survival outcomes of downsizing systemic chemotherapy and rescue liver surgery in patients with initially unresectable colorectal liver metastases. Ann Surg Oncol 2012; 19: 1292-1301

9) Nakai N, Yamaguchi T, Kinugasa Y, et al.: Long-term outcomes after resection of para-aortic lymph node metastasis from left-sided colon and rectal cancer. Int J Colorectal Dis 2017; 32: 999-1007

10) Arimoto A, Uehara K, Kato T, et al.: Clinical Significance of Para-Aortic Lymph Node Dissection for Advanced or Metastatic Colorectal Cancer in the Current Era of Modern Chemotherapy. Dig Surg 2015; 32: 439-444

11) Min BS, Kim NK, Sohn SK, et al.: Isolated paraaortic lymph-node recurrence after the curative resection of colorectal carcinoma. J Surg Oncol 2008; 97: 136-140

12) Wong JS, Tan GH, Teo MC: Management of para-aortic lymph node metastasis in colorectal patients: A systemic review. Surg Oncol 2016; 25: 411-418

13) Nagata H, Ishihara S, Hata K, et al.: Survival and Prognostic Factors for Metachronous Peritoneal Metastasis in Patients with Colon Cancer. Ann Surg Oncol 2017; 24: 1269-1280

14) Franzese C, Fogliata A, Comito T, et al.: Stereotactic/hypofractionated body radiation therapy as an effective treatment for lymph node metastases from colorectal cancer: an institutional retrospective analysis. Br J Radiol 2017; 90: 20170422

15) Isozaki Y, Yamada S, Kawashiro S, et al.: Carbon-ion radiotherapy for isolated para-aortic lymph node recurrence from colorectal cancer. J Surg Oncol 2017; 116: 932-938

16) Kim MS, Cho CK, Yang KM, et al.: Stereotactic body radiotherapy for isolated paraaortic lymph node recurrence from colorectal cancer. World J Gastroenterol 2009; 15: 6091-6095

17) Goéré D, Malka D, Tzanis D, et al.: Is there a possibility of a cure in patients with colorectal peritoneal carcinomatosis amenable to complete cytoreductive surgery and intraperitoneal chemotherapy? Ann Surg 2013; 257: 1065-1071

18) Tschmelitsch J, Kronberger P, Glaser K, et al.: Survival after surgical treatment of recurrent carcinoma of the rectum. J Am Coll Surg 1994; 179: 54-58

4 血行性転移の治療方針

〔血行性転移の治療方針〕

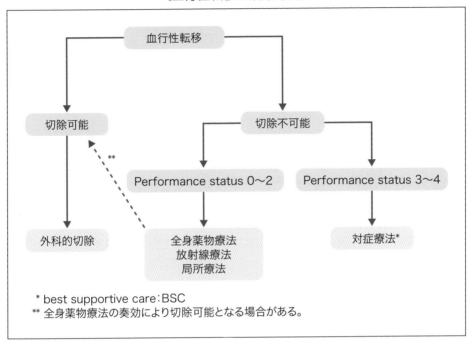

* best supportive care：BSC
** 全身薬物療法の奏効により切除可能となる場合がある。

大腸癌の血行性転移臓器としては肝，肺，脳，骨などが代表的である。

全身薬物療法後に切除可能となった場合（conversion therapy）は，切除することで，薬物療法のみに比して，根治や予後の改善が期待される[1,2]。

1）肝転移の治療方針

・肝転移の治療は，肝切除，全身薬物療法，熱凝固療法，定位放射線治療，肝動注療法などがある。

・根治切除可能な肝転移には肝切除が推奨される。

・肝切除術は部分（非系統的）切除を基本とする。

肝切除の適応基準

（1）耐術可能。

（2）原発巣が制御されているか，制御可能。

（3）肝転移巣を遺残なく切除可能。

（4）肝外転移がないか，制御可能。

（5）十分な残肝機能。

・切除不能な肝転移で全身状態が一定以上に保たれる場合（PS 0～PS 2）は，全身薬物療法を考慮する。

・熱凝固療法にはマイクロ波凝固療法（microwave coagulation therapy：MCT）とラジオ波焼灼療法（radiofrequency ablation：RFA）がある。

・全身状態が不良（PS≧3）あるいは有効な薬剤がない場合は対症療法（best supportive care：BSC）を行う。

コメント

〔肝切除〕

❶ 肝切除は，コホート研究やランダム化比較試験から導き出された結論ではないが，選択された症例に対しては他の治療法では得られない良好な成績が示されている。

❷ 肝切除後の 5 年生存率は 35～58％である[3-6]。本邦で行われた多施設集計では，肝切除 585 例の 3 年生存率は 52.8％，5 年生存率は 39.2％であった[7]。

❸ 転移巣の数，大きさ，部位および予測残肝容量を総合的に評価し，転移巣の完全切除が可能か否かを判定する。

❹ 10 mm 未満の病変に対する感度は，CT より MRI（magnetic resonance imaging）が有意に高いことが報告されている[8]。FDG-PET（positron emission tomography）の肝転移診断と治療に対する有効性はエビデンスが十分でなく確立されていない[9]。化学療法後に消失した病変の描出には術中造影超音波検査も有効である。**(CQ 16)**

❺ 切除断端に癌が露出しない切除が重要である[10-13]。

・切除断端距離は，1 cm 以上を推奨する報告と[14,15]，癌の露出がなければよいとする報告がある[16-19]。

❻ 同時性肝転移では，原発巣の切除を先行し，原発巣の根治性を評価してから肝転移を切除してもよい。

・同時性肝転移の切除時期については，明確な結論は得られていない[20-22]。

❼ 肝門部リンパ節転移例の予後は不良であることから，肝門部リンパ節転移は肝切除の適応の除外因子としている報告がある[23-25]。

・本邦の集計では，肝門部リンパ節転移例で郭清した場合の 5 年生存率は 12.5％であった[7]。

❽ 切除可能な肝外転移（主に肺転移）を同時に有する肝転移例において，両者の切除により長期生存あるいは治癒が得られることがある[26-33]。

❾ 残肝再発に対する再肝切除で 21～52％の 5 年生存率が報告されている。残肝再発例に対しても前述の肝切除の適応基準に照らして切除を考慮する[13,34-42]。

❿ 肝切除後の補助化学療法の有効性を明確に示すエビデンスは十分でないが，再発率が高いことを鑑みて，その実施が推奨される。**(CQ 19，CQ 20)**

⓫ 切除可能な肝転移に対する術前化学療法の有効性は確立されていない。（CQ 19, CQ 20）

〔切除以外の治療法〕

❶ 切除不能肝転移例には全身薬物療法を行う。

❷ 切除不能肝転移例に対して肝動注療法を行うことは，一般的には推奨されない。熱凝固療法は薬物療法や切除と併用することで選択肢のひとつとなる。（CQ 18）

2）肺転移の治療方針

・肺転移の治療には，肺切除と全身薬物療法，放射線療法，アブレーション療法などがある。

・肺転移巣の切除が可能であれば肺切除を考慮する。

・肺切除には系統的切除と部分（非系統的）切除がある。

肺切除の適応基準

（1）耐術可能。

（2）原発巣が制御されているか，制御可能。

（3）肺転移巣を遺残なく切除可能。

（4）肺外転移がないか，制御可能。

（5）十分な残肺機能。

・切除不能肺転移で全身状態が一定以上に保たれる場合は，全身薬物療法を考慮する。

・耐術不能な場合でも，原発巣と肺外転移が制御されているか，制御可能で肺転移個数が3個以内であれば体幹部定位放射線治療（SBRT）も考慮する[43]。（「6. 放射線療法」54ページ参照）

・全身状態が不良な場合は適切なBSCを行う。

コメント

〔肺切除〕

❶ コホート研究やランダム化比較試験から導き出された結論ではないが，適切に選択された症例に対する肺切除は他の治療法では得られない良好な成績が示されている[29,44-56]。

❷ 肺切除後の5年生存率は53〜68%である[57-60]。

❸ 肺門・縦隔リンパ節郭清の意義は定まっていない[61-63]。

❹ 切除可能な肺外転移例（主に肝転移）では，肺切除の有効性を示唆する報告がある[27,29,51,56,64-66]。

❺ 残肺再発に対する再肺切除で20〜52%の5年生存率が報告されている[48,55,56,59,67,68]。肺切除後の残肺再発に対しても前述の肺切除の適応基準に準じて慎重に切除の適応を考慮する。

❻ これまで肺転移術後補助化学療法の効果を大規模に検討した報告はない。（CQ21）

❼ 予後不良因子として，転移個数，両側肺転移，肺門・縦隔リンパ節転移，肺切除前血清 CEA 値，原発巣因子（T 因子，N 因子），無病期間（disease-free interval：DFI）などが報告されている[48,50,51,53-56,58,61,63,66,69-72]。これらの因子も考慮して手術の可否および集学的治療の適否を判断する[73]。

〔放射線療法〕

　体幹部定位照射に関するエビデンスは十分ではないが，切除不能や耐術能のない患者を対象とした国内外の報告が散見される[74,75]。

〔アブレーション療法〕

　大腸癌肺転移に対するラジオ波焼灼治療 (RFA) はその有効性を検証したエビデンスはないが治療選択の1つとして保険収載されている。キャンサーボードなどでその適応を慎重に検討し，日本 IVR 学会の「ラジオ波焼灼術（RFA）適応拡大の適正使用指針」を遵守することが必要である[76]。

3）骨転移の治療方針

・大腸癌における骨転移の治療は基本的に全身薬物療法であるが，疼痛緩和，骨折の治療および予防が QOL を維持する上で非常に重要である。
・切迫した症状がない場合は，他の臓器転移と同様に全身薬物療法が優先される。
・病的骨折や脊髄麻痺が生じた場合あるいは切迫した状態では，手術や放射線治療が検討される。
・骨折予防に骨修飾薬を用いることを考慮する。

骨転移の治療法
（1）局所療法：放射線（通常照射，定位放射線治療），手術（固定，除圧，置換）
（2）薬物療法：標準的全身薬物療法，RANKL 阻害剤およびビスフォスホネート製剤など骨修飾薬，鎮痛剤（麻薬性，非麻薬性）

コメント

❶ 遠隔転移がある大腸癌の骨転移の頻度は 7.0～14.2％程度とされており，直腸癌，リンパ節転移，肺転移がリスクファクターとして報告されている[77,78]。
❷ 本邦の剖検例を対象とした調査では，大腸癌の骨転移の頻度は 23.7％にのぼるという報告もある[79]。
❸ 放射線治療は，疼痛の軽減，骨折や脊髄麻痺の予防と治療を目的とする。
❹ 局所照射の疼痛緩和率は 70～90％である[80,81]。（「2)緩和的放射線療法」57 ページを参照）
❺ 脊髄麻痺を生じた場合，48 時間以内の緊急手術の適応とされる。また，骨折も手術が必要な場合があるが，全身状態や予後を考慮し，多職種での治療方針の検討が重要である。
❻ 大腸癌における骨修飾薬のエビデンスは十分でないが，骨関連事象を低減させる目的で骨修飾薬を考慮する[82]。

4）脳転移の治療方針

・脳転移は全身疾患としての一分症として発見されることが少なくないが，高感受性の薬物がない現状から，治療効果（症状緩和と神経機能の維持もしくは生存期間延長）が期待される病変に対しては，手術療法あるいは放射線療法（定位放射線照射，全脳照射）を考慮する。

・全身状態，他の転移巣の状況を考慮し，脳転移巣の大きさ，部位，脳転移個数を評価して最適な治療法を選択する。

・切除不能例には放射線療法を考慮する。

〔手術療法〕

脳腫瘍摘出術の適応基準[83,84]

（1）耐術可能。

（2）原発巣が制御されているか，制御可能。

（3）数カ月以上の生命予後。

（4）切除により重大な神経症状をきたさない。

（5）他臓器の転移がないか，制御可能。

〔放射線療法〕

・脳神経症状や頭蓋内圧亢進症状などの症状緩和と局所制御による延命を目的とする。

・多発性脳転移例や外科切除の対象とならない孤立性脳転移例では全脳照射を考慮する。

・脳転移個数がおよそ3〜4個以内で3cm以下であれば，定位放射線照射を考慮する。

コメント　〔手術療法〕

❶ 脳転移の約90％の症例は他臓器に転移を伴い，切除術を施行しても予後は不良である[83,85-89]。

❷ 孤立性脳転移に対する切除後の平均生存期間は30〜40週と報告されているが[83,84,86,87,90]，十分な症例集積に基づく手術療法の有効性の評価は定まっていない。

❸ 脳転移切除後に全脳照射を追加する意義に関しては議論の分かれるところである[83]。

〔放射線療法〕

❶ 症状改善率は60〜80％である[91,92]。

❷ 定位放射線照射では局所制御が80〜90％に得られる[93]。

❸ システマティックレビューによると定位放射線照射後，全脳照射後，BSC後の生存期間中央値は6.4カ月（5.1〜9.5カ月），4.4カ月（2〜9カ月），1.8カ月（0.5〜2.5カ月）であった[94-96]。

❹ 予後因子として，年齢，PS，脳転移個数，頭蓋外病変の制御の有無がある[97-99]。

❺ 現時点では，数年の予後が期待できる場合には定位放射線照射を加えることを考慮する[100,101]。定位放射線照射を行う場合には，QOLの高さから単独治療も治療選択肢として考慮されるが，全脳照射に比し頭蓋内再発率が高いため，適

　　　|　　切な間隔での画像検査が必要である。

5）その他の血行性転移の治療方針

・副腎，皮膚，脾などの血行性転移に対しても，切除可能な場合は切除を考慮する。しかし，これらの転移は他の臓器の転移を伴うことが多く，薬物療法あるいは放射線療法が適用されることが多い。

文献

1) Adam R, Delvart V, Pascal G, et al.: Rescue surgery for unresectable colorectal liver metastases downstaged by chemotherapy: a model to predict long-term survival. Ann Surg 2004; 240: 644-657

2) Nuzzo G, Giuliante F, Ardito F, et al.: Liver resection for primarily unresectable colorectal metastases downsized by chemotherapy. J Gastrointest Surg 2007; 11: 318-324

3) Martin LW, Warren RS: Current management of colorectal liver metastases. Surg Oncol Clin N Am 2000; 9: 853-876

4) Penna C, Nordlinger B: Colorectal metastasis (liver and lung). Surg Clin North Am 2002; 82: 1075-1090

5) Abdalla EK, Vauthey JN, Ellis LM, et al.: Recurrence and outcomes following hepatic resection, radiofrequency ablation, and combined resection/ablation for colorectal liver metastases. Ann Surg 2004; 239: 818-825; discussion 825-827

6) Nordlinger B, Sorbye H, Glimelius B, et al.; EORTC Gastro-Intestinal Tract Cancer Group et al.: Perioperative FOLFOX4 chemotherapy and surgery versus surgery alone for resectable liver metastases from colorectal cancer (EORTC 40983): long-term results of a randomised, controlled, phase 3 trial. Lancet Oncol 2013; 14: 1208-1215

7) Kato T, Yasui K, Hirai T, et al.: Therapeutic results for hepatic metastasis of colorectal cancer with special reference to effectiveness of hepatectomy: analysis of prognostic factors for 763 cases recorded at 18 institutions. Dis Colon Rectum 2003; 46 (Suppl): S22-S31

8) Niekel MC, Bipat S, Stoker J: Diagnostic imaging of colorectal liver metastases with CT, MR imaging, FDG PET, and/or FDG PET/CT: a meta-analysis of prospective studies including patients who have not previously undergone treatment. Radiology 2010; 257: 674-684

9) Moulton CA, Gu CS, Law CH, et al.: Effect of PET before liver resection on surgical management for colorectal adenocarcinoma metastases: a randomized clinical trial. JAMA 2014; 311: 1863-1869

10) Fortner JG, Silva JS, Golbey RB, et al.: Multivariate analysis of hepatic metastases from colorectal cancer. I. Treatment by hepatic resection. Ann Surg 1984; 199: 306-316

11) Hughes KS, Simon R, Songhorabodi S, et al.: Resection of the liver for colorectal carcinoma metastases: a multiinstitutional study of pattern of recurrence. Surgery 1986; 100: 278-284

12) Ekberg H, Tranberg KG, Andersson R, et al.: Pattern of recurrence in liver resection for colorectal secondaries. World J Surg 1987; 11: 541-547

13) Battula N, Tsapralis D, Mayer D, et al.: Repeat liver resection for recurrent colorectal metastases: a single-centre, 13-year experience. HPB (Oxford) 2014; 16: 157-163

14) Nordinger B, Jaeck D, Guiguet M, et al.: Surgical resection of hepatic metastases. Multicentric retrospective study by the French Association of Surgery. In: Nordinger B, Jaeck D (eds): Treatment of hepatic metastases of colorectal cancer. Paris Springer-Verlag, Paris, 1992: 129-146

15) Cady B, Jenkins RL, Steele Jr GD, et al.: Surgical margin in hepatic resection for colorectal metastases: a critical and improvable determinant of outcome. Ann Surg 1998; 227: 566-571

16) Yamamoto J, Sugihara K, Kosuge T, et al.: Pathologic support for limited hepatectomy in the treatment of liver metastases from colorectal cancer. Ann Surg 1995; 221: 74-78

17) Elias D, Cavalcanti A, Sabourin JC, et al.: Results of 136 curative hepatectomies with a safety margin of less than

10 mm for colorectal metastases. J Surg Oncol 1998; 69: 88-93

18) Fong Y, Cohen AM, Fortner JG, et al.: Liver resection for colorectal metastases. J Clin Oncol 1997; 15: 938-946

19) Kokudo N, Miki Y, Sugai S, et al.: Genetic and histological assessment of surgical margins in resected liver metastases from colorectal carcinoma: minimum surgical margins for successful resection. Arch Surg 2002; 137: 833-840

20) Bismuth H, Castaing D, Traynor O: Surgery for synchronous hepatic metastases of colorectal cancer. Scand J Gastroenterol Suppl 1988; 149: 144-149

21) Scheele J: Hepatectomy for liver metastases. Br J Surg 1993; 80: 274-276

22) Adam R, de Gramont A, Figueras J, et al.; of the EGOSLIM (Expert Group on OncoSurgery management of LIver Metastases) group: Managing synchronous liver metastases from colorectal cancer: a multidisciplinary international consensus. Cancer Treat Rev 2015; 41: 729-741

23) Rodgers MS, McCall JL: Surgery for colorectal liver metastases with hepatic lymph-node involvement: a systematic review. Br J Surg 2000; 87: 1142-1155

24) Beckurts KT, Hölscher AH, Thorban ST, et al.: Significance of lymph node imvolvement at the hepatic hilum in the resection of colorectal liver metastases. Br J Surg 1997; 84: 1081-1084

25) Nakamura S, Suzuki S, Konno H: Resection of hepatic metastases of colorectal carcinoma: 20 years' experience. J Hepatobiliary Pancreat Surg 1999; 6: 16-22

26) Murata S, Moriya Y, Akasu T, et al.: Resection of both hepatic and pulmonary metastases in patients with colorectal carcinoma. Cancer 1998; 83: 1086-1093

27) Kobayashi K, Kawamura M, Ishihara T: Surgical treatment for both pulmonary and hepatic metastases from colorectal cancer. J Thorac Cardiovasc Surg 1999; 118: 1090-1096

28) Robinson BJ, Rice TW, Strong SA, et al.: Is resection of pulmonary and hepatic metastases warranted in patients with colorectal cancer? J Thorac Cardiovasc Surg 1999; 117: 66-76

29) Regnard JF, Grunenwald D, Spaggiari L, et al.: Surgical treatment for hepatic and pulmonary metastases from colorectal cancers. Ann Thorac Surg 1998; 66: 214-218

30) Carpizo DR, Are C, Jarnagin W, et al.: Liver resection for metastatic colorectal cancer in patients with concurrent extrahepatic disease: results in 127 patients treated at a single center. Ann Surg Oncol 2009; 16: 2138-2146

31) Chua TC, Saxena A, Liauw W, et al.: Hepatectomy and resection of concomitant extrahepatic disease for colorectal liver metastases—a systematic review. Eur J Cancer 2012; 48: 1757-1765

32) Ambiru S, Miyazaki M, Ito H, et al.: Resection of hepatic and pulmonary metastases in patients with colorectal carcinoma. Cancer 1998; 82: 274-278

33) Shah SA, Haddad R, Al-Sukhni W, et al.: Surgical resection of hepatic and pulmonary metastases from colorectal carcinoma. J Am Coll Surg 2006; 202: 468-475

34) Nordlinger B, Vaillant JC, Guiguet M, et al.: Survival benefit of repeat liver resections for recurrent colorectal metastases: 143 cases. Association Francaise de Chirurgie. J Clin Oncol 1994; 12: 1491-1496

35) Yamamoto J, Kosuge T, Shimada K, et al.: Repeat liver resection for recurrent colorectal liver metastases. Am J Surg 1999; 178: 275-281

36) Petrowsky H, Gonen M, Jarnagin W, et al.: Second liver resections are safe and effective treatment for recurrent hepatic metastases from colorectal cancer: a bi-institutional analysis. Ann Surg 2002; 235: 863-871

37) Suzuki S, Sakaguchi T, Yokoi Y, et al.: Impact of repeat hepatectomy on recurrent colorectal liver metastases. Surgery 2001; 129: 421-428

38) Nagakura S, Shirai Y, Suda T, et al.: Multiple repeat resections of intra- and extrahepatic recurrences in patients undergoing initial hepatectomy for colorectal carcinoma metastases. World J Surg 2002; 26: 141-147

39) Tanaka K, Shimada H, Ohta M, et al.: Procedures of choice for resection of primary and recurrent liver metastases from colorectal cancer. World J Surg 2004; 28: 482-487

40) Thelen A, Jonas S, Benckert C, et al.: Repeat liver resection for recurrent liver metastases from colorectal cancer. Eur J Surg Oncol 2007; 33: 324-328

41) Pessaux P, Lermite E, Brehant O, et al.: Repeat hepatectomy for recurrent colorectal liver metastases. J Surg Oncol 2006; 93: 1-7

42) Ishiguro S, Akasu T, Fujimoto Y, et al.: Second hepatectomy for recurrent colorectal liver metastasis: analysis of preoperative prognostic factors. Ann Surg Oncol 2006; 13: 1579-1587

43) Tree AC, Khoo VS, Eeles RA, et al.: Stereotactic body radiotherapy for oligometastases. Lancet Oncol 2013; 14: e28-e37

44) Goya T, Miyazawa N, Kondo H, et al.: Surgical resection of pulmonary metastases from colorectal cancer. 10-year follow-up. Cancer 1989; 64: 1418-1421

45) McCormack PM, Burt ME, Bains MS, et al.: Lung resection of colorectal metastases. 10-year results. Arch Surg 1992; 127: 1403-1406

46) Ike H, Shimada H, Ohki S, et al.: Results of aggressive resection of lung metastases from colorectal carcinoma detected by intensive follow-up. Dis Colon Rectum 2002; 45: 468-473; discussion 473-5

47) Okumura S, Kondo H, Tsuboi M, et al.: Pulmonary resection for metastatic colorectal cancer: experiences with 159 patients. J Thorac Cardiovasc Surg 1996; 112: 867-874

48) McAfee MK, Allen MS, Trastek VF, et al.: Colorectal lung metastases: results of surgical excision. Ann Thorac Surg 1992; 53: 780-785; discussion 785-6

49) 緒方　裕, 的野敬子, 林　明宏, 他: 大腸癌肺転移に対する肺切除の遠隔成績. 日臨外会誌 2001; 62: 2110-2115

50) 丸田智章, 須田武保, 畠山勝義, 他: 大腸癌肺転移に対する肺切除の検討. 日消外会誌 2002; 35: 1377-1383

51) Saito Y, Omiya H, Kohno K, et al.: Pulmonary metastasectomy for 165 patients with colorectal carcinoma: A prognostic assessment. J Thorac Cardiovasc Surg 2002; 124: 1007-1013

52) 金光幸秀, 加藤知行, 平井　孝: 大腸癌肺転移に対する治療の現況―第55回大腸癌研究会アンケート結果―. 日本大腸肛門病会誌 2004; 57: 121-131

53) 斎藤　裕, 高田宗尚, 矢鋪憲功, 他: 大腸癌肺転移の手術成績からみた手術適応. 北陸外科学会雑誌 2005; 24: 5-8

54) 東山聖彦, 高見康二, 檜垣直純, 他: 大腸癌肺転移に対する外科治療―手術適応, 工夫と成績について―. 臨床消化器内科 2005; 20: 199-206

55) Koga R, Yamamoto J, Saiura A, et al.: Surgical resection of pulmonary metastases from colorectal cancer: four favourable prognostic factors. Jpn J Clin Oncol 2006; 36: 643-648

56) Iizasa T, Suzuki M, Yoshida S, et al.: Prediction of prognosis and surgical indications for pulmonary metastasectomy from colorectal cancer. Ann Thorac Surg 2006; 82: 254-260

57) Iida T, Nomori H, Shiba M, et al.; Metastatic Lung Tumor Study Group of Japan: Prognostic factors after pulmonary metastasectomy for colorectal cancer and rationale for determining surgical indications: a retrospective analysis. Ann Surg 2013; 257: 1059-1064

58) Okumura T, Boku N, Hishida T, et al.: Surgical Outcome and Prognostic Stratification for Pulmonary Metastasis From Colorectal Cancer. Ann Thorac Surg 2017; 104: 979-987

59) van Dorp M, Wolfhagen N, Torensma B, et al.: Pulmonary metastasectomy and repeat metastasectomy for colorectal pulmonary metastases: outcomes from the Dutch Lung Cancer Audit for Surgery. BJS Open 2023; 7: zrad009

60) Cho JH, Hamaji M, Allen MS, et al.: The prognosis of pulmonary metastasectomy depends on the location of the primary colorectal cancer. Ann Thorac Surg 2014; 98: 1231-1237

61) Yang YH, Park SY, Kim HE, et al.: Effects of mediastinal lymph node dissection in colorectal cancer-related pulmonary metastasectomy. Thorac Cancer 2021; 12: 3248-3254

62) Ichinose J, Hashimoto K, Matsuura Y, et al.: Optimal timing for lung metastasectomy in patients with colorectal cancer. Interact Cardiovasc Thorac Surg 2022; 35: ivac224

63) van Dorp M, Bousema JE, Torensma B, et al.: Pulmonary metastasectomy with lymphadenectomy for colorectal pulmonary metastases: A systematic review. Eur J Surg Oncol 2022; 48: 253-260

64) Miller G, Biernacki P, Kemeny NE, et al.: Outcomes after resection of synchronous or metachronous hepatic and pulmonary colorectal metastases. J Am Coll Surg 2007; 205: 231-238

65) Andres A, Mentha G, Adam R, et al.: Surgical management of patients with colorectal cancer and simultaneous liver and lung metastases. Br J Surg 2015; 102: 691-699

66) Horie T, Kanemitsu Y, Takamizawa Y, et al.: Prognostic differences between oligometastatic and polymetastatic disease after resection in patients with colorectal cancer and hepatic or lung metastases: Retrospective analysis of a large cohort at a single institution. Surgery 2023; 173: 328-334

67) Kandioler D, Krömer E, Tüchler H, et al.: Long-term results after repeated surgical removal of pulmonary metastases. Ann Thorac Surg 1998; 65: 909-912

68) Kanzaki R, Higashiyama M, Oda K, et al.: Outcome of surgical resection for recurrent pulmonary metastasis from

colorectal carcinoma. Am J Surg 2011; 202: 419-426

69) Watanabe K, Nagai K, Kobayashi A, et al.: Factors influencing survival after complete resection of pulmonary metastases from colorectal cancer. Br J Surg 2009; 96: 1058-1065

70) Hirosawa T, Itabashi M, Ohnuki T, et al.; Japanese Society for Cancer of the Colon and Rectum (JSCCR) Study Group for Pulmonary Metastases from Colorectal Cancer: Prognostic factors in patients undergoing complete resection of pulmonary metastases of colorectal cancer: a multi-institutional cumulative follow-up study. Surg Today 2013; 43: 494-499

71) Gonzalez M, Poncet A, Combescure C, et al.: Risk factors for survival after lung metastasectomy in colorectal cancer patients: a systematic review and meta-analysis. Ann Surg Oncol 2013; 20: 572-579

72) Cho JH, Kim S, Namgung M, et al.: The prognostic importance of the number of metastases in pulmonary metastasectomy of colorectal cancer. World J Surg Oncol 2015; 13: 222

73) Ziranu P, Ferrari PA, Guerrera F, et al.: Clinical score for colorectal cancer patients with lung-limited metastases undergoing surgical resection: Met al.ung Score. Lung Cancer 2023; 184: 107342

74) Jingu K, Matsushita H, Yamamoto T, et al.: Stereotactic Radiotherapy for Pulmonary Oligometastases From Colorectal Cancer: A Systematic Review and Meta-Analysis. Technol Cancer Res Treat 2018; 17: 1533033818794936

75) Garcia-Exposito N, Ramos R, Navarro-Perez V, et al.: Stereotactic Body Radiotherapy versus Surgery for Lung Metastases from Colorectal Cancer: Single-Institution Results. Cancers (Basel) 2023; 15: 1195

76) 日本インターベンショナルラジオロジー学会: ラジオ波焼灼術 (RFA) 適応拡大の適正使用指針　https://www.jsir. or.jp/info/rfa/rfa_guideline/ （2024/5/14 accessed）

77) Christensen TD, Jensen SG, Larsen FO, et al.: Systematic review: Incidence, risk factors, survival and treatment of bone metastases from colorectal cancer. J Bone Oncol 2018; 13: 97-105

78) Sundermeyer ML, Meropol NJ, Rogatko A, et al.: Changing patterns of bone and brain metastases in patients with colorectal cancer. Clin Colorectal Cancer 2005; 5: 108-113

79) Katoh M, Unakami M, Hara M, et al.: Bone metastasis from colorectal cancer in autopsy cases. J Gastroenterol 1995; 30: 615-618

80) Nielsen OS, Munro AJ, Tannock IF: Bone metastases: pathophysiology and management policy. J Clin Oncol 1991; 9: 509-524

81) Wu JS, Wong R, Johnston M, et al.; Cancer Care Ontario Practice Guidelines Initiative Supportive Care Group: Meta-analysis of dose-fractionation radiotherapy trials for the palliation of painful bone metastases. Int J Radiat Oncol Biol Phys 2003; 55: 594-605

82) Santoni D, Tampellini M, Vincenzi B, et al.: Natural history of bone metastasis in colorectal cancer: final results of a large Italian bone metastases study. Ann Oncol 2012; 23: 2072-2077

83) Patchell RA, Tibbs PA, Walsh JW, et al.: A randomized trial of surgery in the treatment of single metastases to the brain. N Engl J Med 1990; 322: 494-500

84) Go PH, Klaassen Z, Meadows MC, et al.: Gastrointestinal cancer and brain metastasis: a rare and ominous sign. Cancer 2011; 117: 3630-3640

85) Wroński M, Arbit E: Resection of brain metastases from colorectal carcinoma in 73 patients. Cancer 1999; 85: 1677-1685

86) D'Andrea G, Isidori A, Caroli E, et al.: Single cerebral metastasis from colorectal adenocarcinoma. Neurosurg Rev 2004; 27: 55-57

87) Farnell GF, Buckner JC, Cascino T: Brain metastases from colorectal carcinoma. Cancer 1996; 78: 711-716

88) Jung M, Ahn JB, Chang JH, et al.: Brain metastases from colorectal carcinoma: prognostic factors and outcome. J Neurooncol 2011; 101: 49-55

89) Aprile G, Zanon E, Tuniz F, et al.: Neurosurgical management and postoperative whole-brain radiotherapy for colorectal cancer patients with symptomatic brain metastases. J Cancer Res Clin Oncol 2009; 135: 451-457

90) Noura S, Ohue M, Shingai T, et al.: Brain metastasis from colorectal cancer: prognostic factors and survival. J Surg Oncol 2012; 106: 144-148

91) Borgelt B, Gelber R, Kramer S, et al.: The palliation of brain metastases: final results of the first two studies by the Radiation Therapy Oncology Group. Int J Radiat Oncol Biol Phys 1980; 6: 1-9

92) Kurtz JM, Gelber R, Brady LW, et al.: The palliation of brain metastases in a favorable patient population: a ran-

domized clinical trial by the Radiation Therapy Oncology Group. Int J Radiat Oncol Biol Phys 1981; 7: 891-895

93) Flickinger JC, Kondziolka D, Lunsford LD, et al.: A multi-institutional experience with stereotactic radiosurgery for solitary brain metastasis. Int J Radiat Oncol Biol Phys 1994; 28: 797-802

94) Silva IL, Iskandarani M, Hotouras A, et al.: A systematic review to assess the management of patients with cerebral metastases secondary to colorectal cancer. Tech Coloproctol 2017; 21: 847-852

95) Mege D, Sans A, Ouaissi M, et al.: Brain metastases from colorectal cancer: characteristics and management. ANZ J Surg 2018; 88: 140-145

96) Chang Y, Wong CE, Lee PH, et al.: Survival Outcome of Surgical Resection vs. Radiotherapy in Brain Metastasis From Colorectal Cancer: A Meta-Analysis. Front Med (Lausanne) 2022; 9: 768896

97) Gasper L, ScottC, Rotman M, et al.: Recursive partitioning analysis (RPA) of prognostic factors in three Radiation Therapy Oncology Group (RTOG) brain metastases trials. Int J Radiat Oncol Biol Phys 1997; 37: 745-751

98) van Gijn W, Marijnen CA, Nagtegaal ID, et al.; Dutch Colorectal Cancer Group: Preoperative radiotherapy combined with total mesorectal excision for resectable rectal cancer: 12-year follow-up of the multicentre, randomised controlled TME trial. Lancet Oncol 2011; 12: 575-582

99) Sperduto PW, Kased N, Roberge D, et al.: Summary report on the graded prognostic assessment: an accurate and facile diagnosis-specific tool to estimate survival for patients with brain metastases. J Clin Oncol 2012; 30: 419-425

100) Andrews DW, Scott CB, Sperduto PW, et al.: Whole brain radiation therapy with or without stereotactic radiosurgery boost for patients with one to three brain metastases: phase III results of the RTOG 9508 randomised trial. Lancet 2004; 363: 1665-1672

101) Aoyama H, Shirato H, Tago M, et al.: Stereotactic radiosurgery plus whole-brain radiotherapy vs stereotactic radiosurgery alone for treatment of brain metastases: a randomized controlled trial. JAMA 2006; 295: 2483-2491

5 薬物療法

- ・薬物療法には，術後再発抑制を目的とした補助化学療法と，延命や症状緩和などを目的とした切除不能進行・再発大腸癌に対する薬物療法がある。
- ・治療の実施やレジメンは，腫瘍因子（進行度，組織型，原発巣部位，バイオマーカーなど）から期待される効果だけでなく，治療因子（有害事象，QOL，治療コストなど），患者因子（年齢，併存疾患，想定される副作用に対する嗜好，治療意欲など）を考慮して，必要な情報を医療者と患者が共有した上で一緒に治療方針を決定する（shared decision making 注1）。
- ・本邦の保険診療として，大腸癌に対する適応が認められている標準治療に用いる薬剤には以下のものがある。

殺細胞性抗癌薬：fluorouracil（5-FU），5-FU＋levofolinate calcium（*l*-LV），tegafur uracil（UFT），tegafur gimeracil oteracil potassium（S-1），UFT＋calcium folinate（LV），capecitabine（Cape），irinotecan hydrochloride hydrate（IRI），oxaliplatin（OX），trifluridine/tipiracil hydrochloride（FTD/TPI）など

分子標的治療薬：bevacizumab（BEV），ramucirumab（RAM），aflibercept beta（AFL），cetuximab（CET），panitumumab（PANI），regorafenib hydrate（REG），encorafenib（ENCO），binimetinib（BINI），entrectinib（ENTR），larotrectinib（LARO），trastuzumab（TRA），pertuzumab（PER）

免疫チェックポイント阻害薬：pembrolizumab（Pembro），nivolumab（Nivo），ipilimumab（Ipi）

1）補助化学療法

- ・術後補助化学療法は，R0切除が行われた治癒切除例に対して，再発を抑制し予後を改善する目的で，術後に実施される全身薬物療法である。

適応の原則

（1）R0切除が行われたStage Ⅲ大腸癌（結腸癌・直腸癌）。
（2）術後合併症から回復している。
（3）Performance status（PS）が0〜1である。
（4）主要臓器機能が保たれている。

注1 shared decision making（共同意思決定）　医療者と患者が共同して，患者にとって最善の医療上の決定を下すに至るコミュニケーションのプロセスで，患者参加型医療の根幹をなす。従来のインフォームド・コンセントより，意思決定にあたり患者が主体的に関わり，患者の価値観をより重要視する。

（5）重篤な術後合併症（感染症，縫合不全など）がない。

・Stage Ⅲ大腸癌には，術後補助化学療法が推奨される。**(CQ 6)**

・再発リスクが高い Stage Ⅱ大腸癌には，術後補助化学療法の適応を考慮する。**(CQ 7)**

・高齢者での適応については **CQ 8** を参照。

・遠隔転移巣切除後への補助化学療法の適応については，**CQ 21**，**CQ 22** を参照。

・周術期薬物療法実施前のバイオマーカー検査については，**CQ 9** を参照。

レジメン（CQ 6）

臨床試験において有用性が示され，本邦で保険診療として使用可能な術後補助化学療法レジメンは以下のとおりである。

oxaliplatin（OX）併用療法	CAPOX FOLFOX
フッ化ピリミジン（FP）単独療法	capecitabine（Cape） 5-FU＋l-LV UFT＋LV S-1

投与期間

・投与期間 6 カ月を原則とする。

コメント

❶ 術後補助化学療法は，術後 8 週頃までに開始することが望ましい。

❷ Stage Ⅲ結腸癌を対象とした OX 併用療法は，欧米で実施された 3 つのランダム化比較試験にて，5-FU＋l-LV と比べて有意な再発抑制および予後改善効果が確認された[1-3]ことから推奨される（推奨度1）。一方，UFT＋LV および Cape は 5-FU＋l-LV に対する非劣性が示され[4]，S-1 は UFT＋LV に対する非劣性が示されている[5]（推奨度2）。一方で，S-1 の Cape に対する非劣性は示されなかった[6]。**(CQ 6)**

❸ Stage Ⅲ結腸癌を対象とした術後補助化学療法における，OX 併用療法の投与期間が，本邦のランダム化比較試験（ACHIEVE 試験）を含む 6 つのランダム化比較試験の統合解析で比較された。3 カ月投与群は，全対象では 6 カ月投与群に対する非劣性が示されなかったが（IDEA collaboration）[7]，CAPOX 投与例では，特に再発低リスク例において 6 カ月投与群と同程度の再発抑制効果を示した。ACHIEVE 試験でも，3 カ月投与群と 6 カ月投与群の 3 年無病生存率は同程度であった[8]。感覚性末梢神経障害の発現は 3 カ月投与群で有意に少なかった[9]。**(CQ 6)**

❹ 直腸癌を対象とした upfront surgery 後の補助化学療法は，結腸癌と比べてエビデンスが少ないものの，抗癌薬の効果は結腸癌と大きく異ならないと考えられることから，結腸癌のエビデンスも参考にして実施する。**(CQ6)**

❺ Stage Ⅱ結腸癌を対象とした術後補助化学療法において，UFT 単独投与（1 年間）は手術単独と比べて有意な再発抑制効果は本邦のランダム化比較試験で示

されなかった[10]。UFT/LV 療法の前向き観察研究では，T4 病変，穿孔・穿通，低分化腺癌・粘液癌，郭清リンパ節個数 12 個未満のいずれかを満たす高リスクの stage Ⅱ結腸癌患者に対して，UFT/LV による術後化学療法は，手術単独よりも生存率が高い可能性が示された[11]。(CQ 7)

❻Stage Ⅱ/Ⅲ結腸癌を対象とした術後補助化学療法において，5-FU+l-LV に IRI を併用した場合の上乗せ効果は示されておらず，IRI の併用は推奨されない。分子標的治療薬の有効性も示されておらず，分子標的治療薬の併用は推奨されない。

❼遠隔転移巣治癒切除例を対象とした補助化学療法の議論は続いている。肝転移治癒切除例を対象とした術後補助化学療法において，UFT+LV および FOLFOX は手術単独と比べて有意な再発抑制効果が本邦のランダム化比較試験で示された[12,13]。しかし，いずれのレジメンも手術単独と比較し全生存期間の延長効果は示せなかった。(CQ21，CQ 22)

❽Stage Ⅱ/Ⅲ結腸癌を対象とした臨床試験のメタアナリシスにおいて，*KRAS* 変異および *BRAF* 変異（MSS）は再発高リスク因子，MSI-H/dMMR は再発低リスク因子であることが報告されている[14,15]。また，MSI-H/dMMR 症例では FP 単独療法の有効性が乏しいことが報告されており，推奨されない[16,17]。一方，*KRAS* 変異や *BRAF* 変異の有無に基づく術後補助化学療法の実施判断やレジメン選択の有用性については明確になっていない。大腸癌に対する補助化学療法前の *RAS/BRAF* 検査，ミスマッチ修復機能欠損（MSI/MMR-IHC）検査は保険適用となっている。

2）切除不能進行・再発大腸癌に対する薬物療法

・薬物療法を実施しない場合，切除不能と判断された進行・再発大腸癌の生存期間中央値（MST：median survival time）は約 8 カ月と報告されている[18]。最近の薬物療法の進歩によって MST は 30 カ月を越えるまで延長してきた[19-22]が，いまだ治癒を望むことは難しい状況である。

・薬物療法の目標は腫瘍の進行を遅延させ，延命と症状コントロールを行うことであるが，薬物療法が奏効し，転移巣が治癒切除された場合には，治癒が得られる場合もある。

・PS 0〜2 の患者を対象としたランダム化比較試験のメタアナリシスにおいて，薬物療法群は抗癌薬を用いない対症療法（BSC）群よりも有意に生存期間が延長することが示されている[18]。

・薬物療法を考慮する際には，最初にその適応可否について判断する。

・薬物療法の適応となる（Fit）患者とは，全身状態が良好で，かつ主要臓器機能が保たれ，重篤な併存疾患がなく，一次治療の OX，IRI や分子標的治療薬の併用療法に対する忍容性に問題はない，と判断される患者である（一次治療の方針を決定する際のプロセス 41 ページを参照）。

- ・薬物療法の適応に問題がある（Vulnerable）患者とは，全身状態や，主要臓器機能，併存疾患などのため，一次治療のOX，IRIや分子標的治療薬の併用療法に対する忍容性に問題がある，と判断される患者である（一次治療の方針を決定する際のプロセスを参照）。
- ・薬物療法の適応とならない（Frail）患者とは，全身状態が不良，または主要臓器機能が保たれていない，重篤な併存疾患を有するなどのため，薬物療法の適応がないと判断される患者である（一次治療の方針を決定する際のプロセスを参照）。
- ・薬物療法が適応可能と判断される患者に対しては，一次治療開始前に *RAS*（*KRAS/NRAS*）遺伝子検査，*BRAF*^{V600E}遺伝子検査，MSI/MMR-IHC検査を実施する。ただし，術後再発例ですでにこれらの検査結果が判明している場合はその結果を診療に用いる。
- ・CET，PANIは *RAS*（*KRAS/NRAS*）遺伝子野生型の患者にのみ適応される。
- ・Pembroは DNAミスマッチ修復機能が欠損している患者（Microsatellite instability-high ［MSI-H］/Mismatch repair deficient［dMMR］），または腫瘍遺伝子変異量が高い（Tumor mutation burden-High［TMB-H］）患者にのみ適応される。Nivo，Ipiは DNAミスマッチ修復機能が欠損している患者にのみ適応される（コメント③を参照）。
- ・ENCO，BINIは *BRAF*^{V600E}遺伝子変異型の患者にのみ適応される。
- ・PER，TRAは HER2陽性の患者にのみ適応される。
- ・ENTR，LAROは *NTRK* 融合遺伝子陽性の患者にのみ適応される。

適応の原則

（1）病理組織診断にて結腸または直腸の腺癌であることが確認されている。
（2）治癒切除不能と診断されている。
（3）全身状態や，主要臓器機能，重篤な併存疾患の有無により薬物療法の適応がある（Fit），または薬物療法の適応の問題がある（Vulnerable）と判断される（各薬剤の添付文書を参照）。

一次治療の方針を決定する際のプロセス

推奨されるレジメン以外の治療を選択することも可能である。推奨されるレジメンを含む選択可能なレジメンは、「臨床試験において有用性が示されており、かつ保険診療として国内で使用可能なレジメン」の項を参照。

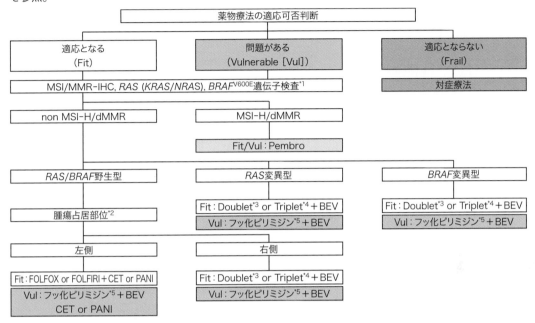

Pembro：pembrolizumab, BEV：bevacizumab, CET：cetuximab, PANI：panitumumab

---

*1：HER2 検査を合わせて実施することも考慮される（コメント⑤を参照）
*2：腫瘍占居部位の左側とは下行結腸，S 状結腸，直腸，右側とは盲腸，上行結腸，横行結腸を指す
*3：Doublet：FOLFOX, CAPOX, SOX, FOLFIRI, S-1＋IRI
*4：Triplet：FOLFOXIRI
*5：フッ化ピリミジン：5-FU＋l-LV，UFT＋LV，S-1，Cape

切除不能進行・再発大腸癌に対する薬物療法のアルゴリズム

＜一次治療＞　　　＜二次治療＞　　　＜三次治療＞　　　＜四次治療＞　　　＜五次治療＞

FOLFOX
CAPOX + BEV [*1, *2]
SOX

FOLFIRI
S-1+IRI + BEV [*1]
CAPIRI

FOLFIRI + AFL/RAM

CET/PANI + IRI [*3, *4]

FTD/TPI + BEV [*1, *5]

REG [*5]

REG [*5]

FTD/TPI + BEV [*1, *5]

FOLFIRI/IRI + CET/PANI [*1, *3]

FTD/TPI + BEV [*1, *5]

REG [*5]

REG [*5]

FTD/TPI + BEV [*1, *5]

FOLFIRI
S-1+IRI + BEV [*1]

FOLFOX
CAPOX + BEV [*1, *2]
SOX

CET/PANI + IRI [*3, *4]

FTD/TPI + BEV [*1, *5]

REG [*5]

REG [*5]

FTD/TPI + BEV [*1, *5]

FOLFOX + CET/PANI [*1, *2, *3]

FTD/TPI + BEV [*1, *5]

REG [*5]

REG [*5]

FTD/TPI + BEV [*1, *5]

FOLFOX + CET/PANI [*1, *2, *3]

FOLFIRI
S-1+IRI + BEV [*1]
CAPIRI

FOLFIRI + AFL/RAM

FTD/TPI + BEV [*1, *5]

REG [*5]

REG [*5]

FTD/TPI + BEV [*1, *5]

FOLFIRI + CET/PANI [*1, *3]

FOLFOX
CAPOX + BEV [*1, *2]
SOX

FTD/TPI + BEV [*1, *5]

REG [*5]

REG [*5]

FTD/TPI + BEV [*1, *5]

FOLFOXIRI+BEV [*1, *2]

CET/PANI + IRI [*3, *4]

FTD/TPI + BEV [*1, *5]

REG [*5]

REG [*5]

FTD/TPI + BEV [*1, *5]

5-FU+l-LV
Cape
UFT+LV + BEV [*1, *3]
S-1
CET
PANI

上記の一次治療以降の中から最適と判断されるレジメンを選択する

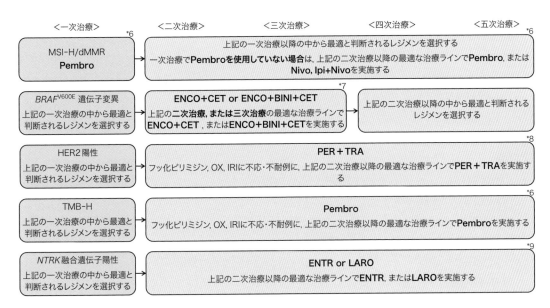

BEV：bevacizumab, RAM：ramucirumab, AFL：aflibercept beta, CET：cetuximab, PANI：panitumumab, REG：regorafenib, FTD／TPI：trifluridine／tipiracil hydrochloride, Pembro：pembrolizumab, Nivo：nivolumab, Ipi：ipilimumab, ENCO：encorafenib, BINI：binimetinib, ENTR：entrectinib, LARO：larotrectinib, PER：pertuzumab, TRA：trastuzumab

---

*1：BEV, RAM, AFL, CET, PANI などの分子標的治療薬の併用が推奨されるが，適応とならない場合は化学療法単独を行う
*2：OX 併用療法を導入療法として開始後，維持療法への移行も考慮される（CQ25 を参照）
*3：CET, PANI は RAS（KRAS/NRAS）野生型のみに適応（コメント②を参照）
*4：IRI 不耐でなければ IRI を併用するのが望ましい
*5：FTD/TPI＋BEV, REG については CQ24 を参照
*6：Pembro は MSI-H/dMMR，または TMB-H にのみ適応，Nivo, Ipi＋Nivo は MSI-H にのみ適応（コメント③，⑥，CQ23 を参照）
*7：ENCO, BINI は BRAF^V600E 遺伝子変異型にのみ適応（コメント④を参照）
*8：PER, TRA は HER2 陽性にのみ適応（コメント⑤を参照）
*9：ENTR, LARO は NTRK 融合遺伝子陽性にのみ適応（コメント⑦を参照）

臨床試験において有用性が示されており，かつ保険診療として国内で使用可能なレジメン

一次治療（CQ25 を参照）

- FOLFOX[23-25]＋BEV[19,20,26]
- CAPOX[27]＋BEV[26]
- SOX＋BEV[19]
- FOLFIRI[25,28]＋BEV[20]
- S-1＋IRI＋BEV[29]
- FOLFOX＋CET/PANI[22,30,31]（コメント②を参照）
- FOLFIRI＋CET/PANI[32,33]（コメント②を参照）
- FOLFOXIRI[34]＋BEV[21,35,36]
- Infusional 5-FU＋l-LV[37,38]＋BEV[39,40]

　　　・Cape[41,42]＋BEV[43]

　　　・UFT＋LV[44-46]＋BEV[47]

　　　・S-1＋BEV[48]

　　　・CET/PANI[49-51]

　　　・Pembro（コメント③，**CQ23**を参照)[52,53]

二次治療

（a）OX を含むレジメンに不応・不耐となった場合

　　　・FOLFIRI[25]＋BEV[54,55]

　　　・CAPIRI＋BEV[56]

　　　・FOLFIRI＋RAM[57,58]

　　　・FOLFIRI＋AFL[59]

　　　・S-1＋IRI[60]＋BEV

　　　・IRI[61]＋BEV[62]

　　　・FOLFIRI＋CET/PANI[63,64]

　　　・CET/PANI＋IRI[65,66]

　　　・Pembro[67]（コメント③，**CQ23**を参照）

　　　・Nivo[68]（コメント③，**CQ23**を参照）

　　　・Ipi＋Nivo[69]（コメント③，**CQ23**を参照）

　　　・ENCO＋CET[70]（コメント④を参照）

　　　・ENCO＋BINI＋CET[70]（コメント④を参照）

　　　・ENTR[71]（コメント⑦を参照）

　　　・LARO[72]（コメント⑦を参照）

（b）IRI を含むレジメンに不応・不耐となった場合

　　　・FOLFOX[73]＋BEV[54,74]

　　　・CAPOX[75]＋BEV[54]

　　　・SOX＋BEV

　　　・FOLFOX＋CET/PANI

　　　・Pembro[67]（コメント③，**CQ23**を参照）

　　　・Nivo[68]（コメント③，**CQ23**を参照）

　　　・Ipi＋Nivo[69]（コメント③，**CQ23**を参照）

　　　・ENCO＋CET[70]（コメント④を参照）

　　　・ENCO＋BINI＋CET[70]（コメント④を参照）

　　　・ENTR[71]（コメント⑦を参照）

　　　・LARO[72]（コメント⑦を参照）

（c）OX，IRI の両方を含むレジメンに不応・不耐となった場合

　　　・CET/PANI[76-80]＋IRI[81,82]（**CQ24**を参照）

　　　・FTD/TPI＋BEV[注1,83-86]（**CQ24**を参照）

　　　・FTD/TPI[87,88]（**CQ24**を参照）

- REG[89]
- Pembro[67]（コメント③，⑥，**CQ23** を参照）
- Nivo[68]（コメント③，**CQ23** を参照）
- Ipi＋Nivo[69]（コメント③，**CQ23** を参照）
- ENCO＋CET[70]（コメント④を参照）
- ENCO＋BINI＋CET[70]（コメント④を参照）
- PER＋TRA[注2,90,91]（コメント⑤を参照）
- ENTR[71]（コメント⑦を参照）
- LARO[72]（コメント⑦を参照）

三次治療以降

- CET/PANI[76-80]＋IRI[81,82]（**CQ24** を参照）
- FTD/TPI＋BEV[注1,83-86]（**CQ24** を参照）
- FTD/TPI[87,88]（**CQ24** を参照）
- REG[89]
- Pembro[67,92]（コメント③，⑥，**CQ23** を参照）
- Nivo[68]（コメント③，**CQ23** を参照）
- Ipi＋Nivo[69]（コメント③，**CQ23** を参照）
- ENCO＋CET[70]（コメント④を参照）
- ENCO＋BINI＋CET[70]（コメント④を参照）
- PER＋TRA[注2,90,91]（コメント⑤を参照）
- ENTR[71]（コメント⑦を参照）
- LARO[72]（コメント⑦を参照）

コメント　❶ 治療実施上の注意点

- 全身状態が不良，または主要臓器機能が保たれていない，重篤な併存疾患を有する（Frail）患者は原則的には薬物療法の適応はない。これらの要因により，標準治療を受けることは難しいが，何らかの薬物療法を受けることはできる（Vulnerable）と判断される場合には，一次治療としてフッ化ピリミジン＋BEV 併用療法，またはフッ化ピリミジン単独療法，抗 EGFR 抗体薬単独療法が考慮される。ただし，MSI-H/dMMR の患者にはリスクベネフィットの観点から Pembro が考慮される（一次治療の方針を決定する際のプロセスを参照）。

[注1] FTD/TPI＋BEV　FTD/TPI 35 mg/m^2/回　1 日 2 回内服　5 日内服 2 日休薬を 2 回繰り返し，その後 2 週休薬　4 週毎に繰り返す；BEV　5 mg/kg 静注　2 週毎に繰り返す。

[注2] PER＋TRA　PER 初回 840 mg/body 静注，2 回目以降 420 mg/body 静注；TRA 初回 8 mg/kg 静注，2 回目以降 6 mg/kg 静注　3 週毎に繰り返す。または，PER・TRA・ボルヒアルロトニダーゼ アルファ配合剤を初回各々 1200 mg・600 mg・30000 U/body 皮下注，2 回目以降各々 600 mg・600 mg・20000 U/body 皮下注　3 週毎に繰り返す。

・治療前には，PS，バイタルサイン，体重，自覚症状などの身体所見，血液検査結果，尿検査所見などを確認し，投与不可と判断される異常を認めた場合は治療の延期を考慮する。

・治療継続時には，前項のほか，前回投与時後の治療関連有害事象などを検討して薬物療法継続の可否を判断し，また適宜減量などを考慮する。

・治療コースを繰り返す場合には，蓄積性の有害事象（末梢神経障害，食欲不振，倦怠感，下痢，皮膚障害，味覚障害など）に注意する。必要であれば全ての治療，あるいは原因となる薬を休止して回復を待つ。

・有害事象の評価には有害事象共通用語規準（CTCAE：Common Terminology Criteria for Adverse Events；http://www.jcog.jp/doctor/tool/CTCAEv5J_20210305_v24.0.pdf）を用いることが望ましい。

・治療効果は，CT，MRI などの適切な画像診断を用いて判定する。腫瘍縮小効果の判定には，RECIST（Response Evaluation Criteria In Solid Tumors；http://www.jcog.jp/doctor/tool/RECISTv11J_20100810.pdf）ガイドラインを用いることが望ましい。

・RECIST もしくは臨床的に治療効果が認められなくなった場合（不応），有害事象により治療継続が困難と判断される場合（不耐），患者の拒否などの場合には，治療を中止し，可能であれば次治療への移行を検討する。

❷ *RAS*（*KRAS/NRAS*）遺伝子変異は切除不能大腸癌患者の約 50% に認められ，これらの変異を有する患者に対して抗 EGFR 抗体薬（CET，PANI）の効果が期待できないことが報告されている。さらに最近では，原発巣占居部位が左側（下行結腸，S 状結腸，直腸）の患者に対しては一次治療における抗 EGFR 抗体薬の効果が高いが，右側（盲腸，上行結腸，横行結腸）の患者に対する効果は乏しいことが報告されている[22,93]。したがって，薬物療法の実施が可能な患者においては，一次治療前に *RAS*（*KRAS/NRAS*）遺伝子検査を行うことが推奨される。

❸ DNA ミスマッチ修復（MMR）機能欠損（MSI-H/dMMR）は，切除不能大腸癌の約 4% に認められる[94]。切除不能大腸癌一次治療における Pembro の有効性と安全性は，ランダム化第Ⅲ相臨床試験である KEYNOTE-177 試験で検証され[52,53]，フッ化ピリミジン系薬剤と OX または IRI による前治療歴がある症例に対する Pembro，Nivo/Ipi＋Nivo の有効性と安全性は各々非ランダム化第Ⅱ相臨床試験である KEYNOTE-164，Checkmate-142 試験で評価された[67-69]。

　したがって薬物療法の適応に問題のない患者においては，一次治療前に MMR 機能欠損検査を行うことが推奨される。MMR 機能欠損検査には MSI 検査と MMR-IHC 検査があるが，現時点で MMR-IHC 検査は Nivo，Ipi＋Nivo のコンパニオン診断薬とはなっていない（**CQ23** 参照）。

❹ 本邦において，*BRAF*[V600E]遺伝子変異は切除不能大腸癌患者の約 5% に認められ，これらの変異を有する患者は薬物療法の効果が乏しく予後が極めて不良である[95-97]。

　BRAF[V600E]遺伝子変異型の切除不能大腸癌二次治療例および三次治療例にお

ける ENCO＋CET，ENCO＋BINI＋CET の有効性と安全性は，ランダム化第
III 相臨床試験である BEACON 試験で検証された[70]。

　　したがって薬物療法の適応に問題のない患者においては，一次治療前に
BRAF^V600E 遺伝子検査を行うことが推奨される。また，*BRAF*^V600E 遺伝子検査は
リンチ症候群の補助診断としても有用であり，MMR 機能欠損を有しリンチ症
候群が疑われる患者に対して同検査を行うことが推奨される。なお *BRAF*^V600E
遺伝子検査の基本的要件については JSMO「大腸がん診療における遺伝子関連
検査等のガイダンス 第 5 版」（日本臨床腫瘍学会）を参照。

❺ HER2 陽性大腸癌は切除不能大腸癌患者の 2〜3％に認められ，抗 EGFR 抗体
薬の効果が乏しい可能性が報告されている[98-100]。

　　HER2 陽性の切除不能大腸癌既治療例に対する PER＋TRA の有効性と安全
性は非ランダム化第 II 相臨床試験である TRIUMPH 試験で評価された[90]。本
試験ではフッ化ピリミジン，OX，IRI および抗 EGFR 抗体薬に不応・不耐と
なった *RAS* 遺伝子野生型かつ HER2 陽性の患者が対象となっており，それ以
外の患者に対する有効性，安全性は確認されていない。しかし，前述した通り
HER2 陽性大腸癌では抗 EGFR 抗体薬の効果が乏しいことが報告されているこ
とから，抗 EGFR 抗体薬の治療歴がない患者に対しても PER＋TRA 療法は推
奨される。

　　HER2 検査は治療開始前の適切なタイミングで実施することが推奨される
が，複数回の薄切による腫瘍検体の損失や検査担当者の負担を考慮し，一次治
療開始前に MMR 機能欠損検査や *RAS/BRAF* 遺伝子検査と合わせて実施する
ことも妥当と考える。また，HER2 検査のコンパニオン診断として「ベンタナ
*ultra*View パスウェー HER2（4B5）」（IHC）および「パスビジョン HER-2
DNA プローブキット」（FISH），「ヒストラ HER2 FISH キット」（FISH），
「Guadant360® CDx がん遺伝子パネル」が使用可能であるが，包括的がんゲノ
ムプロファイル検査にて HER2 増幅が認められた場合も，エキスパートパネル
が HER2 陽性と判断し PER＋TRA を提案することは妥当と考える。

❻ 大腸癌における TMB-H の多くは MMR 機能欠損を有しており，non MSI-H
かつ TMB-H は約 6％と推定される[101]。

　　標準治療に不応・不耐な TMB-H の固形癌に対する Pembro の有効性と安全
性は，非ランダム化第 II 相臨床試験である KEYNOTE-158 試験で評価され
た[92]。本試験には大腸癌が含まれておらず，TMB-H かつ non MSI-H の大腸
癌に対する Pembro の有効性は明らかではないが，標準治療に不応・不耐と
なった状況において TMB-H を有する場合には，Pembro を治療選択肢として
考慮することは妥当と考える（CQ23 参照）。本邦では TMB-H のコンパニオ
ン診断として FoundationOne® CDx がんゲノムプロファイルが保険償還され
ている。

❼ *NTRK* 融合遺伝子は切除不能大腸癌患者の 0.21％（95％信頼区間 0.16-0.28）に
認められ[102]，これらの変異を有する患者は予後不良な可能性が報告されてい
る[103]。

　　NTRK 融合遺伝子陽性の大腸癌を含む固形癌に対する ENTR，LARO の有効性と安全性は，各々進行中の３つの国際共同第Ⅰ/Ⅱ相試験のデータセットを用いて評価された[71,72]。本邦では*NTRK*融合遺伝子のコンパニオン診断として FoundationOne® CDx，がんゲノムプロファイル（ENTR，LARO），FoundationOne® Liquid CDx がんゲノムプロファイル（ENTR）が保険償還されている。

文　献

1) André T, Boni C, Mounedji-Boudiaf L, et al.; Multicenter International Study of Oxaliplatin/5-Fluorouracil/Leucovorin in the Adjuvant Treatment of Colon Cancer（MOSAIC）Investigators: Oxaliplatin, fluorouracil, and leucovorin as adjuvant treatment for colon cancer. N Engl J Med 2004; 350: 2343-2351

2) Haller DG, Tabernero J, Maroun J, et al.: Capecitabine plus oxaliplatin compared with fluorouracil and folinic acid as adjuvant therapy for stage Ⅲ colon cancer. J Clin Oncol 2011; 29: 1465-1471

3) Kuebler JP, Wieand HS, O'Connell MJ, et al.: Oxaliplatin combined with weekly bolus fluorouracil and leucovorin as surgical adjuvant chemotherapy for stage Ⅱ and Ⅲ colon cancer: results from NSABP C-07. J Clin Oncol 2007; 25: 2198-2204

4) Shimada Y, Hamaguchi T, Mizusawa J, et al.: Randomised phase Ⅲ trial of adjuvant chemotherapy with oral uracil and tegafur plus leucovorin versus intravenous fluorouracil and levofolinate in patients with stage Ⅲ colorectal cancer who have undergone Japanese D2/D3 lymph node dissection: final results of JCOG0205. Eur J Cancer 2014; 50: 2231-2240

5) Yoshida M, Ishiguro M, Ikejiri K, et al.: S-1 as adjuvant chemotherapy for stage Ⅲ colon cancer: a randomized phase Ⅲ study（ACTS-CC trial）. Ann Oncol 2014; 25: 1743-1749

6) Hamaguchi T, Shimada Y, Mizusawa J, et al.: Capecitabine versus S-1 as adjuvant chemotherapy for patients with stage Ⅲ colorectal cancer（JCOG0910）: an open-label, non-inferiority, randomised, phase 3, multicentre trial. Lancet Gastroenterol Hepatol 2018; 3: 47-56

7) Grothey A, Sobrero AF, Shields AF, et al.: Duration of adjuvant chemotherapy for stage Ⅲ colon cancer. N Engl J Med 2018; 378: 1177-1188

8) Yoshino T, Yamanaka T, Kotaka M, et al.: Efficacy of 3 versus 6 months of oxaliplatin-based adjuvant chemotherapy for stage Ⅲ colon cancer (CC): Results from phase Ⅲ ACHIEVE trial as part of the International Duration Evaluation of Adjuvant therapy（IDEA）Collaboration. An Oncol 2017; 28（Suppl 5）: V614

9) Kotaka M, Yamanaka T, Yoshino T, et al.: Safety data from the phase Ⅲ Japanese ACHIEVE trial: part of an international, prospective, planned pooled analysis of six phase Ⅲ trials comparing 3 versus 6 months of oxaliplatin- based adjuvant chemotherapy for stage Ⅲ colon cancer. ESMO Open 2018; 3: e000354

10) Matsuda C, Ishiguro M, Teramukai S, et al.; SACURA Study Group. A randomised-controlled trial of 1-year adjuvant chemotherapy with oral tegafur-uracil versus surgery alone in stage Ⅱ colon cancer: SACURA trial. Eur J Cancer. 2018; 96: 54-63

11) Sadahiro S, Sakamoto K, Tsuchiya T, et al.: Prospective observational study of the efficacy of oral uracil and tegafur plus leucovorin for stage Ⅱ colon cancer with risk factors for recurrence using propensity score matching（JFMC46-1201）. BMC Cancer 2022; 22: 170

12) Hasegawa K, Saiura A, Takayama T, et al.: Adjuvant oral uracil-tegafur with leucovorin for colorectal cancer liver metastases: a randomized controlled trial. PLoS One 2016; 11: e0162400

13) Kanemitsu Y, Shimizu Y, Mizusawa J, et al.: Hepatectomy Followed by mFOLFOX6 Versus Hepatectomy Alone for Liver-Only Metastatic Colorectal Cancer（JCOG0603）: A Phase Ⅱ or Ⅲ Randomized Controlled Trial. J Clin Oncol 2021; 39: 3789-3799

14) Formica V, Sera F, Cremolini C, et al.: KRAS and BRAF Mutations in Stage Ⅱ/Ⅲ Colon Cancer: A Systematic Review and Meta-Analysis. J Natl Cancer Inst 2022; 114: 517-527

15) Böckelman C, Engelmann BE, Kaprio T, et al.: Risk of recurrence in patients with colon cancer stage Ⅱ and Ⅲ: a systematic review and meta-analysis of recent literature. Acta Oncol 2015; 54: 5-16

16) Sargent DJ, Marsoni S, Monges G, et al.: Defective mismatch repair as a predictive marker for lack of efficacy of

fluorouracil-based adjuvant therapy in colon cancer. J Clin Oncol 2010; 28: 3219-3226

17) Cohen R, Taieb J, Fiskum J, et al.: Microsatellite Instability in Patients With Stage Ⅲ Colon Cancer Receiving Fluoropyrimidine With or Without Oxaliplatin: An ACCENT Pooled Analysis of 12 Adjuvant Trials. J Clin Oncol 2021; 39: 642-651

18) Simmonds PC; Colorectal Cancer Collaborative Group: Palliative chemotherapy for advanced colorectal cancer: systematic review and meta-analysis. BMJ 2000; 321: 531-535

19) Yamada Y, Takahari D, Matsumoto H, et al.: Leucovorin, fluorouracil, and oxaliplatin plus bevacizumab versus S-1 and oxaliplatin plus bevacizumab in patients with metastatic colorectal cancer (SOFT): an open-label, non-inferiority, randomised phase 3 trial. Lancet Oncol 2013; 14: 1278-1286

20) Yamazaki K, Nagase M, Tamagawa H et al.: Randomized phase Ⅲ study of bevacizumab plus FOLFIRI and bevacizumab plus mFOLFOX6 as first-line treatment for patients with metastatic colorectal cancer (WJOG4407G). Ann Oncol 2016; 27: 1539-1546

21) Loupakis F, Cremolini C, Masi G, et al.: Initial therapy with FOLFOXIRI and bevacizumab for metastatic colorectal cancer. N Engl J Med 2014; 371: 1609-1618

22) Watanabe J, Muro K, Shitara K et al.: Panitumumab vs Bevacizumab Added to Standard First-line Chemotherapy and Overall Survival Among Patients With RAS Wild-type, Left-Sided Metastatic Colorectal Cancer: A Randomized Clinical Trial. Jama 2023; 329: 1271-1282

23) de Gramont A, Figer A, Seymour M, et al.: Leucovorin and fluorouracil with or without oxaliplatin as first-line treatment in advanced colorectal cancer. J Clin Oncol 2000; 18: 2938-2947

24) Goldberg RM, Sargent DJ, Morton RF, et al.: A randomized controlled trial of fluorouracil plus leucovorin, irinotecan, and oxaliplatin combinations in patients with previously untreated metastatic colorectal cancer. J Clin Oncol 2004; 22: 23-30

25) Tournigand C, André T, Achille E, et al.: FOLFIRI followed by FOLFOX6 or the reverse sequence in advanced colorectal cancer: A Randomized GERCOR Study. J Clin Oncol 2004; 22: 229-237

26) Saltz LB, Clarke S, Díaz-Rubio E, et al.: Bevacizumab in combination with oxaliplatin-based chemotherapy as first-line therapy in metastatic colorectal cancer: A randomized phase Ⅲ study. J Clin Oncol 2008; 26: 2013-2019

27) Cassidy J, Clarke S, Díaz-Rubio E, et al.: Randomized phase Ⅲ study of capecitabine plus oxaliplatin compared with fluorouracil/folinic acid plus oxaliplatin as first-line therapy for metastatic colorectal cancer. J Clin Oncol 2008; 26: 2006-2012

28) Douillard JY, Cunningham D, Roth AD, et al.: Irinotecan combined with fluorouracil compared with fluorouracil alone as first-line treatment for metastatic colorectal cancer: a multicentre randomised trial. Lancet 2000; 355: 1041-1047

29) Yamada Y, Denda T, Gamoh M, et al.: S-1 and irinotecan plus bevacizumab versus mFOLFOX6 or CapeOX plus bevacizumab as first-line treatment in patients with metastatic colorectal cancer (TRICOLORE): a randomized, open-label, phase Ⅲ, noninferiority trial. Ann Oncol 2018; 29: 624-631

30) Bokemeyer C, Bondarenko I, Makhson A, et al.: Fluorouracil, leucovorin, and oxaliplatin with and without cetuximab in the first-line treatment of metastatic colorectal cancer. J Clin Oncol 2009; 27: 663-671

31) Douillard JY, Siena S, Cassidy J, et al.: Randomized, phase Ⅲ trial of panitumumab with infusional fluorouracil, leucovorin, and oxaliplatin (FOLFOX4) versus FOLFOX4 alone as first-line treatment in patients with previously untreated metastatic colorectal cancer: the PRIME study. J Clin Oncol 2010; 28: 4697-4705

32) Van Cutsem E, Köhne CH, Hitre E, et al.: Cetuximab and chemotherapy as initial treatment for metastatic colorectal cancer. N Engl J Med 2009; 360: 1408-1417

33) Köhne CH, Hofheinz R, Mineur L, et al.: First-line panitumumab plus irinotecan/5-fluorouracil/leucovorin treatment in patients with metastatic colorectal cancer. J Cancer Res Clin Oncol 2012; 138: 65-72

34) Falcone A, Ricci S, Brunetti I, et al.; Gruppo Oncologico Nord Ovest: Phase Ⅲ trial of infusional fluorouracil, leucovorin, oxaliplatin, and irinotecan (FOLFOXIRI) compared with infusional fluorouracil, leucovorin, and irinotecan (FOLFIRI) as first-line treatment for metastatic colorectal cancer: the Gruppo Oncologico Nord Ovest. J Clin Oncol 2007; 25: 1670-1676

35) Cremolini C, Antoniotti C, Rossini D et al.: Upfront FOLFOXIRI plus bevacizumab and reintroduction after progression versus mFOLFOX6 plus bevacizumab followed by FOLFIRI plus bevacizumab in the treatment of patients with metastatic colorectal cancer (TRIBE2): a multicentre, open-label, phase 3, randomised, controlled

trial. Lancet Oncol 2020; 21: 497-507

36) Cremolini C, Antoniotti C, Stein A et al.: Individual Patient Data Meta-Analysis of FOLFOXIRI Plus Bevacizumab Versus Doublets Plus Bevacizumab as Initial Therapy of Unresectable Metastatic Colorectal Cancer. J Clin Oncol 2020: JCO2001225

37) Petrelli N, Herrera L, Rustum Y, et al.: A prospective randomized trial of 5-fluorouracil versus 5-fluorouracil and high-dose leucovorin versus 5-fluorouracil and methotrexate in previously untreated patients with advanced colorectal carcinoma. J Clin Oncol 1987; 5: 1559-1565

38) de Gramont A, Bosset JF, Milan C, et al.: Randomized trial comparing monthly low-dose leucovorin and fluorouracil bolus with bimonthly high-dose leucovorin and fluorouracil bolus plus continuous infusion for advanced colorectal cancer: a French intergroup study. J Clin Oncol 1997; 15: 808-815

39) Hurwitz HI, Fehrenbacher L, Hainsworth JD, et al.: Bevacizumab in combination with fluorouracil and leucovorin: an active regimen for first-line metastatic colorectal cancer. J Clin Oncol 2005; 23: 3502-3508

40) Kabbinavar F, Hurwitz HI, Fehrenbacher L, et al.: Phase II, randomized trial comparing Bevacizumab plus fluorouracil(FU)/leucovorin(LV) with FU/LV alone in patients with metastatic colorectal cancer. J Clin Oncol 2003; 21: 60-65

41) Hoff PM, Ansari R, Batist G, et al.: Comparison of oral capecitabine versus intravenous fluorouracil plus leucovorin as first-line treatment in 605 patients with metastatic colorectal cancer: results of a randomized phase III study. J Clin Oncol 2001; 19: 2282-2292

42) Van Cutsem E, Twelves C, Cassidy J, et al.; Xeloda Colorectal Cancer Study Group: Oral capecitabine compared with intravenous fluorouracil plus leucovorin in patients with metastatic colorectal cancer: results of a large phase III study. J Clin Oncol 2001; 19: 4097-4106

43) Tebbutt NC, Wilson K, Gebski VJ, et al.: Capecitabine, bevacizumab, and mitomycin in first-line treatment of metastatic colorectal cancer: results of the Australasian Gastrointestinal Trials Group Randomized Phase III MAX Study. J Clin Oncol 2010; 28: 3191-3198

44) Shirao K, Hoff PM, Ohtsu A, et al.: Comparison of the efficacy, toxicity, and pharmacokinetics of a uracil/tegafur (UFT) plus oral leucovorin (LV) regimen between Japanese and American patients with advanced colorectal cancer: joint United States and Japan study of UFT/LV. J Clin Oncol 2004; 22: 3466-3474

45) Douillard JY, Hoff PM, Skillings JR, et al.: Multicenter phase III study of uracil/tegafur and oral leucovorin versus fluorouracil and leucovorin in patients with previously untreated metastatic colorectal cancer. J Clin Oncol 2002; 20: 3605-3616

46) Carmichael J, Popiela T, Radstone D, et al.: Randomized comparative study of tegafur/uracil and oral leucovorin versus parenteral fluorouracil and leucovorin in patients with previously untreated metastatic colorectal cancer. J Clin Oncol 2002; 20: 3617-3627

47) Nishina T, Moriwaki T, Shimada M, et al.: Uracil-Tegafur and Oral Leucovorin Combined With Bevacizumab in Elderly Patients(Aged≥75 Years)With Metastatic Colorectal Cancer: A Multicenter, Phase II Trial(Joint Study of Bevacizumab, Oral Leucovorin, and Uracil-Tegafur in Elderly Patients [J-BLUE] Study). Clin Colorectal Cancer 2016; 15: 236-242

48) Yoshida M, Muro K, Tsuji A, et al.: Combination chemotherapy with bevacizumab and S-1 for elderly patients with metastatic colorectal cancer (BASIC trial). Eur J Cancer. 2015 May; 51: 935-941

49) Pierantonio F, Cremolini C, Aprile G, et al.: Single-Agent Panitumumab in Frail Elderly Patients With Advanced RAS and BRAF Wild-Type Colorectal Cancer: Challenging Drug Label to Light Up New Hope. Onoclogist 2015; 20: 1261-1265

50) Sastre J, Massuti B, Pulido G, et al.: First-line singl-agent panitumumab in frail elderly patients with wild-type KRAS metastatic colorectal cancer and poor prognostic factors: A phase II study of the Spanish Cooperative Group for the Treatment of Digestive Tumours. Eur J Cancer 2015; 51: 1371-1380

51) Terazawa T, Kato T, Goto M et al.: Phase II Study of Panitumumab Monotherapy in Chemotherapy-Naïve Frail or Elderly Patients with Unresectable RAS Wild-Type Colorectal Cancer: OGSG 1602. Oncologist 2021; 26: 17-e47

52) André T, Shiu KK, Kim TW et al.: Pembrolizumab in Microsatellite-Instability-High Advanced Colorectal Cancer. N Engl J Med 2020; 383: 2207-2218

53) Diaz LA Jr, Shiu KK, Kim TW, et al.: Pembrolizumab versus chemotherapy for microsatellite instability-high or

mismatch repair-deficient metastatic colorectal cancer (KEYNOTE-177): final analysis of a randomized, open-label, phase 3 study. Lancet Oncol 2022; 23: 659-670

54) Bennouna J, Sastre J, Arnold D, et al.; ML18147 Study Investigators. Continuation of bevacizumab after first progression in metastatic colorectal cancer (ML18147): a randomised phase 3 trial. Lancet Oncol 2013; 14: 29-37

55) Iwamoto S, Takahashi T, Tamagawa H, et al.: FOLFIRI plus bevacizumab as second-line therapy in patients with metastatic colorectal cancer after first-line bevacizumab plus oxaliplatin-based therapy: the randomized phase Ⅲ EAGLE study. Ann Oncol 2015; 26: 1427-1433

56) Xu RH, Muro K, Morita S, et al.: Modified XELIRI (capecitabine plus irinotecan) versus FOLFIRI (leucovorin, fluorouracil, and irinotecan), both either with or without bevacizumab, as second-line therapy for metastatic colorectal cancer (AXEPT): a multicentre, open-label, randomised, non-inferiority, phase 3 trial. Lancet Oncol 2018; 19: 660-671

57) Tabernero J, Yoshino T, Cohn AL, et al.; RAISE Study Investigators: Ramucirumab versus placebo in combination with second-line FOLFIRI in patients with metastatic colorectal carcinoma that progressed during or after first-line therapy with bevacizumab, oxaliplatin, and a fluoropyrimidine (RAISE): a randomised, double-blind, multicentre, phase 3 study. Lancet Oncol 2015; 16: 499-508

58) Yasui H, Okita Y, Nakamura M et al.: Ramucirumab plus FOLFIRI as second-line treatment for patients with RAS wild-type metastatic colorectal cancer previously treated with anti-EGFR antibody: JACCRO CC-16. ESMO Open 2023; 8: 101636

59) Van Cutsem E, Tabernero J, Lakomy R, et al.: Addition of aflibercept to fluorouracil, leucovorin, and irinotecan improves survival in a phase Ⅲ randomized trial in patients with metastatic colorectal cancer previously treated with an oxaliplatin-based regimen. J Clin Oncol 2012; 30: 3499-3506

60) Muro K, Boku N, Shimada Y, et al.: Irinotecan plus S-1 (IRIS) versus fluorouracil and folinic acid plus irinotecan (FOLFIRI) as second-line chemotherapy for metastatic colorectal cancer: a randomised phase 2/3 non-inferiority study (FIRIS study). Lancet Oncol 2010; 11: 853-860

61) Rougier P, Van Custem E, Bajetta E et al.: Randomised trial of irinotecan versus fluorouracil by continuous infusion after fluorouracil failure in patients with metastatic colorectal cancer. Lancet 1998; 352: 1407-1412

62) Kuramochi H, Ando M, Itabashi M, et al.: Phase Ⅱ study of bevacizumab and irinotecan as second-line therapy for patients with metastatic colorectal cancer previously treated with fluoropyrimidines, oxaliplatin, and bevacizumab. Cancer Chemother Pharmacol 2017; 79: 579-585

63) Peeters M, Price TJ, Cervantes A, et al.: Randomized phase Ⅲ study of panitumumab with fluorouracil, leucovorin, and irinotecan (FOLFIRI) compared with FOLFIRI alone as second-line treatment in patients with metastatic colorectal cancer. J Clin Oncol 2010; 28: 4706-4713

64) Shitara K, Yonesaka K, Denda T, et al.: Randomized study of FOLFIRI plus either panitumumab or bevacizumab for wild-type KRAS colorectal cancer-WJOG 6210 G. Cancer Sci 2016; 107: 1843-1850

65) Sobrero AF, Maurel J, Fehrenbacher L, et al.: EPIC: phase Ⅲ trial of cetuximab plus irinotecan after fluoropyrimidine and oxaliplatin failure in patients with metastatic colorectal cancer. J Clin Oncol 2008; 26: 2311-2319

66) Seymour MT, Brown SR, Middleton G, et al.: Panitumumab and irinotecan versus irinotecan alone for patients with KRAS wild-type, fluorouracil-resistant advanced colorectal cancer (PICCOLO): a prospectively stratified randomised trial. Lancet Oncol 2013; 14: 749-759

67) Le DT, Kim TW, Van Cutsem E et al.: Phase Ⅱ Open-Label Study of Pembrolizumab in Treatment-Refractory, Microsatellite Instability-High/Mismatch Repair-Deficient Metastatic Colorectal Cancer: KEYNOTE-164. J Clin Oncol 2020; 38: 11-19

68) Overman MJ, McDermott R, Leach JL et al.: Nivolumab in patients with metastatic DNA mismatch repair-deficient or microsatellite instability-high colorectal cancer (CheckMate 142): an open-label, multicentre, phase 2 study. Lancet Oncol 2017; 18: 1182-1191

69) Overman MJ, Lonardi S, Wong KYM et al.: Durable Clinical Benefit With Nivolumab Plus Ipilimumab in DNA Mismatch Repair-Deficient/Microsatellite Instability-High Metastatic Colorectal Cancer. J Clin Oncol 2018; 36: 773-779

70) Kopetz S, Grothey A, Yaeger R et al.: Encorafenib, Binimetinib, and Cetuximab in BRAF V600E-Mutated Colorectal Cancer. N Engl J Med 2019; 381: 1632-1643

71) Doebele RC, Drilon A, Paz-Ares L et al.: Entrectinib in patients with advanced or metastatic NTRK fusion-posi-

tive solid tumours: integrated analysis of three phase 1-2 trials. Lancet Oncol 2020; 21: 271-282

72) Hong DS, DuBois SG, Kummar S et al.: Larotrectinib in patients with TRK fusion-positive solid tumours: a pooled analysis of three phase 1/2 clinical trials. Lancet Oncol 2020; 21: 531-540

73) Rothenberg ML, Oza AM, Bigelow RH, et al.: Superiority of oxaliplatin and fluorouracil-leucovorin compared with either therapy alone in patients with progressive colorectal cancer after irinotecan and fluorouracil-leucovorin: interim results of a phase III trial. J Clin Oncol 2003; 21: 2059-2069

74) Giantonio BJ, Catalano PJ, Meropol NJ, et al.: Bevacizumab in combination with oxaliplatin, fluorouracil, and leucovorin (FOLFOX4) for previously treated metastatic colorectal cancer: results from the Eastern Cooperative Oncology Group Study E3200. J Clin Oncol 2007; 25: 1539-1544

75) Rothenberg ML, Cox JV, Butts C, et al.: Capecitabine plus oxaliplatin (XELOX) versus 5-fluorouracil/folinic acid plus oxaliplatin (FOLFOX-4) as second-line therapy in metastatic colorectal cancer: a randomized phase III noninferiority study. Ann Oncol 2008; 19: 1720-1726

76) Jonker DJ, O'Callaghan CJ, Karapetis CS, et al.: Cetuximab for the treatment of colorectal cancer. N Engl J Med 2007; 357: 2040-2048

77) Karapetis CS, Khambata-Ford S, Jonker DJ, et al.: K-ras mutations and benefit from cetuximab in advanced colorectal cancer. N Engl J Med 2008; 359: 1757-1765

78) Van Cutsem E, Peeters M, Siena S, et al.: Open-label phase III trial of panitumumab plus best supportive care compared with best supportive care alone in patients with chemotherapy-refractory metastatic colorectal cancer. J Clin Oncol 2007; 25: 1658-1664

79) Amado RG, Wolf M, Peeters M, et al.: Wild-type KRAS is required for panitumumab efficacy in patients with metastatic colorectal cancer. J Clin Oncol 2008; 26: 1626-1634

80) Price TJ, Peeters M, Ruff P et al.: ASPECCT: panitumumab versus cetuximab for colorectal cancer—authors' reply. Lancet Oncol 2014; 15: e303

81) Cunningham D, Humblet Y, Siena S, et al.: Cetuximab monotherapy and cetuximab plus irinotecan in irinotecan-refractory metastatic colorectal cancer. N Engl J Med 2004; 351: 337-345

82) Sakai D, Taniguchi H, Sugimoto N et al.: Randomised phase II study of panitumumab plus irinotecan versus cetuximab plus irinotecan in patients with KRAS wild-type metastatic colorectal cancer refractory to fluoropyrimidine, irinotecan and oxaliplatin (WJOG 6510 G). Eur J Cancer 2020; 135: 11-21

83) Prager GW, Taieb J, Fakih M et al.: Trifluridine-Tipiracil and Bevacizumab in Refractory Metastatic Colorectal Cancer. N Engl J Med 2023; 388: 1657-1667

84) Kuboki Y, Nishina T, Shinozaki E et al.: TAS-102 plus bevacizumab for patients with metastatic colorectal cancer refractory to standard therapies (C-TASK FORCE): an investigator-initiated, open-label, single-arm, multicentre, phase 1/2 study. Lancet Oncol 2017; 18: 1172-1181

85) Yoshida Y, Yamada T, Kamiyama H et al.: Combination of TAS-102 and bevacizumab as third-line treatment for metastatic colorectal cancer: TAS-CC3 study. Int J Clin Oncol 2021; 26: 111-117

86) Takahashi T, Yamazaki K, Oki E et al.: Phase II study of trifluridine/tipiracil plus bevacizumab by RAS mutation status in patients with metastatic colorectal cancer refractory to standard therapies: JFMC51-1702-C7. ESMO Open 2021; 6: 100093

87) Yoshino T, Mizunuma N, Yamazaki K, et al.: TAS-102 monotherapy for pretreated metastatic colorectal cancer: a double-blind, randomised, placebo-controlled phase 2 trial. Lancet Oncol 2012; 13: 993-1001

88) Mayer RJ, Van Cutsem E, Falcone A, et al.; RECOURSE Study Group: Randomized trial of TAS-102 for refractory metastatic colorectal cancer. N Engl J Med 2015; 372: 1909-1919

89) Grothey A, Van Cutsem E, Sobrero A, et al.; CORRECT Study Group: Regorafenib monotherapy for previously treated metastatic colorectal cancer (CORRECT): an international, multicentre, randomised, placebo-controlled, phase 3 trial. Lancet 2013; 381: 303-312

90) Nakamura Y, Okamoto W, Kato T et al.: Circulating tumor DNA-guided treatment with pertuzumab plus trastuzumab for HER2-amplified metastatic colorectal cancer: a phase 2 trial. Nat med 2021; 27: 1899-1903

91) Meric-Bernstam F, Hurwitz H, Raghav KPS et al.: Pertuzumab plus trastuzumab for HER2-amplified metastatic colorectal cancer (MyPathway): an updated report from a multicentre, open-label, phase 2a, multiple basket study. Lancet Oncol 2019; 20: 518-530

92) Marabelle A, Fakih M, Lopez J, et al.: Association of tumour mutational burden with outcomes in patients with

advanced solid tumours treated with pembrolizumab: prospective biomarker analysis of the multicohort, open-label, phase 2 KEYNOTE-158 study. Lancet Oncol 2020; 21: 1353-1365

93) Arnold D, Lueza B, Douillard JY, et al.: Prognostic and predictive value of primary tumour side in patients with RAS wild-type metastatic colorectal cancer treated with chemotherapy and EGFR directed antibodies in six randomized trials. Ann Oncol 2017; 28: 1713-1729

94) Akagi K, Oki E, Taniguchi H et al.: Real-world data on microsatellite instability status in various unresectable or metastatic solid tumors. Cancer Sci 2021; 112: 1105-1113

95) Venderbosch S, Nagtegaal ID, Maughan TS, et al.: Mismatch repair status and BRAF mutation status in metastatic colorectal cancer patients: a pooled analysis of the CAIRO, CAIRO2, COIN, and FOCUS studies. Clin Cancer Res 2014; 20: 5322-5330

96) Yokota T, Ura T, Shibata N, et al.: BRAF mutation is a powerful prognostic factor in advanced and recurrent colorectal cancer. Br J Cancer 2011; 104: 856-862

97) Kawazoe A, Shitara K, Fukuoka S, et al.: A retrospective observational study of clinicopathological features of KRAS, NRAS, BRAF and PIK3CA mutations in Japanese patients with metastatic colorectal cancer. BMC Cancer 2015; 15: 258

98) Richman SD, Southward K, Chambers P, et al.: HER2 overexpression and amplification as a potential therapeutic target in colorectal cancer: analysis of 3256 patients enrolled in the QUASAR, FOCUS and PICCOLO colorectal cancer trials. J Pathol 2016; 238: 562-570

99) Ingold Heppner B, Behrens HM, Balschun K, et al.: HER2/neu testing in primary colorectal carcinoma. Br J Cancer 2014; 111: 1977-1984

100) Sartore-Bianchi A, Trusolino L, Martino C, et al.: Dual-targeted therapy with trastuzumab and lapatinib in treatment-refractory, KRAS codon 12/13 wild-type, HER2-positive metastatic colorectal cancer (HERACLES): a proof-of-concept, multicentre, open-label, phase 2 trial. Lancet Oncol 2016; 17: 738-746

101) Yoshino T, Pentheroudakis G, Mishima S et al.: JSCO-ESMO-ASCO-JSMO-TOS: international expert consensus recommendations for tumour-agnostic treatments in patients with solid tumours with microsatellite instability or NTRK fusions. Ann Oncol 2020; 31: 861-872

102) Yoshino T, Tukachinsky H, Kim JL, et al.: Genomic immunotherapy (IO) biomarkers detected on comprehensive genomic profiling (CGP) of tissue and circulating tumor DNA (ctDNA). J Clin Oncol 2021; 39: 15_suppl: 2541

103) Pietrantonio F, Di Nicolantonio F, Schrock AB et al.: ALK, ROS1, and NTRK Rearrangements in Metastatic Colorectal Cancer. J Natl Cancer Inst 2017; 109

6　放射線療法

・放射線療法には，直腸癌の術後の再発抑制や術前の腫瘍量減量，肛門温存を目的とした補助放射線療法と切除不能進行再発大腸癌の症状緩和や延命を目的とした緩和的放射線療法がある。

1）補助放射線療法

・補助放射線療法には，術前照射，術中照射，術後照射がある。
・補助放射線療法の目的は直腸癌の局所制御率の向上である。術前照射では，さらに肛門括約筋温存率と切除率の向上が得られることが示唆されている。しかし，生存率の改善に関しては，現時点で補助放射線療法の目的とするだけのエビデンスは存在しない。
・術前照射は「cT3 以深または cN 陽性」，術後照射は「pT3 以深または pN 陽性，外科剥離面陽性（RM1）または外科剥離面への癌浸潤の有無が不明（RMX）」，術中照射は「外科剥離面陽性（RM1）または外科剥離面への癌浸潤の有無が不明（RMX）」を対象とする。
・照射方法により外部照射と術中照射に分けられる。

コメント

❶ 術前照射（CQ 11）

(1) 術前照射の利点は，手術時の播種の予防，腫瘍への血流が保たれていて腫瘍細胞に放射線感受性細胞の割合が多いこと，小腸が骨盤腔内に固定していないため消化管への障害が少ないこと，腫瘍縮小による R0 切除率の向上，肛門括約筋温存が期待できることである[1]。術前照射の欠点は，早期症例への過剰治療の危険性があること，術後合併症の増加の危険性があることである。

(2) 術前照射（化学療法なし）に関する 12 件のランダム化比較試験が報告され[2]，このうち 5 件では術前照射が手術単独に比べ局所制御率が有意に良好であった。ただし，生存率の向上を認めたのは 1 件のみであった[3]。また，2 つのメタアナリシスでは，手術単独に比し，術前照射併用にて局所制御率の向上を認め，30 Gy 以上の群では生存率の改善を認めた。しかし，生存率の改善に関しては議論の余地がある[4,5]。

(3) 1 回線量 5 Gy による短期照射の試験が欧州を中心に行われた[3,6]。放射線の晩期障害は 1 回線量の大きさに影響を受けることから，肛門機能，腸管障害などを含めた晩期障害を長期的に経過観察していく必要がある。TME に短期照射を加える意義について，術前照射（25 Gy/5 回）＋TME と TME 単独を比較した Dutch CKVO 95-04 試験では，5 年および 10 年局所制御率は併用群で有意に良好であったが，5 年および 10 年生存率は両

群で差はなかった[6-8]。また，手術単独群に比し，術前照射併用群では，性機能低下，腸管障害の頻度が高かった[9,10]。

(4) 術前照射の原発巣に対する縮小効果により括約筋温存が可能になることがある。術前照射の目的が括約筋温存である場合，腫瘍縮小のための適切な期間（放射線治療終了後6〜8週）をおいて手術を行うことが望ましい[11]。

(5) 術前照射に化学療法併用が有用かどうかを比較するランダム化比較試験が欧州などで4つ施行され，術前化学放射線療法は，術前放射線療法単独に比し，急性期有害事象の頻度が有意に高いものの，pCR割合が有意に高い結果であった。局所再発率は短期照射の試験を除いた2つの試験において術前化学放射線療法群で有意に低い結果であり，括約筋温存，生存率に関しては両群に差を認めなかった[12-15]。併用化学療法としての5-FUとCapecitabineのランダム化比較試験で，両者の有効性と安全性は同等であることが示された[16,17]。また，フッ化ピリミジンに対するOXの上乗せ効果を検討したランダム化比較試験のうち3つの試験ではOXは有害事象を増加させるがpCR割合，局所制御率，生存率に対する効果は示されず[16,18-20]，1つの試験では有害事象に差はなく，pCR割合，無病生存率を有意に上昇させた[21]。NCCNガイドラインでは併用化学療法として，5-FUまたはCape単剤を推奨している。

(6) 術前化学放射線療法（chemoradiotherapy：CRT）にかわる治療戦略として全身薬物療法を術前治療に組み込んだTotal Neoadjuvant Therapy（TNT）の開発が行われ，複数の第Ⅲ相試験の結果が報告された。しかし，至適治療レジメンは確立されておらず，本邦における前向き試験の報告も乏しいため，安全性や有効性に関する今後の検証は必要である。(CQ 12)

(7) 術前治療後に臨床的完全奏効（cCR）が達成された場合に手術を行わずに待機的な治療を行う非手術的管理（Non-Operative Management；NOM，積極的経過観察，Watch and Wait 療法）については，現時点では推奨されない。(CQ 13)

❷ 術後照射

(1) 術後照射の利点は，pT3以深またはpN陽性などの局所再発の高リスク群を選択して照射することができることである。術後照射の欠点は，術中の腫瘍細胞の散布を防止できないこと，骨盤底に癒着した小腸に照射され消化管の有害事象の頻度が高くなることである。また，術後は局所の血流は少なくなり，放射線感受性は低くなることである。

(2) 術後照射は術後6〜8週までに開始することが望ましい。

(3) 術後照射により局所再発は減少するが，生存率の改善をもたらさないことが報告された[22]。また，化学療法との併用では局所再発率は低下するものの急性期有害事象が増加し，GITSG[23]およびMayo/NCCTG79-47-51試験[24]は，Grade 3以上の有害事象が25〜50%に発生した。

(4) 術前化学放射線療法と術後化学放射線療法を比較するランダム化比較試験

では，5年生存率に差はなかったが，術前照射群で局所再発率が有意に低く，Grade 3以上の有害事象の頻度も有意に低かった。登録時に（腹会陰式）直腸切断術が必要と判断された症例のうち，括約筋温存が可能であった割合は術前照射群で有意に高かった[25]。したがって，NCCNガイドラインをはじめとする欧米のガイドラインでは術前化学放射線療法を推奨している。

(5) 補助放射線療法または化学放射線療法による腸管障害の症状として，頻便，便意切迫，排便困難感，便失禁，肛門の感覚異常などがある[26,27]。

❸ 術中照射

局所再発の原因となる不十分な外科剝離面（RM），側方リンパ節などに対して腸管などの周囲正常組織を避けて重点的に腫瘍床に高線量を照射できる。

❹ 照射法

a．外部照射法

適応の原則は骨盤内に放射線治療歴がないことである。

〔治療計画〕

・標的体積には原発巣と転移リンパ節（術後は腫瘍床）に所属リンパ節領域を含めることが一般的である。所属リンパ節領域として，直腸間膜（直腸傍リンパ節含む），内腸骨リンパ節領域，閉鎖リンパ節領域，仙骨前リンパ節領域とし，腹側の臓器（膀胱，前立腺，子宮，腟）に浸潤する場合には外腸骨リンパ節領域も含めることがある。肛門管腺癌または，肛門管に腫瘍が及ぶ直腸癌において，鼠径リンパ節を含めた照射野設定の妥当性は示されていない。

・腹臥位での治療体位やベリーボードの使用を考慮するなどして，小腸を可及的に照射体積から避けるように努める。

・小腸・膀胱の有害事象の発生を回避する観点から3門照射（後方および両側方）または4門照射（前後および両側方）が推奨される。

・少なくとも6 MV以上のX線発生装置で治療することが望ましい。また，側方からの照射は10 MV以上での治療が推奨される。

・術前化学放射線療法における強度変調放射線治療の有用性は認められていない[28]。

〔線量と分割法〕

・1回1.8～2.0 Gy，週5回の通常分割照射法が一般的である。

・総線量は，術前照射の場合40～50.4 Gy/20～28回，術後照射の場合50～50.4 Gy/25～28回が一般的である。

・切除不能な肉眼的病変が残存し，小腸などが照射体積内に含まれない場合には55～60 Gy程度まで線量を増加することを考慮する。

〔併用療法〕

・術前照射，術後照射とも，化学療法との同時併用が標準的であり，併用化学療法は5-FU[注1]またはCape[注2]が標準である[16,17,29-31]。

b．術中照射法

外科剥離面が陽性または剥離面に腫瘍が近接する場合に局所制御の向上を目的とする。

〔治療方法〕

・照射範囲は断端面，近接部位に対して設定する。

・電子線照射を施行することが多いが，高線量率小線源を用いることもある[32,33]。

・使用する電子線のエネルギーは腫瘍の深さに応じておおむね 9〜15 MeV などを選択する。

〔線量〕

・外科剥離面が近接または顕微鏡的に陽性の場合は 10〜15 Gy，肉眼的に陽性の場合は 15〜20 Gy 照射する。

2）緩和的放射線療法

a. 骨盤内病変

・骨盤内腫瘍による疼痛，出血，便通障害などの症状緩和を目的とする。

〔線量と分割法〕

・1 回 1.8〜2.0 Gy，総線量 45〜50 Gy を照射する。

・全身状態，症状の程度によっては1回線量を多くして短期間で照射を終了することもある。

b. 骨盤外病変

（1）骨転移

・疼痛の軽減，病的骨折の予防，脊髄麻痺の予防と治療を目的とする。

〔線量と分割法〕

・通常照射では 30 Gy/10 回，20 Gy/5 回，8 Gy/1 回などの線量分割を用いることが多く，単回照射と分割照射で疼痛の奏効割合や消失率に差はないが，単回照射の方が疼痛再燃時の再照射率が高い傾向にある[34]。定位放射線治療では，35 Gy/5 回，24 Gy/2 回などの線量分割が用いられる。

（2）肝転移

〔線量と分割法〕

・体幹部定位放射線治療では様々な線量分割が用いられるが，40〜60 Gy/5 回を適用することが多い。

（3）肺転移

〔線量と分割法〕

・Ⅰ期非小細胞肺癌に対する定位放射線治療で用いられる線量分割を適用することが多く，末梢性の病変では 40〜55 Gy/3-5 回，中枢性の病変では，60 Gy/8 回や 75 Gy/25 回などの線量分割が主に用いられる。

・肺転移による出血や気管支狭窄などの症状に対して，症状緩和を目的とした放射線治療は

注1 5-FU　225 mg/m^2/日　持続静注　週5日または7日（放射線治療期間中）

注2 Cape　825 mg/m^2/回　1日2回内服　週5日または7日（放射線治療期間中）

検討される。20〜24 Gy/4〜5 回，30 Gy/10 回，40〜50 Gy/20〜25 回などの線量分割を用いることが多く，全身状態や予後を考慮して選択する。

（4）脳転移

・4．血行性転移の項を参照（27 ページ）。

〔線量と分割法〕

・全脳照射では 30 Gy/10 回が標準的であるが，全身状態や予後に応じて線量分割や総線量を決定する。

・定位放射線治療は，脳転移の腫瘍径に応じ，線量分割を検討する。小さな脳転移には，標的体積辺縁で 18〜25 Gy/1 回とし，3 cm を超え 4〜5 cm 程度までの脳転移に対しては，分割定位放射線治療の適応となり，27〜35 Gy/3〜5 回が用いられることが多い[23]。

コメント

❶ 骨盤内病変

・疼痛，出血などの自覚症状，QOL の改善を目的とした放射線治療は有効である。

・遠隔転移を有さない切除不能直腸癌局所再発において，縮小しても R0 切除が不可能な場合には，根治的放射線治療が行われることがある。（CQ 15）

・45 Gy 以上照射された群での症状緩和率は疼痛 89％，出血 79％，神経性症状 52％，腫瘍の圧排による症状 71％，滲出液 50％，泌尿器科的症状 22％，その他の症状 42％であった[35]。

・症状緩和持続期間は 3〜10 カ月である。

❷ 骨盤外病変

・肝転移や肺転移，脳転移に対する定位放射線治療は，腫瘍縮小や消失，またはそれによる生存効果の改善を期待して行う。

（1）肝転移

・5 cm 以内，肝転移個数が 3 個以内の場合に，体幹部定位放射線治療の適応を考慮する。

（2）肺転移

・5 cm 以内，肺転移個数が 3 個以内の場合に，体幹部定位放射線治療の適応を考慮する。

（3）その他の部位

・頸部リンパ節，傍大動脈リンパ節，鼠径リンパ節，縦隔・肺門リンパ節などのリンパ節転移に対する症状緩和を目的とした放射線治療が考慮されることがある。

文献

1) Skibber JM, Hoff PM, Minsky BD, et al.: Cancer of the rectum. In: Devita VT, Hellman S, Rosenberg SA（eds）. Cancer: principles and practice of oncology（6th ed）. Philadelphia, Lippincott, Williams and Wilkins 2001; 1271-1318

2) Yoshino T, Pentheroudakis G, Mishima S, et al.: JSCO-ESMO-ASCO-JSMO-TOS: international expert consensus

recommendations for tumour-agnostic treatments in patients with solid tumours with microsatellite instability or NTRK fusions. Ann Oncol 2020; 31: 861-872

3) Swedish Rectal Cancer Trial; Cedermark B, Dahlberg M, et al.: Improved survival with preoperative radiotherapy in resectable rectal cancer. N Engl J Med 1997; 336: 980-987

4) Camma C, Giunta M, Fiorica F, et al.: Preoperative radiotherapy for resectable rectal cancer: A meta-analysis. JAMA 2000; 284: 1008-1015

5) Colorectal Cancer Collaborative Group: Adjuvant radiotherapy for rectal cancer: a systematic overview of 8,507 patients from 22 randomised trials. Lancet 2001; 358: 1291-1304

6) Kapiteijn E, Marijnen CA, Nagtegaal ID, et al.; Dutch Colorectal Cancer Group: Preoperative radiotherapy combined with total mesorectal excision for resectable rectal cancer. N Engl J Med 2001; 345: 638-646

7) van Gijn W, Marijnen CA, Nagtegaal ID, et al.; Dutch Colorectal Cancer Group: Preoperative radiotherapy combined with total mesorectal excision for resectable rectal cancer: 12-year follow-up of the multicentre, randomised controlled TME trial. Lancet Oncol 2011; 12: 575-582

8) Peeters KC, Marijnen CA, Nagtegaal ID, et al.; Dutch Colorectal Cancer Group: The TME trial after a median follow-up of 6 years: increased local control but no survival benefit in irradiated patients with resectable rectal carcinoma. Ann Surg 2007; 246: 693-701

9) Marijnen CA, van de Velde CJ, Putter H, et al.: Impact of short-term preoperative radiotherapy on health-related quality of life and sexual functioning in primary rectal cancer: report of a multicenter randomized trial. J Clin Oncol 2005; 23: 1847-1858

10) Peeters KC, van de Velde CJ, Leer JW, et al.: Late side effects of short-course preoperative radiotherapy combined with total mesorectal excision for rectal cancer: increased bowel dysfunction in irradiated patients—a Dutch colorectal cancer group study. J Clin Oncol 2005; 23: 6199-6206

11) Francois Y, Nemoz CJ, Baulieux J, et al.: Influence of the interval between preoperative radiation therapy and surgery on downstaging and on the rate of sphincter-sparing surgery for rectal cancer: The Lyon R90-01 randomized trial. J Clin Oncol 1999; 17: 2396

12) Bosset JF, Collette L, Calais G, et al.; EORTC Radiotherapy Group Trial 22921: Chemotherapy with preoperative radiotherapy in rectal cancer. N Engl J Med 2006; 355: 1114-1123

13) Gérard JP, Conroy T, Bonnetain F, et al.: Preoperative radiotherapy with or without concurrent fluorouracil and leucovorin in T3-4 rectal cancers: results of FFCD 9203. J Clin Oncol 2006; 24: 4620-4625

14) Bujko K, Nowacki MP, Nasierowska-Guttmejer A, et al.: Long-term results of a randomized trial comparing preoperative short-course radiotherapy with preoperative conventionally fractionated chemoradiation for rectal cancer. Br J Surg 2006; 93: 1215-1223

15) Ngan SY, Burmeister B, Fisher RJ, et al.: Randomized trial of short-course radiotherapy versus long-course chemoradiation comparing rates of local recurrence in patients with T3 rectal cancer: Trans-Tasman Radiation Oncology Group trial 01.04. J Clin Oncol 2012; 30: 3827-3833

16) Hofheinz RD, Wenz F, Post S, et al.: Chemoradiotherapy with capecitabine versus fluorouracil for locally advanced rectal cancer: a randomised, multicentre, non-inferiority, phase 3 trial. Lancet Oncol 2012; 13: 579-588

17) Allegra CJ, Yothers G, O'Connell MJ, et al.: Neoadjuvant 5-FU or capecitabine plus radiation with or without oxaliplatin in rectal cancer patients: A phase III randomized clinical trial. J Natl Cancer Inst 2015; 107: djv248

18) Aschele C, Cionini L, Lonardi S, et al.: Primary tumor response to preoperative chemoradiation with or without oxaliplatin in locally advanced rectal cancer: pathologic results of the STAR-01 randomized phase III trial. J Clin Oncol 2011; 29: 2773-2780

19) Gérard JP, Azria D, Gourgou-Bourgade S, et al.: Comparison of two neoadjuvant chemoradiotherapy regimens for locally advanced rectal cancer: results of the phase III trial ACCORD 12/0405-Prodige 2. J Clin Oncol 2010; 28: 1638-1644

20) Gérard JP, Azria D, Gourgou-Bourgade S, et al.: Clinical outcome of the ACCORD 12/0405 PRODIGE 2 randomized trial in rectal cancer. J Clin Oncol 2012; 30: 4558-4565

21) Rödel C, Graeven U, Fietkau R, et al.; German Rectal Cancer Study Group: Oxaliplatin added to fluorouracil-based preoperative chemoradiotherapy and postoperative chemotherapy of locally advanced rectal cancer (the German CAO/ARO/AIO-04 study): final results of the multicentre, open-label, randomised, phase 3 trial. Lancet Oncol 2015; 16: 979-989

22) Wolmark N, Wieand HS, Hyams DM, et al.: Randomized trial of postoperative adjuvant chemotherapy with or without radiotherapy for carcinoma of the rectum: National Surgical Adjuvant Breast and Bowel Project protocol R-02. J Natl Cancer Inst 2000; 92: 388-396

23) Douglass HO, Moertel CG, Mayer RJ, et al.: Survival after postoperative combination treatment of rectal cancer. N Engl J Med 1986; 315: 1294-1295

24) Krook JE, Moertel CG, Gunderson LL, et al.: Effective surgical adjuvant therapy for high-risk rectal carcinoma. N Engl J Med 1991; 324: 709-715

25) Sauer R, Becker H, Hohenberger W, et al.; German Rectal Cancer Study Group: Preoperative versus postoperative chemoradiotherapy for rectal cancer. N Engl J Med 2004; 351: 1731-1740

26) Gervaz PA, Wexner SD, Pemberton JH: Pelvic radiation and anorectal function: introducing the concept of sphincter- preserving radiation therapy. J Am Coll Surg 2002; 195: 387-394

27) Temple LK, Wong WD, Minsky B: The impact of radiation on functional outcomes in patients with rectal cancer and sphincter preservation. Semin Radiat Oncol 2003; 13: 469-477

28) Hong TS, Moughan J, Garofalo MC, et al.: NRG Oncology Radiation Therapy Oncology Group 0822: A phase 2 study of preoperative chemoradiation therapy using intensity modulated radiation therapy in combination with capecitabine and oxaliplatin for patients with locally advanced rectal cancer. Int J Radiat Oncol Biol Phys 2015; 93: 29-36

29) NIH consensus conferenc: Adjuvant therapy for patients with colon and rectal cancer. JAMA 1990; 264: 1444-1450

30) O'Connell MJ, Martenson JA, Wieand HS, et al.: Improving adjuvant therapy for rectal cancer by combining protracted- infusion fluorouracil with radiation therapy after curative surgery. N Engl J Med 1994; 331: 502-507

31) Smalley SR, Benedetti JK, Williamson SK, et al.: Phase III trial of fluorouracil-based chemotherapy regimens plus radiotherapy in postoperative adjuvant rectal cancer: GI INT 0144. J Clin Oncol 2006; 24: 3542-3547

32) Nakfoor BM, Willett CG, Shellito PC, et al.: The impact of 5-fluorouracil and intraoperative electron beam radiation therapy on the outcome of patients with locally advanced primary rectal and rectosigmoid cancer. Ann Surg 1998; 228: 194-200

33) Strassmann G, Walter S, Kolotas C, et al.: Reconstruction and navigation system for intraoperative brachytherapy using the flab technique for colorectal tumor bed irradiation. Int J Radiat Oncol Biol Phys 2000; 47: 1323-1329

34) Rich SE, Chow R, Raman S, et al.: Update of the systematic review of palliative radiation therapy fractionation for bone metastases. Radiother Oncol 2018; 126: 547-557

35) Wong CS, Cummings BJ, Brierley JD, et al.: Treatment of locally recurrent rectal carcinoma—results and prognostic factors. Int J Radiat Oncol Biol Phys 1998; 40: 427-435

7 緩和医療・ケア

・緩和医療・ケアとは，患者の QOL の維持，向上を目的としたケアの総称である。
・緩和医療・ケアは，がんの診断がついた時点から終末期までを包括する医療であり，病期や症状により，実施すべき内容が異なる。
・がん治療は症状緩和が図られた状態で行うことが原則であり[1]，外科治療や薬物療法の当初から緩和医療を導入するのが望ましい。
・大腸癌終末期における QOL 向上のための緩和医療には以下のものが含まれる。
　（1）疼痛緩和
　（2）外科治療
　（3）薬物療法
　（4）放射線療法
　（5）精神症状に対するカウンセリング

コメント

❶ 疼痛緩和のための薬物療法は，WHO がん疼痛ガイドライン[2]および日本緩和医療学会の『がん疼痛の薬物療法に関するガイドライン』[3]に基づいて行うことが望ましい。

❷ 骨盤内再発における癌性疼痛（臀部痛など）には神経ブロック[4]が有効なことがある。

❸ 骨盤内再発や骨転移などによる疼痛には放射線照射[5-7]が有効なことがある（57 ページ参照）。

❹ 疼痛の責任病巣（原発巣や皮下転移，リンパ節転移など）に対する姑息的切除，責任病巣のバイパス手術[8]・人工肛門造設[9]などの外科治療が有効なことがある。

❺ 腸管閉塞による経口摂取不能状態の改善や出血のコントロールを目的として，姑息的切除術，バイパス手術，人工肛門造設術を考慮する。外科治療が不可能で薬物治療の予定のない腸管閉塞に対しては経肛門的なステント留置[10,11]が推奨される（CQ 4）。随伴する嘔気・嘔吐などの消化器症状の緩和には酢酸オクトレオチド[12,13]投与が有効なことがある。

❻ 尿管閉塞に対して，尿管ステント留置や腎瘻造設術などを考慮する。

❼ 疾病や予後に対する不安に対してはカウンセリングが有用である[14]。精神症状には，適切な薬物療法による症状緩和を行う。

❽ 大腸癌における緩和医療の生命予後への寄与度は明らかでないが，緩和ケアの早期導入により肺癌患者の QOL が向上し，生存期間が有意に延長したとの報告がある[15]。

❾ 緩和医療のアウトカム計測のための QOL 評価法の確立が課題である。大腸癌術後の QOL 評価法には EORTC-QLQ-CR38[16]があり，疼痛緩和における代表

的な QOL 評価法には Brief Pain Inventory（BPI）[17]がある。当面は，これら
の評価法を利用しながら QOL を評価し，データを集積していくことが望まし
い。

文　献

1) Chow E, Harris K, Fan G, et al.: Palliative radiotherapy trials for bone metastases: a systematic review. J Clin Oncol 2007; 25: 1423-1436

2) WHO Guidelines for the pharmacological and radiotherapeutic management of cancer pain in adults and adolescents. 2019　https://www.who.int/publications/i/item/9789241550390（2024/5/14 accessed）

3) 日本緩和医療学会緩和医療ガイドライン委員会編: がん疼痛の薬物療法に関するガイドライン 2020 年版　第 3 版，金原出版，東京，2020

4) Foley KM: The treatment of cancer pain. N Engl J Med 1985; 313: 84-95

5) Suzuki K, Gunderson LL, Devine RM, et al.: Intraoperative irradiation after palliative surgery for locally recurrent rectal cancer. Cancer 1995; 75: 939-952

6) Nymann T, Jess P, Christiansen J: Rate and treatment of pelvic recurrence after abdominoperineal resection and low anterior resection for rectal cancer. Dis Colon Rectum 1995; 38: 799-802

7) Tong D, Gillick L, Hendrickson FR: The palliation of symptomatic osseous metastases. Final results of the study by the radiation therapy oncology group. Cancer 1982; 50: 893-899

8) Helyer LK, Law CH, Butler M, et al.: Surgery as a bridge to palliative chemotherapy in patients with malignant bowel obstruction from colorectal cancer. Ann Surg Oncol 2007; 14: 1264-1271

9) 中田　健, 冨田尚裕, 岡村　修, 他: 切除不能進行癌・再発癌に対する緩和的人工肛門造設術の検討. 外科治療 2007; 96: 101-105

10) Law WL, Choi HK, Lee YM, et al.: Palliation for advanced malignant colorectal obstruction by self-expanding metal.lic stents; prospective evaluation of outcomes. Dis Colon Rectum 2004; 47: 39-43

11) Khot UP, Lang AW, Murali K, et al.: Systemic review of the efficacy and safety of colorectal stents. Br J Surg 2002; 89: 1096-1102

12) Baines M, Oliver DJ, Carter RL, et al.: Medical management of intestinal obstruction in patients with advanced malignant disease. A clinical and pathological study. Lancet 1985; 2: 990-993

13) Ripamonti C, Twycross R, Baines M, et al.; Working Group of the European Association for Palliative Care: Clinical-practice recommendations for the management of bowel obstruction in patients with end-stage cancer. Support Care Cancer 2001; 9: 223-233

14) Maguire P, Walsh S, Jeacock J, et al.: Physical and psychological needs of patients dying from colo-rectal cancer. Palliative Medicine 1999; 13: 45-50

15) Temel JS, Greer JA, Muzikansky A, et al.: Early palliative care for patients with metastatic non-small-cell lung cancer. N Engl J Med 2010; 363: 733-742

16) Sprangers MA, te Verde A, Aaronson NK: The construction and testing of the EORTC colorectal cancer-specific quality of life questionnaire module（QLQ-CR38）. European Organization for Research and Treatment of Cancer Study Group on Quality of Life. Eur J Cancer 1999; 35: 238-247

17) Uki J, Mendoza T, Charles MS, et al.: A brief cancer pain assessment tool in Japanese: The utility of the Japanese Brief Pain Inventory-BPI-J. J Pain Symptom Manage 1998; 16: 364-373

8 大腸癌手術後のサーベイランス

1）大腸癌根治度 A 切除後の再発に関するサーベイランス

（1）pStage 0（pTis 癌）は，切除断端や吻合部の再発を対象とした定期的な内視鏡検査を考慮する。他臓器の再発を対象としたサーベイランスは不要である。

（2）pStage Ⅰ〜pStage Ⅲは，肝，肺，局所，吻合部，リンパ節，腹膜などの再発をサーベイランスする。以下の点に留意する。

・サーベイランス期間は術後 5 年間を目安とし，術後 3 年以内はサーベイランス間隔を短めに設定する。

・直腸癌では肺転移再発と局所再発の頻度が高いことに留意する。

・再発の好発部位，発生頻度，治療効果や，本邦での臨床実状を総合的に判断して導き出された，pStage Ⅰ〜pStage Ⅲ大腸癌の治癒切除後に推奨されるサーベイランススケジュールの一例を示す。

術後経過年月　　1年　／　2年　／　3年　／　4年　／　5年

	3	6	9	12	3	6	9	12	3	6	9	12	3	6	9	12	12
結腸癌																	
問診・診察	●	●	●	●	●	●	●	●	●	●	●	●		●		●	●
腫瘍マーカー	●	●	●	●	●	●	●	●	●	●	●	●		●		●	●
胸部 CT		●		●		●		●		●		●		○		●	●
腹部 CT		●		●		●		●		●		●		○		●	●
大腸内視鏡検査				●								●					
直腸癌																	
問診・診察	●	●	●	●	●	●	●	●	●	●	●	●		●		●	●
腫瘍マーカー	●	●	●	●	●	●	●	●	●	●	●	●		●		●	●
直腸指診		●		●		●		●		●		●					
胸部 CT		●		●		●		●		●		●		○		●	●
腹部・骨盤 CT		●		●		●		●		●		●		○		●	●
大腸内視鏡検査				●				●				●					

●：pStage Ⅰ〜pStage Ⅲ大腸癌に行う。
○：pStage Ⅲ大腸癌に行う。pStage Ⅰ〜pStage Ⅱ大腸癌では省略してもよい。

2）大腸癌根治度 B 切除後および再発巣切除後のサーベイランス

(1) pStage Ⅳ症例の R0 切除後（根治度 B）と再発巣切除症例のサーベイランスは，Stage Ⅲの内容に準ずるが，転移・再発の切除臓器に再発・再々発が多いこと，5 年以降の再発頻度も比較的高いことに留意する。
(2) R1 切除のために根治度Bとなった症例は，遺残が疑われる臓器を標的とした綿密なサーベイランスを計画する。

3）異時性多重がんのサーベイランス

・異時性多発癌のサーベイランスを目的として大腸内視鏡検査を行う。

コメント

❶ サーベイランスの目的と対象
　・再発を早期に発見し治療することで予後を改善することを目的とする[1]。したがって，再発が発見された際に治療が可能な患者に対してサーベイランスを行う[2]。
❷ 再発率，再発時期，再発臓器
　・図 1～2 および表 7～10（150 ページ）に，大腸癌研究会の全国登録「2014 年症例」の検討結果を示す。対象は大腸癌研究会参加 84 施設での治癒切除大腸癌 7,215 症例で，追跡期間の中央値は 5.5 年である。
　(1) 再発期間と再発臓器ごとの再発率（図 2 153 ページ，表 7 150 ページ，表 9～10 151 ページ参照）。
　・再発は術後 3 年以内に約 87％以上，術後 5 年以内に 97％以上が出現した。
　・術後 5 年を超えてからの再発は全症例の 0.5％以下であった。
　・肝転移に比較して，肺再発の出現時期は遅い傾向があった。
　・肺再発と局所再発，吻合部再発は直腸癌に多く，腹膜転移再発は結腸癌に多かった。
　(2) pStage 別特徴（図 1 152 ページ，表 7～8 150 ページ参照）
　1．pStage Ⅰ
　・結腸癌，直腸癌の再発率はそれぞれ 3.0％，7.2％であり，直腸癌に高かった。
　・pT1 癌の再発率は 3.8％で，pT2 癌の再発率は 5.9％であった。
　・pStage Ⅱ，pStage Ⅲ症例と比較して再発の出現時期がやや遅く，再発症例の約 5％が 5 年を超えて出現した。一方，これらの症例の全症例に対する割合は約 0.2％であった。
　2．pStage Ⅱ，pStage Ⅲ
　・pStage Ⅱ，pStage Ⅲの再発率はそれぞれ 14.2％，28.7％であった。
　・両ステージ共に術後 3 年以内に再発の 85％以上が出現した。
　・全症例に占める 5 年を超えてからの再発症例の割合は，pStage Ⅱで約 0.4％，

pStage Ⅲでは 0.7％であった。

❸ 再発巣検索法

(1) 問診・診察

・患者の訴えを聴取し，身体所見をとる（腹部所見，直腸指診など）。

・直腸指診は，低位前方切除術後の吻合部再発や直腸子宮窩，直腸膀胱窩の再発の診断に有用である。

(2) 腫瘍マーカー

・血清 CEA と血清 CA19-9 を測定する。

(3) 胸部 CT

・胸部 CT にて肺転移，縦隔や頸部のリンパ節転移を検索する。

・胸部 CT を省略して胸部単純 X 線検査を行う方法もあるが[3]，単純 X 線検査は空間分解能が低く，切除可能な肺転移を見逃す危険性があることに留意する[4]。

(4) 腹部 CT

・腹部 CT にて肝転移などの腹部再発巣を検索する。疑診例には腹部 MRI を行う。

・腹部 CT を省略して腹部超音波検査を行う方法もあるが[3]，超音波検査の診断精度は検者の技量や検査臓器周囲の腸管の存在に影響される。造影超音波検査も行われるが[5]，リンパ節転移の検索も同時に行うことができる CT が推奨される[6-8]。

(5) 骨盤 CT

・直腸癌の局所（骨盤内）再発を検索する。

・再発巣と術後の瘢痕との鑑別は困難である。そのため，基準となる骨盤 CT を術後早期に行う方法もある[9]。

・骨盤内再発疑診例には骨盤 MRI，endoluminal ultrasonography，PET/CT を考慮する[10-12]。

(6) MRI

・肝転移巣や骨盤内再発巣の確認に MRI を考慮する。

(7) PET/CT

・再発疑診例における再発部位の検索と確定に有用であるが[13]，ランダム化比較試験においても，定期的な PET/CT の施行は切除可能な再発巣検出の増加に寄与しないことが示されており[14]，サーベイランスを目的とした検査法としては推奨されない[7]。

(8) 大腸内視鏡検査

・吻合部再発を検索する。経肛門的局所切除，低位前方切除などの局所再発のリスクが高い術式を施行した症例においては吻合部の評価を術後早期（術後3〜6 カ月後[15,16]，術後 6〜12 カ月後[17]）に行うことを推奨するガイドラインもある。

・異時性多発癌病巣の発見にも有効である（「⑦異時性多重がんのサーベイランス」66 ページ参照）。

（9）CT colonography
・吻合部再発の検索や異時性多発癌病巣の発見に有効であるとの報告もある
　が[18,19]，その精度に関する評価は十分に検証されておらず[15]，6 mm 以上の
　腺腫の発見率は大腸内視鏡検査に劣ることが示されている[20]。

❹ サーベイランスの有効性
・欧米で行われたランダム化比較試験の複数のメタアナリシスにおいて，大腸
　癌治癒切除術後のサーベイランスが再発巣の切除率向上と予後の改善に寄
　与することが示されている[21-27]。一方，近年の研究においても intensive な
　サーベイランスによる再発切除率の向上は示されているが[28,29]，全生存率の
　改善には否定的な結果も報告されている[29-31]。至適サーベイランスの確立に
　向けて，サーベイランスがもたらす QOL 低下や精神的負担，検査の合併症，
　医療経済への影響を含めた包括的な研究が望まれる[32,33]。

❺ 大腸癌根治度 A 切除後のサーベイランス
・63 ページに示したサーベイランススケジュールは，Stage ごとの再発頻度，
　再発の好発部位や発生時期に加え，本邦におけるサーベイランスの現況など
　を考慮して作成したものである。
・ガイドラインごとに診断モダリティやスケジュールの疎密度に差があるが，
　欧米の代表的なガイドライン（NCCN[7]，ESMO[6]，ASCO[2]，ASCRS[8]）と
　比較すると本邦における現状のサーベイランス方法は概して intensive であ
　る。
・再発後の治療効果に関して，Stage による差はないことが示されている[34]。
　したがって進行度の低い癌に対してもサーベイランスによる survival bene-
　fit は期待できるが，早期発見に関わる費用対効果はより進行度の高い癌に
　劣る。現在のところ予後への寄与度が高く，医療経済学的に効率的なことが
　科学的に検証されたサーベイランスプロトコールは存在しない。

❻ 大腸癌根治度 B 切除後と再発巣切除後のサーベイランス
・肝切除後の残肝，肺切除後の残肺など，切除した転移巣や再発巣と同一部位
　に再発，再々発することが多い。
・術後 2 年間は転移・再発巣の切除臓器のサーベイランスをより intensive（3〜
　6 カ月毎）に行う方法もある[7,35]。
・推奨すべきサーベイランス期間は定まっていない[1,36]。本邦 22 施設における
　18,841 例の根治切除症例の後方視的解析では，術後 5 年無再発生存の患者が
　それ以降に再発する頻度は Stage IV において比較的高率であり（Stage I
　0.7％，II 1.1％，III 2.2％，IV 7.0％），Stage IV（根治度 B）症例に対する 5
　年以降のサーベイランスの必要性も提唱されている[37]。

❼ 異時性多重がんのサーベイランス（CQ 27）
・Stage にかかわらず大腸癌の罹患歴は，異時性大腸癌発生のリスク要因であ
　る[38,39]。
・推奨される大腸内視鏡検査間隔は報告によって異なるが，異時性大腸癌の発
　見率は術後 3 年までに高く[40]，術後 1 年時に初回の検査を行うことが推奨さ

れる[6-8]。一方，狭窄などのために，術前に全大腸を十分に検索できなかっ
た場合は，術後6カ月以内に残存大腸の検査を行うことが望ましい[7,8,15]。
・多重がんを標的としたサーベイランスの要否に関しては，遺伝性大腸癌を鑑
別することが重要である[41]。散発性大腸癌の手術後に他臓器がん（重複がん）
の精査を定期的に行う根拠は乏しい。

文献

1) van der Stok EP, Spaander MCW, Gru¨nhagen DJ, et al.: Surveillance after curative treatment for colorectal cancer. Nat Rev Clin Oncol 2017; 14: 297-315

2) Meyerhardt JA, Mangu PB, Flynn PJ, et al.; American Society of Clinical Oncology: Follow-up care, surveillance protocol, and secondary prevention measures for survivors of colorectal cancer: American Society of Clinical Oncology clinical practice guideline endorsement. J Clin Oncol 2013; 31: 4465-4470

3) Costas-Chavarri A, Nandakumar G, Temin S, et al.: Treatment of Patients With Early-Stage Colorectal Cancer: ASCO Resource-Stratified Guideline. J Glob Oncol 2019; 5: 1-19

4) Desch CE, Benson AB 3rd, Somerfield MR, et al.; American Society of Clinical Oncology: Colorectal cancer surveillance: 2005 update of an American Society of Clinical Oncology practice guideline. J Clin Oncol 2005; 23: 8512-8519

5) Labianca R, Nordlinger B, Beretta GD, et al.; ESMO Guidelines Working Group: Early colon cancer: ESMO Clinical Practice Guidelines for diagnosis, treatment and follow-up. Ann Oncol 2013; 24 Suppl 6: vi64-vi72

6) Argilés G, Tabernero J, Labianca R, et al.; ESMO Guidelines Committee.: Localised colon cancer: ESMO Clinical Practice Guidelines for diagnosis, treatment and follow-up. Ann Oncol 2020; 31: 1291-1305

7) National Comprehensive Cancer Network: NCCN clinical practice guidelines in oncology-colon cancer, version 3, 2023　http://www.nccn.org/professionals/physician_gls/pdf/colon.pdf （accessed 5 October 2023）

8) Hardiman KM, Felder SI, Friedman G, et al.; Prepared on behalf of the Clinical Practice Guidelines Committee of the American Society of Colon and Rectal Surgeons: The American Society of Colon and Rectal Surgeons Clinical Practice Guidelines for the Surveillance and Survivorship Care of Patients After Curative Treatment of Colon and Rectal Cancer. Dis Colon Rectum 2021; 64: 517-533

9) 渡辺　正，豊田美知子，伊藤勝基，他: 直腸癌局所再発診断における経時的骨盤部CT撮影の意義．日本大腸肛門病会誌 1989; 42: 1031-1038

10) Ramirez JM, Mortensen NJM, Takeuchi N, et al.: Endoluminal ultrasonography in the follow-up of patients with rectal cancer. Br J Surg 1994; 81: 692-694

11) Löhnert MSS, Doniec JM, Henne-Bruns D: Effectiveness of endoluminal sonography in the identification of occult local rectal cancer recurrences. Dis Colon Rectum 2000; 43: 483-491

12) Moore HG, Akhurst T, Larson SM, et al.: A case-controlled study of 18-fluorodeoxyglucose positron emission tomography in the detection of pelvic recurrence in previously irradiated rectal cancer patients. J Am Coll Surg 2003; 197: 22-28

13) Flanagan FL, Dehdashti F, Ogunbiyi OA, et al.: Utility of FDG-PET for investigating unexplained plasma CEA elevation in patients with colorectal cancer. Ann Surg 1998; 227: 319-323

14) Monteil J, Le Brun-Ly V, Cachin F, et al.: Comparison of 18FDG-PET/CT and conventional follow-up methods in colorectal cancer: A randomized prospective study. Dig Liver Dis 2021; 53: 231-237

15) Kahi CJ, Boland CR, Dominitz JA, et al.: Colonoscopy Surveillance After Colorectal Cancer Resection: Recommendations of the US Multi-Society Task Force on Colorectal Cancer. Gastroenterology 2016; 150: 758-768

16) Rusiecki J, Cifu AS: Colonoscopy surveillance after colorectal cancer resection. JAMA 2017; 318: 2346-2347

17) Steele SR, Chang GJ, Hendren S, et al.; Clinical Practice Guidelines Committee of the American Society of Colon and Rectal Surgeons: Practice Guideline for the Surveillance of Patients After Curative Treatment of Colon and Rectal Cancer. Dis Colon Rectum 2015; 58: 713-725

18) Pickhardt PJ, Edwards K, Bruining DH, et al.: Prospective Trial Evaluating the Surgical Anastomosis at One-Year Colorectal Cancer Surveillance: CT Colonography Versus Optical Colonoscopy and Implications for Patient Care. Dis Colon Rectum 2017; 60: 1162-1167

19) Porté F, Uppara M, Malietzis G, et al.: CT colonography for surveillance of patients with colorectal cancer: Systematic review and meta-analysis of diagnostic efficacy. Eur Radiol 2017; 27: 51-60

20) Weinberg DS, Pickhardt PJ, Bruining DH, et al.: Computed Tomography Colonography vs Colonoscopy for Colorectal Cancer Surveillance After Surgery. Gastroenterology 2018; 154: 927-934. e4

21) Renehan AG, Egger M, Saunders MP, et al.: Impact on survival of intensive follow up after curative resection for colorectal cancer: systematic review and meta-analysis of randomised trial. BMJ 2002; 324: 813

22) Figueredo A, Rumble RB, Maroun J, et al.; Gastrointestinal Cancer Disease Site Group of Cancer Care Ontario's Program in Evidence-based Care: Follow-up of patients with curatively resected colorectal cancer: a practice guideline. BMC Cancer 2003; 6: 26

23) Renehan AG, Egger M, Saunders MP, et al.: Mechanisms of improved survival from intensive followup in colorectal cancer: a hypothesis. Br J Cancer 2005; 92: 430-433

24) Jeffery M, Hickey BE, Hider PN: Follow-up strategies for patients treated for non-metastatic colorectal cancer. Cochrane Database Syst Rev 2007; 24: CD002200

25) Tjandra JJ, Chan MK: Follow-up after curative resection of colorectal cancer: a meta-analysis. Dis Colon Rectum 2007; 50: 1783-1799

26) Pita-Fernández S, Alhayek-Aí M, González-Martín C, et al.: Intensive follow-up strategies improve outcomes in nonmetastatic colorectal cancer patients after curative surgery: a systematic review and meta-analysis. Ann Oncol 2015; 26: 644-656

27) Zhao Y, Yi C, Zhang Y, et al.: Intensive follow-up strategies after radical surgery for nonmetastatic colorectal cancer: A systematic review and meta-analysis of randomized controlled trials. PLoS One 2019; 14: e0220533

28) Primrose JN, Perera R, Gray A, et al.; FACS Trial Investigators: Effect of 3 to 5 years of scheduled CEA and CT follow-up to detect recurrence of colorectal cancer: the FACS randomized clinical trial. JAMA 2014; 311: 263-270

29) Jeffery M, Hickey BE, Hider PN. Follow-up strategies for patients treated for non-metastatic colorectal cancer. Cochrane Database Syst Rev 2019; 9: CD002200

30) Mokhles S, Macbeth F, Farewell V, et al.: Meta-analysis of colorectal cancer follow-up after potentially curative resection. Br J Surg 2016; 103: 1259-1268

31) Wille-Jørgensen P, Syk I, Smedh K, et al.; COLOFOL Study Group: Effect of More vs Less Frequent Follow-up Testing on Overall and Colorectal Cancer-Specific Mortality in Patients With Stage II or III Colorectal Cancer: The COLOFOL Randomized Clinical Trial. JAMA 2018; 319: 2095-2103

32) Kuntz KM, Popp J, Beck JR, et al.: Cost-effectiveness of surveillance with CT colonography after resection of colorectal cancer. BMJ Open Gastro 2020; 7: e000450

33) Allaire B, Skinner R, King G, et al.: An economic evaluation of reducing colorectal cancer surveillance intensity. J Comp Eff Res 2022; 11: 99-107

34) Tsikitis VL, Malireddy K, Green EA, et al.: Postoperative surveillance recommendations for early stage colon cancer based on results from the clinical outcomes of surgical therapy trial. J Clin Oncol 2009; 27: 3671-3676

35) Metcalfe MS, Mullin EJ, Maddern GJ: Choice of surveillance after hepatectomy for colorectal metastases. Arch Surg 2004; 139: 749-754

36) Hyder O, Dodson RM, Mayo SC, et al.: Post-treatment surveillance of patients with colorectal cancer with surgically treated liver metastases. Surgery 2013; 154: 256-265

37) Okamura R, Hida K, Nishizaki D, et al.: Proposal of a stage-specific surveillance strategy for colorectal cancer patients: A retrospective analysis of Japanese large cohort. Eur J Surg Oncol 2018; 44: 449-455

38) Green RJ, Metlay JP, Propert K, et al.: Surveillance for second primary colorectal cancer after adjuvant chemotherapy: an analysis of Intergroup 0089. Ann Intern Med 2002; 136: 261-269

39) 石黒めぐみ, 望月英隆, 杉原健一, 他: 大腸癌に合併する多発癌・重複がんに関するフォローアップについて. 日本大腸肛門病会誌 2006; 59: 863-868

40) Fuccio L, Rex D, Ponchon T, et al.: New and Recurrent Colorectal Cancers After Resection: a Systematic Review and Meta-analysis of Endoscopic Surveillance Studies. Gastroenterology 2019; 156: 1309-1323.e3

41) 大腸癌研究会編: 遺伝性大腸癌診療ガイドライン 2024 年版, 金原出版, 東京, 2024 年

Clinical Questions

CQ 1：内視鏡切除された pT1 大腸癌の追加治療の適応基準は何か？

① 垂直断端陽性（浸潤部）の場合は外科切除を追加することを強く推奨する。（推奨度 1・エビデンスレベル C，合意率：96%）

② 切除標本の組織学的検索で以下の一因子でも認めれば，追加治療としてリンパ節郭清を伴う腸切除を弱く推奨する。（推奨度 2・エビデンスレベル B，合意率：96%）

　（1）T1b（SM 浸潤度 1,000 μm 以上）

　（2）脈管侵襲陽性

　（3）低分化腺癌，印環細胞癌，粘液癌

　（4）浸潤先進部の簇出（budding）BD2/3

注）

・垂直断端陽性とは，浸潤部で癌が粘膜下層断端に露出しているものである。

・脈管侵襲とは，リンパ管侵襲と静脈侵襲をいう。

　垂直断端陽性（浸潤部）の場合は断端陰性と比べて，癌の局所遺残や，切除標本による浸潤先進部の正確な病理組織診断ができない，などの問題から，経過観察した場合の再発リスクが高いと考えられる。エビデンスレベルは C であるが，害と益のバランスを考慮し「強い推奨」とした。

　浸潤癌である pT1 癌の治療の原則はリンパ節郭清を伴う腸切除である。しかし，転移リスクが極めて低い pT1 癌が存在することも事実であり，そのような症例に対して結果的には過剰治療となる追加切除を可及的に減じることが本基準の作成目的である。現在のところ，リンパ節転移（pN）を確実に予知できる診断法は存在しないが，転移リスクの高低を追加治療実施の判断材料として利用することが可能である。

　pT1 癌の所属リンパ節転移リスク因子として，粘膜下層の浸潤距離（SM 浸潤度）[1]，低分化腺癌・印環細胞癌・粘液癌などの組織型[2]，浸潤先進部の低分化領域・粘液結節の存在，簇出，脈管侵襲などが報告されている[2,3]。上記の追加治療の適応基準は，『大腸癌取扱い規約』（第 2 版，1980 年）[4]に記載されてきた pT1 癌の追加腸切除の 3 項目（①明らかな脈管内癌浸潤，②低分化腺癌あるいは未分化癌，③断端近傍までの massive な癌浸潤）をもとに作成されたものであり，「massive な癌浸潤」は『大腸癌取扱い規約』の第 5 版（1994 年）において「たとえば約 200〜300 μm を超えた程度の"きわめて浅い浸潤"より深い浸潤」と具体的記述に改訂された[5]。その後の本邦における症例集積研究から，追加腸切除を考慮する条件として SM 浸潤度 1,000 μm が基準とされ，『大腸癌治療ガイドライン医師用 2005 年版』よりリンパ節転移危険因子として記載された[6]。ただし，SM 浸潤度 1,000 μm 以上であっても 9 割程度はリンパ節転移がないわけであり[1,6,7]，SM 浸潤度以外のリンパ節転移危険因子，病変の局在，個々の症例の身体的・社会的背景，患者自身の意思等を十分に考慮し，内科・外科・病理医における多職種で十分な議論の上で，追加治療の適応を決定することが重要である。以上を踏まえて，pT1 癌のリンパ節転移リスク因子を 1 つでも認める場合には追加腸切除を「弱い推奨」とした。

　なお，SM 浸潤度 1,000 μm 以上のみのリスク因子であれば，リンパ節転移率が比較的低い

ことが報告されている[8,9]。大腸癌研究会プロジェクト研究において，癌の組織型を主組織型ではなく最も低い分化度成分で評価した場合，SM 浸潤度以外のリンパ節転移リスク因子がすべて陰性の SM 浸潤度 1,000 μm 以上のリンパ節転移率は 1.3％（95％信頼区間 0-2.4％）であった[9]。メタ解析においても，SM 浸潤度 1,000 μm 以上あるいは SM2-3 はリンパ節転移リスクの独立した予測因子（オッズ比 2.14％，95％信頼区間 0.96-3.12％）でないことが報告されている[10]。ただし，最近の大腸癌研究会プロジェクト研究の結果によると，SM 浸潤度 2,000 μm 以上のリンパ節転移率は 11.0％であり，ノモグラムによるリンパ節転移リスク予測モデルの結果から SM 浸潤度 2,000 μm 以上の場合にはリンパ節転移のリスクがより高いことが示されている[11]。今後さらなるエビデンスの集積が必要ではあるが，SM 浸潤度 2,000 μm 以上の場合には他のリンパ節転移リスク因子が陰性であっても追加腸切除をより考慮すべきであろう。

　2009 年版で追加治療を考慮すべき因子として簇出（budding）を追加したが[12]，さらに他の病理組織学的因子に関するプロジェクト研究も進行中である。また，転移再発した場合はサルベージ手術が適応できない場合が多く，癌死の可能性もあり[13]，そのリスクを外科医も含めて議論する必要がある。多施設共同研究からは追加治療の適応基準の妥当性の検討結果が報告されている[14-17]。なお，海外における追加治療の適応基準として，米国の National Comprehensive Cancer Network（NCCN）のガイドラインでは，脈管侵襲陽性，組織分化型 Grade 3/4 の病理学的因子[18]，欧州の European Society for Medical Oncology（ESMO）のガイドラインでは，脈管侵襲陽性，grade 3 differentiation，簇出（budding）grade＞1[19]が推奨されている。

〔内視鏡切除後の pT1 癌の治療方針〕

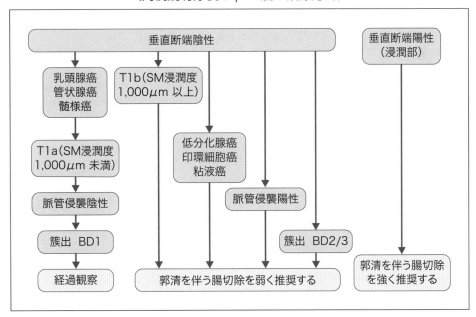

投票結果 ………

推奨度	行うことを		行わないことを		推奨度なし
	強く推奨する	弱く推奨する	弱く推奨する	強く推奨する	
CQ1-①	96%　(22/23)	4%　(1/23)	0%	0%	0%
CQ1-②	4%　(1/23)	96%　(22/23)	0%	0%	0%

文　献

1) Kitajima K, Fujimori T, Fujii S, et al.: Correlations between lymph node metastasis and depth of submucosal invasion in submucosal invasive colorectal carcinoma: a Japanese collaborative study. J Gastroenterol 2004; 39: 534-543

2) Ueno H, Mochizuki H, Hashiguchi Y, et al.: Risk factors for an adverse outcome in early invasive colorectal carcinoma. Gastroenterology 2004; 127: 385-394

3) Tanaka S, Haruma K, Oh-E H, et al.: Conditions of curability after endoscopic resection for colorectal carcinoma with submucosally massive invasion. Oncol Rep 2000; 7: 783-788

4) 大腸癌研究会編: 大腸癌取扱い規約, 第2版, 金原出版, 東京, 1980

5) 大腸癌研究会編: 大腸癌取扱い規約, 第5版, 金原出版, 東京, 1994

6) 大腸癌研究会編: 大腸癌治療ガイドライン医師用2005年版, 金原出版, 東京, 2005

7) 武田　純, 長廻　紘, 奥山　隆, 他: 5. 大腸sm癌の取り扱い. b. 内視鏡治療後の追加手術が必要な条件. 大腸疾患NOW 2004, 日本メディカルセンター, 東京, 2004: 60-69

8) Nakadoi K, Tanaka S, Kanao H, et al.: Management of T1 colorectal carcinoma with special reference to criteria for curative endoscopic resection. J Gastroenterol Hepatol 2012; 27: 1057-1062.

9) 味岡洋一, 大倉康男, 池上雅博, 他: 早期大腸癌の内視鏡治療の適応拡大 (1) T1b癌 (1,000μm以深SM癌) リンパ節転移リスク層別化の検討. 大腸疾患NOW 2016大腸癌の診断と治療update, 日本メディカルセンター, 東京, 2016: 63-77

10) Zwager LW, Bastiaansen BAJ, Montazeri NSM, et al.: Deep Submucosal Invasion Is Not an Independent Risk Factor for Lymph Node Metastasis in T1 Colorectal Cancer: A Meta-Analysis. Gastroenterology 2022; 163: 174-189

11) Kajiwara Y, Oka S, Tanaka S, et al.: Nomogram as a novel predictive tool for lymph node metastasis in T1 colorectal cancer treated with endoscopic resection: a nationwide, multicenter study. Gastrointest Endosc 2023; 97: 1119-1128.e5

12) 大腸癌研究会編: 大腸癌治療ガイドライン医師用2009年版, 金原出版, 東京, 2009

13) 斉藤裕輔, 岡　志郎, 田中信治, 他: 内視鏡摘除後大腸T1 (SM) 癌の転移・再発に関する多施設共同研究　大腸癌研究会プロジェクト研究の結果から. 胃と腸 2015: 50: 448-456

14) Oka S, Tanaka S, Kanao H, et al.: Mid-term prognosis after endoscopic resection for submucosal colorectal carcinoma: summary of a multicenter questionnaire survey conducted by the colorectal endoscopic resection standardization implementation working group in Japanese Society for Cancer of the Colon and Rectum. Dig Endosc. 2011; 23: 190-194

15) Ikematsu H, Yoda Y, Matsuda T, et al.: Long-term outcomes after resection for submucosal invasive colorectal cancers. Gastroenterology 2013; 144: 551-559

16) Tamaru Y, Oka S, Tanaka S, et al.: Long-term outcomes after treatment for T1 colorectal carcinoma: a multicenter retrospective cohort study of Hiroshima GI Endoscopy Research Group. J Gastroenterol 2017; 52: 1169-1179

17) Oka S, Tanaka S, Kajiwara Y, et al.: Treatment Decision for Locally Resected T1 Colorectal Carcinoma-Verification of the Japanese Guideline Criteria for Additional Surgery Based on Long-Term Clinical Outcomes. Am J Gastroenterol 2024 Epub ahead of print

18) NCCN Clinical Practice Guidelines in Oncology: Colon Cancer ver. 1.2024 https://www.nccn.org/professionals/physician_gls/pdf/colon.pdf (2024/5/14 accessed)

19) Argilés G, Tabernero J, Labianca R, et al.: Localised colon cancer: ESMO Clinical Practice Guidelines for diagnosis, treatment and follow-up. Ann Oncology 2020; 31: 1291-1305

CQ 2：早期大腸癌の内視鏡切除後にサーベイランスは推奨されるか？

① 内視鏡切除の結果が一括切除かつ断端陰性の場合には異時性大腸腫瘍の検索を目的として1年後の内視鏡検査によるサーベイランスを行うことを弱く推奨する。（推奨度2・エビデンスレベル B，合意率：96％）

② 内視鏡切除の結果が分割切除，水平断端陽性の場合には局所再発のリスクが上昇するために，6カ月前後での内視鏡検査によるサーベイランスを行うことを強く推奨する。（推奨度1・エビデンスレベル B，合意率：100％）

③ pT1 癌で追加腸切除を行わなかった場合には，リンパ節転移や遠隔転移による再発の検索を目的として，内視鏡検査に加えて CT 検査などの画像診断や腫瘍マーカーなどを用いたサーベイランスを行うことを強く推奨する。（推奨度1・エビデンスレベル B，合意率：100％）

　早期大腸癌を内視鏡切除した後の異時性大腸腫瘍発生を評価した報告はほとんどなく，多くの報告は high grade dysplasia（HGD）（本邦の pTis 癌に相当）を含む advanced neoplasia（AN）の切除後の検討である。初回検査で HGD を有する場合の経過観察中の異時性 AN の発生リスク比は大腸腫瘍がなかった群の 6.9 倍であり，10 mm 以上の腺腫，絨毛腺腫と同等である[1]。サーベイランスの是非については，米国の National polyp study の長期コホート研究の結果から，HGD を含む大腸腫瘍に対する内視鏡切除後にサーベイランス検査が定期的に実施されれば，15.8 年の経過観察において大腸癌死亡率が 53％抑制されると報告された[2]。一方，AN 切除後，サーベイランスを行わない場合，サーベイランス群と比較し，異時性大腸癌のリスクが 4.26 倍に増加するという報告がある[3]。以上より早期大腸癌の内視鏡切除後のサーベイランスは必須と考えられる。米国および欧州のガイドラインでは HGD 切除後の推奨サーベイランス間隔は 3 年と設定されている[4,5]。ポーランドの National screening program を基にした研究から，HGD および 20 mm 以上の腫瘍の内視鏡切除後の大腸癌罹患および死亡のリスクがそれ以外の AN の 2 倍以上となることが報告された[6]。また，本邦で実施された大腸 ESD 症例を対象とした長期コホート研究（CREATE-J）の結果より，20 mm 以上（約 50％が pTis または pT1 癌）の 1437 症例の長期経過観察中（観察期間中央値 46.0 カ月）に 15 例（1.0％）の異時性大腸浸潤癌が発生した。異時癌発見までの期間の中央値は 26.8 カ月であり，ESD 後 2 回目のサーベイランスで発見された症例が多く，15 例中 13 例が外科的治療を実施されていた[7]。以上より，3 年後では頻度は低いが異時性大腸癌が発見された場合には，内視鏡切除が困難な進行度である可能性が高いために，初回に早期大腸癌の内視鏡切除を行った後のサーベイランス間隔は 1 年が妥当である。2020 年に発刊された本邦の「大腸内視鏡スクリーニングとサーベイランスガイドライン」においても pTis または pT1 症例の内視鏡サーベイランスは 1 年後が推奨されている[8,9]。

　早期大腸癌の内視鏡切除の結果が分割切除または水平断端陽性であった場合には，内視鏡切除の方法に関わらず局所再発のリスクが上昇する。特に分割切除後の局所再発は 9.1〜27.5％で 2 年以内に発生することが多い[10-14]。分割切除後の最適なサーベイランス期間を検証する目的に，本邦および台湾で多施設無作為化比較試験が実施された。その結果，3 カ月

後と 6 カ月後のサーベイランスで発見された局所再発病変はいずれも内視鏡的にサルベージ可能であり，24 カ月後の再発率も同等であったために 6 カ月後が最適と結論した[15]。欧州のガイドラインおよび本邦の「大腸 EMR/ESD ガイドライン（第 2 版）」では，分割切除後の内視鏡サーベイランスを 6 カ月前後に実施することが推奨されている[5,16]。また，初回の内視鏡検査における前処置不良や検査精度の低下は，Post colonoscopy colorectal cancer の原因と考えられており 1 年以内の短い間隔でのサーベイランスが望ましい[5,17,18]。

　本邦の多施設後ろ向きコホート研究（787 名，60.5 カ月）の結果，追加治療考慮因子を有する pT1（SM）癌の内視鏡切除単独群は，5 年無再発生存率が 89％で，累積再発割合が 6.6％であった[19]。特に直腸癌では結腸癌と比較し再発率が著明に高く（1.4％ vs. 16.2％），追加切除が施行できない場合には，手術後に準じた画像診断，腫瘍マーカーを含む慎重な経過観察が必須である[20]。また，本研究においては追加治療考慮因子を有さない直腸 pT1（SM）癌においても 6.3％の再発を認めた[20]。以上より，pT1 癌で追加腸切除を行わなかった症例においては，CT などの画像診断や腫瘍マーカーなどを用いたサーベイランスが推奨される。

投票結果 ··

推奨度	行うことを		行わないことを		推奨度なし
	強く推奨する	弱く推奨する	弱く推奨する	強く推奨する	
CQ2-①	4%　（1/23）	96%　（22/23）	0%	0%	0%
CQ2-②	100%　（23/23）	0%	0%	0%	0%
CQ2-③	100%　（23/23）	0%	0%	0%	0%

文　献

1) Lieberman DA, Weiss DG, Harford WV, et al.: Five-year colon surveillance after screening colonoscopy. Gastroenterology 2007; 133: 1077-1085

2) Zauber AG, Winawer SJ, O'Brien MJ, et al.: Colonoscopic polypectomy and long-term prevention of colorectal-cancer deaths. N Engl J Med 2012; 366: 687-696

3) Cottet V, Jooste V, Fournel I, et al.: Long-term risk of colorectal cancer after adenoma removal: a population-based cohort study. Gut 2012; 61: 1180-1186

4) Gupta S, Lieberman D, Anderson JC, et al.: Recommendations for Follow-Up After Colonoscopy and Polypectomy: A Consensus Update by the US Multi-Society Task Force on Colorectal Cancer. Gastroenterology 2020; 115: 415-434

5) Hassan C, Antonelli G, Dumonceau JM, et al.: Post-polypectomy colonoscopy surveillance: European Society of Gastrointestinal Endoscopy (ESGE) Guideline - Update 2020. Endoscopy 2020; 52: 687-700

6) Wieszczy P, Kaminski MF, Franczyk R, et al.: Colorectal Cancer Incidence and Mortality After Removal of Adenomas During Screening Colonoscopies. Gastroenterology 2020; 158: 875-883 e5

7) Ohata K, Kobayashi N, Sakai E, et al.: Long-term Outcomes After Endoscopic Submucosal Dissection for Large Colorectal Epithelial Neoplasms: A Prospective, Multicenter, Cohort Trial From Japan. Gastroenterology 2022; 163: 1423-1434 e2

8) 斎藤　豊，岡　志郎，河村卓二，他: 大腸内視鏡スクリーニングとサーベイランスガイドライン. Gastroenterol Endosc 2020; 62: 1521-1560

9) Saito Y, Oka S, Kawamura T, et al.: Colonoscopy screening and surveillance guidelines. Dig Endosc 2021; 33: 486-519

10) Hotta K, Fujii T, Saito Y, et al.: Local recurrence after endoscopic resection of colorectal tumors. Int J Colorectal Dis 2009; 24: 225-230

11) Moss A, Williams SJ, Hourigan LF, et al.: Long-term adenoma recurrence following wide-field endoscopic mucosal resection (WF-EMR) for advanced colonic mucosal neoplasia is infrequent: results and risk factors in 1000 cases

from the Australian Colonic EMR（ACE）study. Gut 2015; 64: 57-65

12) Oka S, Tanaka S, Saito Y, et al.: Local recurrence after endoscopic resection for large colorectal neoplasia: a multicenter prospective study in Japan. Am J Gastroenterol 2015; 110: 697-707

13) Niimi K, Fujishiro M, Kodashima S, et al.: Long-term outcomes of endoscopic submucosal dissection for colorectal epithelial neoplasms. Endoscopy 2010; 42: 723-729

14) Shigita K, Oka S, Tanaka S, et al.: Long-term outcomes after endoscopic submucosal dissection for superficial colorectal tumors. Gastrointest Endosc 2017; 85: 546-553

15) Nakajima T, Sakamoto T, Hori S, et al.: Optimal surveillance interval after piecemeal endoscopic mucosal resection for large colorectal neoplasia: a multicenter randomized controlled trial. Surg Endosc 2022; 36: 515-525.

16) 田中信治, 樫田博史, 斎藤　豊, 他: 大腸ESD/EMRガイドライン（第2版）. Gastroenterol Endosc 2019; 61: 1323-1344

17) le Clercq CM, Bouwens MW, Rondagh EJ, et al.: Postcolonoscopy colorectal cancers are preventable: a population-based study. Gut 2014; 63: 957-963

18) Kim JS, Kang SH, Moon HS, et al.: Impact of Bowel Preparation Quality on Adenoma Identification During Colonoscopy and Optimal Timing of Surveillance. Dig Dis Sci 2015; 60: 3092-3099

19) Yoda Y, Ikematsu H, Matsuda T, et al.: A large-scale multicenter study of long-term outcomes after endoscopic resection for submucosal invasive colorectal cancer. Endoscopy 2013; 45: 718-724

20) Ikematsu H, Yoda Y, Matsuda T, et al.: Long-term outcomes after resection for submucosal invasive colorectal cancers. Gastroenterology 2013; 144: 551-559; quiz e14

CQ3：大腸癌に対するロボット支援手術は推奨されるか？

① ロボット支援手術は，直腸癌手術の選択肢の1つとして行うことを強く推奨する。（推奨度1・エビデンスレベルB，合意率：74%）

② また，結腸癌手術の選択肢の1つとして行うことを弱く推奨する。（推奨度2・エビデンスレベルC，合意率：96%）

＜ロボット支援手術について＞

　海外の大規模ランダム化比較試験やコクランレビューにおいて[1-12]，腹腔鏡下手術では開腹手術と比較して，手術時間が長い一方，出血量の減少，術後疼痛軽減，術後腸管蠕動の早期回復や入院期間が短いなどの短期成績が優れていることが報告されている[1,4-8]。また，合併症発生率，および長期成績は同等であることが示されている[3,5,9-12]。これらから，腹腔鏡下手術は大腸癌手術の選択肢の1つとして受け入れられている。一方，直線的な鉗子による可動域制限や，術者または助手の手ぶれによる不安定性など，腹腔鏡下手術の技術的課題も指摘されている。ロボット支援手術は，従来型腹腔鏡下手術にはない，多関節で可動域の広い鉗子，手ブレ防止機構，モーションスケールによる精密な操作，安定した高解像度3次元画像下での操作などの特徴を有し，腹腔鏡下手術の技術的課題を克服することが期待されている。ロボット支援手術は，2018年4月から直腸癌に対して，また，2022年4月からは結腸癌に対して保険適用となっている。

＜直腸癌に対するロボット支援手術＞

　多くのコホート研究やメタアナリシスから，直腸癌に対するロボット支援手術は，腹腔鏡下手術に比べて，開腹移行率と泌尿生殖機能障害の減少が示されている[13-23]。Circumferential resection margin（CRM）陽性率，合併症発生率，在院期間に関しては，ロボット支援

手術が優れるまたは同等と報告されている[13,15,17-19,24]。一方，手術時間が長く，コストが高いことが指摘されている[25]。また，再発率・生存率は腹腔鏡下手術と同等と報告されている[13,19,26,27]。

National Clinical Database を用いた国内からの大規模コホート研究では，20,220例の低位前方切除術において，ロボット支援手術は腹腔鏡下手術に比べ，開腹移行率が有意に低いことが示された（0.7% vs. 2.0%；p＜0.001）。また出血量，在院死亡率，術後在院期間に関してはロボット支援手術が良好で，手術時間，退院後30日以内の再入院率に関しては腹腔鏡手術が良好であることが示された[28]。

ロボット支援手術に関する最初の大規模ランダム化比較試験であるROLARR試験（ロボット支援群237例/腹腔鏡下群234例）では，主要評価項目である開腹移行率は，腹腔鏡下手術12.2%に対してロボット支援手術8.1%であるものの，その優越性は統計学的には証明されなかった[25]。

腫瘍学的長期成績を主要評価項目としたランダム化比較試験であるREAL試験（ロボット支援群586例/腹腔鏡下群585例）において，副次評価項目の報告として，ロボット支援手術は，腹腔鏡下手術よりもCRM陽性率が低く（4.0% vs. 7.2%；p＝0.023），術後合併症が少ない（16.2% vs. 23.1%；p＝0.023）ことが示された[29]。

＜結腸癌に対するロボット支援手術＞

海外の大規模データベースを用いたコホート研究やメタアナリシスからは，結腸癌に対するロボット支援手術は，腹腔鏡下手術に比べて，開腹移行率と合併症発生率が低い，在院期間が短い，郭清リンパ節個数が多いなど，短期成績で優れていることが示されている[30-36]。一方，手術時間が長くコストが高いことが指摘されている[32]。再発率・生存率に関する報告は限定的であるものの，腹腔鏡下手術と同等と報告されている[36-39]。

右側結腸癌に対するロボット支援手術に関するランダム化比較試験では，腹腔鏡下手術と比べて，短期および長期成績に差はないと報告されているが，片群35例の小規模試験の結果である[38]。

＜導入に関する注意喚起＞

大腸癌に対するロボット支援手術の導入において，日本内視鏡外科学会の「ロボット支援内視鏡手術導入に関する指針（全領域共通）」および「消化器外科領域ロボット支援内視鏡手術導入に関する指針」の術者条件・施設条件を遵守する必要がある。

投票結果

推奨度	行うことを		行わないことを		推奨度なし
	強く推奨する	弱く推奨する	弱く推奨する	強く推奨する	
CQ3-①	74%（17/23）	26%（6/23）	0%	0%	0%
CQ3-②	0%	96%（22/23）	0%	0%	4%（1/23）

文 献

1) Lacy AM, García-Valdecasas JC, Delgado S, et al.: Laparoscopy-assisted colectomy versus open colectomy for treatment of non-metastatic colon cancer: a randomised trial. Lancet 2002; 359: 2224-2229

2) Weeks, J. C, Nelson H, Gelber S, et al.: Short-term quality-of-life outcomes following laparoscopic-assisted colectomy vs open colectomy for colon cancer: a randomized trial. Jama 2002; 287: 321-328.

3) Clinical Outcomes of Surgical Therapy Study Group; Nelson H, Sargent DJ, Wieand HS, et al.: A comparison of laparoscopically assisted and open colectomy for colon cancer. N Engl J Med 2004; 350: 2050-2059.

4) Veldkamp, R Kuhry E, Hop WC, et al.: Laparoscopic surgery versus open surgery for colon cancer: short-term

outcomes of a randomised trial. Lancet Oncol 2005; 6: 477-484.

5) Leung KL, Kwok SP, Lam SC, et al.: Laparoscopic resection of rectosigmoid carcinoma: prospective randomised trial. Lancet 2004; 363: 1187-1192.

6) Schwenk W, Haase O, Neudecker J, et al.: Short term benefits for laparoscopic colorectal resection. Cochrane Database Syst Rev 2005; 2005: CD003145

7) Guillou PJ, Quirke P, Thorpe H, et al.; MRC CLASICC trial group: Short-term endpoints of conventional versus laparoscopic-assisted surgery in patients with colorectal cancer (MRC CLASICC trial): multicentre, randomised controlled trial. Lancet 2005; 365: 1718-1726

8) Yamamoto S, Inomata M, Katayama H, et al.; Japan Clinical Oncology Group Colorectal Cancer Study Group: Short-term surgical outcomes from a randomized controlled trial to evaluate laparoscopic and open D3 dissection for stage II/III colon cancer: Japan Clinical Oncology Group Study JCOG 0404. Ann Surg 2014; 260: 23-30

9) Jayne DG, Guillou PJ, Thorpe H, et al.; UK MRC CLASICC Trial Group: Randomized trial of laparoscopic-assisted resection of colorectal carcinoma: 3-year results of the UK MRC CLASICC Trial Group. J Clin Oncol. 2007 Jul 20; 25 (21): 3061-8

10) Kuhry E, Schwenk WF, Gaupset R, et al.: Long-term results of laparoscopic colorectal cancer resection. Cochrane Database Syst Rev 2008; 2008: CD003432

11) Colon Cancer Laparoscopic or Open Resection Study Group; Buunen M, Veldkamp R, Hop WC, et al.: Survival after laparoscopic surgery versus open surgery for colon cancer: long-term outcome of a randomised clinical trial. Lancet Oncol 2009; 10: 44-52

12) Green BL, Marshall HC, Collinson F, et al.: Long-term follow-up of the Medical Research Council CLASICC trial of conventional versus laparoscopically assisted resection in colorectal cancer. Br J Surg 2013; 100: 75-82

13) Xiong B, Ma L, Huang W, et al.: Robotic versus laparoscopic total mesorectal excision for rectal cancer: a meta-analysis of eight studies. J Gastrointest Surg 2015; 19: 516-526

14) Broholm M, Pommergaard HC, Gögenür I: Possible benefits of robot-assisted rectal cancer surgery regarding urological and sexual dysfunction: a systematic review and meta-analysis. Colorectal Dis 2015; 17: 375-381

15) Zhang X, Wei Z, Bie M, et al.: Robot-assisted versus laparoscopic-assisted surgery for colorectal cancer: a meta-analysis. Surg Endosc 2016; 30: 5601-5614

16) Sun Y, Xu H, Li Z, Han J, et al.: Robotic versus laparoscopic low anterior resection for rectal cancer: a meta-analysis. World J Surg Oncol 2016; 14: 61

17) Prete FP, Pezzolla A, Prete F, et al.: Robotic Versus Laparoscopic Minimally Invasive Surgery for Rectal Cancer: A Systematic Review and Meta-analysis of Randomized Controlled Trials. Ann Surg 2018; 267: 1034-1046

18) Ng KT, Tsia AKV, Chong VYL: Robotic Versus Conventional Laparoscopic Surgery for Colorectal Cancer: A Systematic Review and Meta-Analysis with Trial Sequential Analysis. World J Surg 2019; 43: 1146-1161

19) Han C, Yan P, Jing W, et al.: Clinical, pathological, and oncologic outcomes of robotic-assisted versus laparoscopic proctectomy for rectal cancer: A meta-analysis of randomized controlled studies. Asian J Surg 2020; 43: 880-890

20) Wee IJY, Kuo LJ, Ngu JC: Urological and sexual function after robotic and laparoscopic surgery for rectal cancer: A systematic review, meta-analysis and meta-regression. Int J Med Robot 2021; 17: 1-8

21) Fleming CA, Cullinane C, Lynch N, et al.: Urogenital function following robotic and laparoscopic rectal cancer surgery: meta-analysis. Br J Surg 2021; 108: 128-137

22) Flynn J, Larach JT, Kong JCH, et al.: Patient-Related Functional Outcomes After Robotic-Assisted Rectal Surgery Compared With a Laparoscopic Approach: A Systematic Review and Meta-analysis. Dis Colon Rectum 2022; 65: 1191-1204

23) Tang B, Gao G, Ye S, et al.: Male urogenital function after robot-assisted and laparoscopic total mesorectal excision for rectal cancer: a prospective cohort study. BMC Surg 2022; 22: 185

24) Wang X, Cao G, Mao W, et al.: Robot-assisted versus laparoscopic surgery for rectal cancer: A systematic review and meta-analysis. J Cancer Res Ther 2020; 16: 979-989

25) Jayne D, Pigazzi A, Marshall H, et al. Effect of Robotic-Assisted vs Conventional Laparoscopic Surgery on Risk of Conversion to Open Laparotomy Among Patients Undergoing Resection for Rectal Cancer: The ROLARR Randomized Clinical Trial. JAMA 2017; 318: 1569-1580

26) Collinson FJ, Jayne DG, Pigazzi A, et al.: An international, multicentre, prospective, randomised, controlled, unblinded, parallel-group trial of robotic-assisted versus standard laparoscopic surgery for the curative treat-

ment of rectal cancer. Int J Colorectal Dis 2012; 27: 233-241

27) Park EJ, Cho MS, Baek SJ, et al. Long-term oncologic outcomes of robotic low anterior resection for rectal cancer: a comparative study with laparoscopic surgery. Ann Surg 2015; 261: 129-137

28) Matsuyama T, Endo H, Yamamoto H, et al.: Outcomes of robot-assisted versus conventional laparoscopic low anterior resection in patients with rectal cancer: propensity-matched analysis of the National Clinical Database in Japan. BJS Open 2021; 5: zrab083

29) Feng Q, Yuan W, Li T, et al; REAL Study Group: Robotic versus laparoscopic surgery for middle and low rectal cancer (REAL): short-term outcomes of a multicentre randomised controlled trial. Lancet Gastroenterol Hepatol 2022; 7: 991-1004

30) Schootman M, Hendren S, Loux T, et al.: Differences in Effectiveness and Use of Robotic Surgery in Patients Undergoing Minimally Invasive Colectomy. J Gastrointest Surg 2017; 21: 1296-1303

31) Huang YJ, Kang YN, Huang YM, et al.: Effects of laparoscopic vs robotic-assisted mesorectal excision for rectal cancer: An update systematic review and meta-analysis of randomized controlled trials. Asian J Surg 2019; 42: 657-666

32) Ma S, Chen Y, Chen Y, et al.: Short-term outcomes of robotic-assisted right colectomy compared with laparoscopic surgery: A systematic review and meta-analysis. Asian J Surg 2019; 42: 589-598

33) Dohrn N, Klein MF, Gögenur I: Robotic versus laparoscopic right colectomy for colon cancer: a nationwide cohort study. Int J Colorectal Dis 2021; 36: 2147-2158

34) Clarke EM, Rahme J, Larach T, et al.: Robotic versus laparoscopic right hemicolectomy: a retrospective cohort study of the Binational Colorectal Cancer Database. J Robot Surg 2022; 16: 927-933

35) Cuk P, Kjær MD, Mogensen CB, et al.: Short-term outcomes in robot-assisted compared to laparoscopic colon cancer resections: a systematic review and meta-analysis. Surg Endosc 2022; 36: 32-46

36) Tschann P, Szeverinski P, Weigl MP, et al.: Short- and Long-Term Outcome of Laparoscopic- versus Robotic-Assisted Right Colectomy: A Systematic Review and Meta-Analysis. J Clin Med 2022; 11: 2387

37) Spinoglio G, Bianchi PP, Marano A, et al. Robotic Versus Laparoscopic Right Colectomy with Complete Mesocolic Excision for the Treatment of Colon Cancer: Perioperative Outcomes and 5-Year Survival in a Consecutive Series of 202 Patients. Ann Surg Oncol 2018; 25: 3580-3586

38) Park JS, Kang H, Park SY, et al. Long-term oncologic after robotic versus laparoscopic right colectomy: a prospective randomized study. Surg Endosc 2019; 33: 2975-2981

39) Mirkin KA, Kulaylat AS, Hollenbeak CS, et al.: Robotic versus laparoscopic colectomy for stage Ⅰ-Ⅲ colon cancer: oncologic and long-term survival outcomes. Surg Endosc 2018; 32: 2894-2901

CQ 4：閉塞性大腸癌にステント治療は推奨されるか？

① 薬物療法の適応とならない患者における，症状緩和を目的としたステント治療は，患者の身体的・心理的負担が少なく，治療の選択肢として行うことを弱く推奨する。(推奨度 2・エビデンスレベル B，合意率：96%)

② 薬物療法の適応となる患者におけるステント治療は，行わないことを弱く推奨する。(推奨度 2・エビデンスレベル B，合意率：87%)

ステント留置を行う前に，薬物療法担当医を含む後方治療の担当医と十分に適応について検討する必要がある。

③ 根治的外科的切除を前提とした術前の閉塞解除処置（bridge to surgery：BTS）としてのステント治療は，行うことを弱く推奨する。(推奨度 2・エビデンスレベル B，合意率：87%)

ステント留置を行う前に，手術を行う外科医と十分に適応について検討する必要がある。

＜① 薬物療法の適応とならない患者における，症状緩和を目的としたステント治療＞

　原発巣による閉塞症状を伴う切除不能進行再発大腸癌や，切除可能であるが耐術不能な症例に対する姑息的治療としてのステント治療は，人工肛門造設を含む外科手術に比べ，患者の身体的・心理的負担の少ない有益な治療であり，欧州消化器内視鏡学会（ESGE）のガイドラインで推奨されている[1]。姑息的ステント治療と外科手術を比較した海外のメタアナリシスでは，ステント治療群で人工肛門造設率や術後早期の合併症発生率，死亡率が低かった[2-5]。ただし，腹膜播種を有する患者では技術的成功率が低下し，有害事象が増加することが報告されており[6,7]，慎重に適応を判断する必要がある。

＜② 薬物療法の適応となる患者におけるステント治療＞

　薬物療法や放射線療法を予定している患者に対するステント留置は，治療による腫瘍の縮小や組織壊死による穿孔・穿通の可能性があるため，ステント留置の適応は慎重に判断すべきである。ステントを留置した場合，穿孔のリスクが高まるとの報告[8]がある bevacizumab の使用については，近年の海外の後ろ向き研究において，ステント留置をした患者としていない患者で穿孔のリスクは変わらなかったとの報告があった[8]。しかしながら，当該報告は実際の治療において考慮されるもう一方の治療選択肢である人工肛門造設と比較した研究ではないこと，切除不能進行再発大腸癌の生存期間中央値が30カ月超である現状において長期留置した場合の安全性や開存率が不明であること，穿孔が生じた場合の侵襲や薬物療法の遅延が予後に与える悪影響等を鑑みると，現時点では，bevacizumab を使用する予定の患者に対するステント留置は避けるべきと考える（regorafenib, ramucirumab, aflibercept についてもこれに準ずる）。ステント留置を行う前に，薬物療法担当医を含む後方治療の担当医と十分に適応について検討する必要がある。また，放射線療法または薬物療法の既往がある患者でも，ステント留置による穿孔の報告があり，注意が必要である[9]。

＜③ BTS としてのステント治療＞

　根治的外科的切除を前提とした BTS としてのステント治療では，早急な口側腸管の減圧により緊急手術を回避し，適切な検査・準備を経て待機手術を行うことで，術後合併症を減らすことができる。BTS としてのステント治療と緊急手術を比較した海外のメタアナリシスでは，ステント治療群で人工肛門造設率が低く，一期的吻合率が高く，術後合併症が少ないことが示されている[10-18]。また，経肛門イレウス管による減圧に比べ，洗浄が不要，経口摂取ができ一時退院が可能，口側大腸の観察が可能などの利点がある。

　左側の閉塞性大腸癌に対する BTS ステント治療と緊急手術を比較した，海外の2つのランダム化比較試験の長期成績が公表され，3年全生存率，再発割合等に有意差はなかったと報告された[19,20]。一方で，過去のランダム化比較試験等より，ステント留置の際の穿孔が局所再発や腹膜転移を惹起し，予後を悪化させる可能性が指摘されている。2020年版の ESGE ガイドライン[1]では，左側の閉塞性大腸癌に対する BTS としてのステント治療は，治療チームの技術，穿孔のリスク，長期予後等を含む様々な因子について担当医と患者の間で適応について十分に相談することを推奨している。なお，直腸癌に対する BTS としてのステント治療では，のちに行う根治的手術の術式に影響を及ぼす（特に，肛門温存が不可能になる場合がある）ため，手術を行う外科医と十分に適応について検討する必要がある。

　いずれにしても，ステント治療は穿孔などの重大な偶発症のリスクを伴うことに留意し，

手技に精通した医師が，偶発症に対する十分な対策（緊急手術など）がとれる環境で行うべきである。本邦の多施設共同前向き観察研究では，技術的・臨床的成功率は90％以上である一方，偶発症の発生率は姑息的ステント留置では穿孔2〜5％，閉塞10.3％，逸脱1〜10％，BTS目的のステント留置では穿孔1.9％，逸脱1.2％と報告されている[21]。

臨床的に閉塞症状がない症例や，細径内視鏡が通過可能な程度の狭窄に対する予防的なステント留置は，不必要な偶発症の発生を惹起するだけでなく，ステント逸脱の可能性も高くなるため，施行すべきではない[1]。

投票結果 ···

推奨度	行うことを		行わないことを		推奨度なし
	強く推奨する	弱く推奨する	弱く推奨する	強く推奨する	
CQ4-①	4%（1/23）	96%（22/23）	0%	0%	0%
CQ4-②	0%	4%（1/23）	87%（20/23）	4%（1/23）	4%（1/23）
CQ4-③	4%（1/23）	87%（20/23）	0%	0%	9%（2/23）

文　献

1) van Hooft JE, Veld JV, Arnold D, et al.: Self-expandable met al. stents for obstructing colonic and extracolonic cancer: European Society of Gastrointestinal Endoscopy（ESGE）Guideline-Update 2020. Endoscopy 2020; 52: 389-407

2) Zhao XD, Cai BB, Cao RS, et al.: Palliative treatment for incurable malignant colorectal obstructions: a meta-analysis. World J Gastroenterol 2013; 19: 5565-5574

3) Liang TW, Sun Y, Wei TC, et al.: Palliative treatment of malignant colorectal obstruction caused by advanced malignancy: a self-expanding met al.lic stent or surgery? A system review and meta-analysis. Surg Today 2014; 44: 22-33

4) Ribeiro IB, Bernardo WM, Martins BDC, et al.: Colonic stent versus emergency surgery as treatment of malignant colonic obstruction in the palliative setting: a systematic review and meta-analysis. Endosc Int Open 2018; 6: e558-e567

5) Takahashi H, Okabayashi K, Tsuruta M, et al.: Self-expanding met al.lic stents versus surgical intervention as palliative therapy for obstructive colorectal cancer: a meta-analysis. World J Surg 2015; 39: 2037-2044

6) Park YE, Park Y, Park SJ, et al.: Outcomes of stent insertion and mortality in obstructive stage IV colorectal cancer patients through 10 year duration. Surg Endosc 2019; 33: 1225-1234

7) Park JJ, Rhee K, Yoon JY, et al.: Impact of peritoneal carcinomatosis on clinical outcomes of patients receiving self-expandable metal stents for malignant colorectal obstruction. Endoscopy 2018; 50: 1163-1174

8) Imbulgoda A, MacLean A, Heine J, et al.: Colonic perforation with intraluminal stents and bevacizumab in advanced colorectal cancer: retrospective case series and literature review. Can J Surg 2015; 58: 167-171

9) 厚生労働省医薬食品局：消化管用ステントに係る使用上の注意の改訂について．薬食安発1107第1号，薬食機発1107第1号，平成24年11月7日　http://www.pmda.go.jp/files/000148167.pdf

10) Yang P, Lin XF, Lin K, et al.: The role of stents as bridge to surgery for acute left-sided obstructive colorectal cancer: meta-analysis of randomized controlled trials. Rev Invest Clin 2018; 70: 269-278

11) Foo CC, Poon SHT, Chiu RHY, et al.: Is bridge to surgery stenting a safe alternative to emergency surgery in malignant colonic obstruction: a meta-analysis of randomized control trials. Surg Endosc 2019; 33: 293-302

12) Wang X, He J, Chen X, et al.: Stenting as a bridge to resection versus emergency surgery for left-sided colorectal cancer with malignant obstruction: A systematic review and meta-analysis. Int J Surg 2017; 48: 64-68

13) Arezzo A, Passera R, Lo Secco G, et al.: Stent as bridge to surgery for left-sided malignant colonic obstruction reduces adverse events and stoma rate compared with emergency surgery: results of a systematic review and meta-analysis of randomized controlled trials. Gastrointest Endosc 2017; 86: 416-426

14) Amelung FJ, Burghgraef TA, Tanis PJ, et al.: Critical appraisal of oncological safety of stent as bridge to surgery in left-sided obstructing colon cancer; a systematic review and meta-analysis. Crit Rev Oncol Hematol 2018; 131:

66-75

15） Zhang J, Zhu H, Yang W, et al.: Endoscopic stent versus diverting stoma as a bridge to surgery for obstructive colorectal cancer: a systematic review and meta-analysis. Langenbecks Arch Surg 2022; 407: 3275-3285

16） Cirocchi R, Arezzo A, Sapienza P, et al.: Current Status of the Self-Expandable Met al. Stent as a Bridge to Surgery Versus Emergency Surgery in Colorectal Cancer: Results from an Updated Systematic Review and Meta-Analysis of the Literature. Medicina （Kaunas） 2021; 57: 268

17） Hu Y, Fan J, Xv Y, et al.: Comparison of safety between self-expanding met al. stents as a bridge to surgery and emergency surgery based on pathology: a meta-analysis. BMC Surg 2020; 20: 255

18） Cao Y, Gu J, Deng S, et al.: Long-term tumour outcomes of self-expanding met al. stents as 'bridge to surgery' for the treatment of colorectal cancer with malignant obstruction: a systematic review and meta-analysis. Int J Colorectal Dis 2019; 34: 1827-1838

19） CReST Collaborative Group: Colorectal Endoscopic Stenting Trial （CReST） for obstructing left-sided colorectal cancer: randomized clinical trial. Br J Surg 2022; 109: 1073-1080

20） Arezzo A, Forcignan ó E, Bonino MA, et al.: Long-term Oncologic Results After Stenting as a Bridge to Surgery Versus Emergency Surgery for Malignant Left-sided Colonic Obstruction: A Multicenter Randomized Controlled Trial （ESCO Trial）. Ann Surg 2020; 272: 703-708

21） 大腸ステント安全手技研究会: 大腸ステント安全留置のためのミニガイドライン. 大腸ステント安全留置のポイント Ver.2. https://colon-stent.com/?318_page.html （2024/5/14 accessed）

CQ 5： 切除不能な遠隔転移を有する Stage Ⅳ大腸癌に対する原発巣切除は推奨されるか？

① 他の治療では制御困難な原発巣による症状があり，過大侵襲とならない切除であれば，原発巣を切除して全身薬物療法を行うことを強く推奨する。（推奨度 1・エビデンスレベル C，合意率：96%）

② 原発巣による症状がない場合は，原発巣を切除せず全身薬物療法を行うことを弱く推奨する。（推奨度 2・エビデンスレベル B，合意率：78%）

　切除不能な遠隔転移を有する大腸癌の原発巣切除の適応は議論の多い問題である。閉塞や出血など，保存的療法では制御困難な症状を緩和する目的で行われる原発巣切除については異論が少ない。過大侵襲とならない切除であれば，原発巣を切除して早期に全身薬物療法を行うことが強く推奨される。

　一方，無症状ないし症状が軽微な症例に対する適応には様々な考え方があり，予測される症状の出現に先んじて原発巣切除を行うことの有用性が問題となる。限られた生命予後のなかで原発巣の切除が症状緩和などの QOL の改善にどれほど寄与するかを予測することは容易ではない[1,2]。本病態は高度の進行担癌状態であり，手術合併症や手術死亡のリスクが高いことから，原発巣を切除せず全身薬物療法を行う治療方針を考慮する必要がある[3,4]。

　このような症例に対し，原発巣切除を先行したほうが薬物療法を先行した症例より生存期間が延長し，症状に対する緊急的な対応が回避できたとの後方視的研究のメタアナリシスの報告が複数ある[5,6]。

　一方，近年本邦から，切除不能な転移を伴う無症状の大腸癌（下部直腸癌を除く）における原発巣切除に関する無作為化比較試験（JCOG1007）の結果が発表され，主要評価項目である全生存期間（OS）は原発巣切除を行って薬物療法（mFOLFOX6 または CapeOX＋

bevacizumab）を行った患者群と薬物療法単独の患者群との間に差がない（生存期間中央値25.9 カ月 vs. 26.4 カ月）ことが報告された[7]。副次評価項目である有害事象，薬物療法の転移巣に対する奏効の結果 R0 切除が行われた症例の頻度にも両群間で差はなかった。しかしながら，本試験では，全周性の病変やスコープ通過不能病変など，現時点では無症候であるが癌の進行や薬物療法の効果によっては原発巣による症状が早期に出現する可能性がある症例における原発巣切除の意義については，サブグループ解析の結果等からも示されていない。また，患者の QOL に関しても検証されていない。原発巣切除を行わずに薬物療法を行った場合の懸念の 1 つは原発巣による症状の出現であるが，本試験の薬物療法単独群において，原発巣による症状が出現して手術を要した患者の割合は13％であった。既報においては原発巣を切除せず分子標的治療薬併用の薬物療法を行った場合に，閉塞や穿孔などの原発巣合併症の 2 年累積発生率は 16％と報告されており[3,8]，同様の頻度であった。

　現在海外においても複数の無作為化比較試験が進行中であり[9-11]，それらの結果が待たれる。CAIRO4試験はオランダ・デンマークにて行われた試験であり，主要評価項目である OS についてはまだ論文化されていないが，60 日死亡率は原発巣切除群で 11％，薬物療法単独群で 3％と有意差を認めた（P＝0.03）[12]。

　以上より，近年の無作為化比較試験の結果からは，切除不能な遠隔転移を有する無症状の原発巣に対する切除の意義は乏しいと考えられる。ただし，原発巣による症状が無いもしくは軽微な症例にも様々な病態が含まれており，原発巣の症状，転移の状態，全身状態のほか，生命予後，手術のリスク，切除による症状緩和の効果予測などの臨床的な状況を総合的に判断する必要がある。

投票結果 ....

推奨度	行うことを		行わないことを		推奨度なし
	強く推奨する	弱く推奨する	弱く推奨する	強く推奨する	
CQ5-①	96%　(22/23)	4%　(1/23)	0%	0%	0%
CQ5-②	22%　(5/23)	78%　(18/23)	0%	0%	0%

文　献

1) Cummins ER, Vick KD, Poole GV: Incurable colorectal carcinoma: the role of surgical palliation. Am Surg 2004; 70: 433-437
2) Seo GJ, Park JW, Yoo SB, et al.: Intestinal complications after palliative treatment for asymptomatic patients with unresectable stage IV colorectal cancer. J Surg Oncol 2010; 102: 94-99
3) McCahill LE, Yothers G, Sharif S, et al.: Primary mFOLFOX6 plus bevacizumab without resection of the primary tumor for patients presenting with surgically unresectable metastatic colon cancer and an intact asymptomatic colon cancer: definitive analysis of NSABP trial C-10. J Clin Oncol 2012; 30: 3223-3228
4) Aslam MI, Kelkar A, Sharpe D, et al.: Ten years experience of managing the primary tumours in patients with stage IV colorectal cancers. Int J Surg 2010; 8: 305-313
5) Stillwell AP, Buettner PG, Ho YH: Meta-analysis of survival of patients with stage IV colorectal cancer managed with surgical resection versus chemotherapy alone. World J Surg 2010; 34: 797-807
6) Sterpetti AV, Costi U, D'Ermo G. National statistics about resection of the primary tumor in asymptomatic patients with Stage IV colorectal cancer and unresectable metastases. Need for improvement in data collection. A systematic review with meta-analysis. Surg Oncol 2020; 33: 11-18
7) Kanemitsu Y, Shitara K, Mizusawa J, et al.: Primary Tumor Resection Plus Chemotherapy Versus Chemotherapy Alone for Colorectal Cancer Patients With Asymptomatic, Synchronous Unresectable Metastases (JCOG1007;

iPACS): A Randomized Clinical Trial. J Clin Oncol 2021; 39: 1098-1107

8) Tanabe T, Shida D, Boku N, et al.: Primary Tumor-Related Complications Among Patients With Unresectable Stage IV Colorectal Cancer in the Era of Targeted Therapy: A Competing Risk Regression Analysis. Dis Colon Rectum 2021; 64: 1074-1082

9) Biondo S, Frago R, Kreisler E, et al.: Impact of resection versus no resection of the primary tumor on survival in patients with colorectal cancer and synchronous unresectable metastases: protocol for a randomized multicenter study (CR4). Int J Colorectal Dis 2017; 32: 1085-1090

10) 't Lam-Boer J, Mol L, Verhoef C, et al.: The CAIRO4 study: the role of surgery of the primary tumour with few or absent symptoms in patients with synchronous unresectable metastases of colorectal cancer--a randomized phase III study of the Dutch Colorectal Cancer Group (DCCG). BMC Cancer 2014; 14: 741

11) Rahbari NN, Lordick F, Fink C, et al.; SYNCHRONOUS trial group: Resection of the primary tumour versus no resection prior to systemic therapy in patients with colon cancer and synchronous unresectable metastases (UICC stage IV): SYNCHRONOUS--a randomised controlled multicentre trial (ISRCTN30964555). BMC Cancer 2012; 12: 142

12) van der Kruijssen DEW, Elias SG, Vink GR, et al.: Sixty-day mortality of patients with metastatic colorectal cancer randomized to systemic treatment vs primary tumor resection followed by systemic treatment: the CAIRO4 phase 3 randomized clinical trial. JAMA Surg 2021; 156: 1093-1101

CQ 6：Stage Ⅲ大腸癌に術後補助化学療法は推奨されるか？

① Stage Ⅲ大腸癌に対して oxaliplatin 併用療法を行うことを強く推奨する。（推奨度 1・エビデンスレベル A，合意率：91%）

② Stage Ⅲ大腸癌に対してフッ化ピリミジン単独療法を行うことを弱く推奨する。（推奨度 2・エビデンスレベル A，合意率：91%）

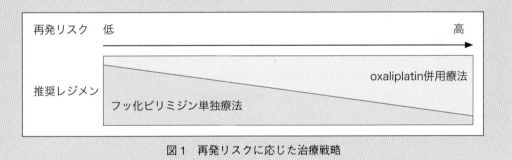

図1　再発リスクに応じた治療戦略

＜Stage Ⅲ結腸癌に対する oxaliplatin 併用療法のエビデンス＞

　Dukes' B および Dukes'C を対象とした欧米での 3 つのランダム化比較試験の統合解析において，5-FU＋*l*-LV は手術単独と比較して無再発生存期間および全生存期間の延長を示した[1]。その後，Stage Ⅲ結腸癌を対象とした術後補助化学療法において，6 カ月の oxaliplatin（OX）併用療法（CAPOX 療法および FOLFOX 療法）は，6 カ月の 5-FU＋*l*-LV に比べて再発・死亡の相対リスクを約 20% 減少させることが確認された[2-6]。本邦でハイリスク Stage Ⅲに対して行われた ACTS-CC 02 試験[7]では，UFT/LV に対する SOX 療法が優越性を示せなかったが，予定症例数に未到達であった試験であり，過小評価は行えない。CAPOX 療法および FOLFOX 療法は，欧米での結果を外挿し，本邦においても有効な治療選択肢として

強く推奨される。

＜Stage III結腸癌に対するフッ化ピリミジン単独療法のエビデンス＞

　Stage III結腸癌を対象とした術後補助化学療法においてフッ化ピリミジン単独療法も推奨される：(1) 5-FU＋*l*-LV に対する (2) Cape（X-ACT 試験[8]）および (3) UFT＋LV（NSABP C-06 試験[9]，JCOG0205 試験[10]）の非劣性，UFT＋LV に対する (4) S-1 の非劣性（ACTS-CC 試験[11]）が示された一方，Cape に対する S-1 の非劣性は証明されていない（JCOG0910 試験[12]）。なお MSI-H 大腸がんは予後良好であり，5 つのランダム化比較試験の統合解析において，Stage III に対するフッ化ピリミジン単独療法による術後補助化学療法の，手術単独に対するベネフィットは示されていない[13]。

＜治療期間に関する検討＞

　OX 併用療法は 5-FU＋*l*-LV に比べて有意に Grade 3〜4 の治療関連有害事象の発生が高いことが報告されている[2-6]。特に末梢神経障害は，治療期間中だけでなく長期に残存することが問題となるが，現時点で強く推奨される有効な予防・治療法はない。このような有害事象と期待される効果のバランスをとるべく，治療期間に関する検討も行われた。Stage III結腸癌を対象とした OX 併用療法（FOLFOX，CAPOX）による術後補助化学療法の検討で，国内のランダム化比較試験（JFMC47-1202：ACHIEVE 試験[14]）を含む 6 つのランダム化比較試験（TOSCA 試験，SCOT 試験，IDEA France 試験，C80702 試験，HORG 試験，ACHIEVE 試験）の統合解析が行われた（IDEA 試験[15,16]）。3 カ月投与群（試験群）の 6 カ月投与群（対照群）に対する非劣性は，主評価項目の無病生存率においても，副評価項目である全生存率においても統計学的には証明されなかった（3 年無病生存率（N＝12,834)[15]：74.6% vs. 75.5%，ハザード比 1.07，95％信頼区間 1.00-1.15，5 年生存率（N＝12,835)[16]：82.4% vs. 82.8%，ハザード比 1.02，95％信頼区間 0.95-1.11)。一方，有害事象発生割合は 3 カ月投与群で低く，特に Grade 2 以上の感覚性末梢神経障害の発現頻度も大幅に低いことが示された（6 カ月群 FOLFOX/CAPOX：48%/45%，3 カ月群 FOLFOX/CAPOX：17%/14%)。また，治療効果と治療レジメン（FOLFOX 群と CAPOX 群）との間に交互作用が認められ，FOLFOX 群では 6 カ月投与群の 3 カ月群に対する優越性が示される一方で，CAPOX 群では 3 カ月群の 6 カ月群に対する非劣性が示された。また，事前に計画されたサブグループ解析ではないが，再発低リスク症例（T1-3 かつ N1）では CAPOX 3 カ月投与群の非劣性が確認された。本邦で実施された ACHIEVE 試験でも同様の傾向が確認された[14,17]。その後，予定症例数に未到達ではあったが，韓国から報告されたハイリスク Stage II と Stage III結腸癌を対象とした OX 併用療法（FOLFOX，CAPOX）による術後補助化学療法の検討でも，治療効果と治療レジメン（FOLFOX 群と CAPOX 群）との間に交互作用が認められた[18]。

＜総合的判断による治療レジメン決定＞

　Stage III結腸癌に対して OX 併用療法による術後補助化学療法を行うことが推奨されるが，特に再発低リスク例においては CAPOX 3 カ月間投与やフッ化ピリミジン単独療法（6 カ月）も治療選択肢となり得る。考慮すべき再発リスク因子としては，病理学的ステージ・T 因子・N 因子が挙げられる。Stage III結腸癌 3,051 例の臨床試験登録患者における個人レベルでの統合解析にて，IDEA 試験で使用されたリスク分類（低リスク：T1-3N1，高リスク：T3 or N2）を用いて，またさらに高リスク群を T1-3N2 と T4N1-2 に分類し，OX 併用療法（6 カ月）の意義が検討された[19]。低リスク群，高リスク群のいずれにおいても，OX 併

用療法（FOLFOX, FLOX）による術後補助化学療法は，フッ化ピリミジン単独療法に対して有意に良好な全生存率を示したが(低リスク群：ハザード比 0.79, 95％信頼区間 0.66-0.95, 高リスク群：ハザード比 0.84，95％信頼区間 0.71-0.99)，CAPOX 療法では，低リスク群のみで統計学的有意性が示された。一方，高リスク群の中でも T4N1-2 においては，OX 併用療法の統計学的有意性は示されなかった（ハザード比 0.95，95％信頼区間 0.71-1.27)。

コストについては，MOSAIC 試験（Stage III 結腸癌を対象に OX 併用療法とフッ化ピリミジン単独療法を比較)[2]の患者レベルデータをもとに本邦で実施された費用対効果解析の報告[20]を含め，OX 併用療法は費用対効果に優れた治療であると報告されている。

以上より，実地臨床では，上述した海外データや，**CQ9** で記載のある *RAS*, *BRAF*, ミスマッチ修復機能欠損検査などのバイオマーカーを参考に，再発リスクと期待される効果（図 1)，有害事象，治療コスト，通院回数などの充分な情報提供のもとに，患者の全身状態や治療意欲等も含め，総合的な判断のもとに治療レジメンと治療期間を選択することが望ましい。

＜直腸癌におけるエビデンス＞

Stage III 直腸癌における UFT 単独（1 年間）の手術単独に対する無再発生存における優越性（ハザード比 0.52, 95％信頼区間 0.33-0.81, P＝0.0014）（NSAS-CC 試験）[21-23]，Stage II／III 直腸癌における S-1（1 年間）の UFT 単独（1 年間）に対する優越性（ハザード比 0.77, 95％信頼区間 0.63-0.96, P＝0.0165）が示されている（ACTS-RC 試験)[24]。一方，upfront surgery 後の術後補助化学療法としての OX の有用性については検証されておらず，結腸癌での有効性を外挿して推奨するものとする。

海外では直腸癌に対しては術前治療が実施されることが多く，本邦でも増加傾向にある（**CQ11**)。術前放射線療法後の術後補助療法については EORTC22921 試験において検証され，化学放射線療法後および短期化学放射線療法後いずれにおいても，フッ化ピリミジンベースの術後補助化学療法は全生存率や無再発生存率に影響を与えないことが示された[25]。術前化学放射線療法後の ypStage II／III 直腸癌治癒切除症例で術後補助化学療法が施行可能な患者に対する，術後 FOLFOX と 5-FU＋*l*-LV のランダム化比較試験において，OX 併用による有意に優れた再発抑制効果が示されている（ハザード比 0.657, 95％信頼区間 0.434-0.944)[26]。一方，pCR 例や ypStage I に対する効果については明らかでない。

投票結果 ·······

推奨度	行うことを		行わないことを		推奨度なし
	強く推奨する	弱く推奨する	弱く推奨する	強く推奨する	
CQ6-①	91%（21/23）	9%（2/23）	0%	0%	0%
CQ6-②	9%（2/23）	91%（21/23）	0%	0%	0%

文　献

1) Efficacy of adjuvant fluorouracil and folinic acid in colon cancer. International Multicentre Pooled Analysis of Colon Cancer Trials（IMPACT）investigators. Lancet 1995; 345: 939-944
2) André T, Boni C, Mounedji-Boudiaf L, et al.; Multicenter International Study of Oxaliplatin/5-Fluorouracil/Leucovorin in the Adjuvant Treatment of Colon Cancer（MOSAIC）Investigators: Oxaliplatin, fluorouracil, and leucovorin as adjuvant treatment for colon cancer. N Engl J Med 2004; 350: 2343-2351
3) Haller DG, Tabernero J, Maroun J, et al.: Capecitabine plus oxaliplatin compared with fluorouracil and folinic acid

as adjuvant therapy for stage Ⅲ colon cancer. J Clin Oncol 2011; 29: 1465-1471

4) Kuebler JP, Wieand HS, O'Connell MJ, et al.: Oxaliplatin combined with weekly bolus fluorouracil and leucovorin as surgical adjuvant chemotherapy for stage Ⅱ and Ⅲ colon cancer: results from NSABP C-07. J Clin Oncol 2007; 25: 2198-2204

5) André T, Boni C, Navarro M, et al.: Improved overall survival with oxaliplatin, fluorouracil, and leucovorin as adjuvant treatment in stage Ⅱ or Ⅲ colon cancer in the MOSAIC trial. J Clin Oncol 2009; 27: 3109-3116

6) Yothers G, O'Connell MJ, Allegra CJ, et al.: Oxaliplatin as adjuvant therapy for colon cancer: updated results of NSABP C-07 trial, including survival and subset analyses. J Clin Oncol 2011; 29: 3768-3774

7) Sunami E, Kusumoto T, Ota M, et al.: S-1 and Oxaliplatin Versus Tegafur-uracil and Leucovorin as Postoperative Adjuvant Chemotherapy in Patients With High-risk Stage Ⅲ Colon Cancer (ACTS-CC 02): A Randomized, Open-label, Multicenter, Phase Ⅲ Superiority Trial. Clin Colorectal Cancer 2020; 19: 22-31

8) Twelves C, Wong A, Nowacki MP, et al.: Capecitabine as adjuvant treatment for stage Ⅲ colon cancer. N Engl J Med 2005; 352: 2696-2704

9) Lembersky BC, Wieand HS, Petrelli NJ, et al.: Oral uracil and tegafur plus leucovorin compared with intravenous fluorouracil and leucovorin in stage Ⅱ and Ⅲ carcinoma of the colon: results from National Surgical Adjuvant Breast and Bowel Project Protocol C-06. J Clin Oncol 2006; 24: 2059-2064

10) Shimada Y, Hamaguchi T, Mizusawa J, et al.: Randomised phase Ⅲ trial of adjuvant chemotherapy with oral uracil and tegafur plus leucovorin versus intravenous fluorouracil and levofolinate in patients with stage Ⅲ colorectal cancer who have undergone Japanese D2/D3 lymph node dissection: final results of JCOG0205. Eur J Cancer 2014; 50: 2231-2240

11) Yoshida M, Ishiguro M, Ikejiri K, et al.: S-1 as adjuvant chemotherapy for stage Ⅲ colon cancer: a randomized phase Ⅲ study (ACTS-CC trial). Ann Oncol 2014; 25: 1743-1749

12) Hamaguchi T, Shimada Y, Mizusawa J, et al.: Capecitabine versus S-1 as adjuvant chemotherapy for patients with stage Ⅲ colorectal cancer (JCOG0910): an open-label, non-inferiority, randomised, phase 3, multicentre trial. Lancet Gastroenterol Hepatol 2018; 3: 47-56

13) Sargent DJ, Marsoni S, Monges G, et al.: Defective mismatch repair as a predictive marker for lack of efficacy of fluorouracil-based adjuvant therapy in colon cancer. J Clin Oncol 2010; 28: 3219-3226

14) Yoshino T, Yamanaka T, Oki E, et al.: Efficacy and Long-term Peripheral Sensory Neuropathy of 3 vs 6 Months of Oxaliplatin-Based Adjuvant Chemotherapy for Colon Cancer The ACHIEVE Phase 3 Randomized Clinical Trial. JAMA Oncol 2019; 5: 1574-1581

15) Grothey A, Sobrero AF, Shields AF, et al.: Duration of adjuvant chemotherapy for stage Ⅲ colon cancer. N Engl J Med 2018; 378: 1177-1188

16) André T, Meyerhardt J, Iveson T, et al.: Effect of duration of adjuvant chemotherapy for patients with stage Ⅲ colon cancer (IDEA collaboration): final results from a prospective, pooled analysis of six randomized, phase 3 trials. Lancet Oncol 2020; 21: 1620-1629

17) Kotaka M, Yamanaka T, Yoshino T, et al.: Safety data from the phase Ⅲ Japanese ACHIEVE trial: part of an international, prospective, planned pooled analysis of six phase Ⅲ trials comparing 3 versus 6 months of oxaliplatin- based adjuvant chemotherapy for stage Ⅲ colon cancer. ESMO Open 2018; 3: e000354

18) Kim ST, Kim SY, Lee J, et al.: Oxaliplatin(3 months v 6 months)With 6 Months of Fluoropyrimidine as Adjuvant Therapy in Patients With Stage Ⅱ/Ⅲ Colon Cancer: KCSG CO09-07. J Clin Oncol 2022; 40: 3868-3877

19) Margalit O, Boursi B, Rakez M, et al.: Benefit of Oxaliplatin in Stage Ⅲ Colon Cancer According to IDEA Risk Groups: Findings from the ACCENT Database of 4934 Patients. Clinical Colorectal Cancer 2021; 20: 130-136

20) Shiroiwa T, Takeuchi T, Fukuda T, et al.: Cost-effectiveness of adjuvant FOLFOX therapy for stage Ⅲ colon cancer in Japan based on the MOSAIC trial. Value Health 2012; 15: 255-260

21) Sakamoto J, Hamada C, Yoshida S, et al.: An individual patient data meta-analysis of adjuvant therapy with uraciltegafur (UFT) in patients with curatively resected rectal cancer. Br J Cancer 2007; 96: 1170-1177

22) Kato T, Ohashi Y, Nakazato H, et al.: Efficacy of oral UFT as adjuvant chemotherapy to curative resection of colorectal cancer: multicenter prospective randomized trial. Langenbecks Arch Surg 2002; 386: 575-581

23) Akasu T, Moriya Y, Ohashi Y, et al.; National Surgical Adjuvant Study of Colorectal Cancer: Adjuvant chemotherapy with uracil-tegafur for pathological stage Ⅲ rectal cancer after mesorectal excision with selective lateral pelvic lymphadenectomy: a multicenter randomized controlled trial. Jpn J Clin Oncol 2006; 36: 237-244

24) Oki E, Murata A, Yoshida K, et al.: A randomized phase Ⅲ trial comparing S-1 versus UFT as adjuvant chemo-therapy for stage Ⅱ/Ⅲ rectal cancer（JFMC35-C1: ACTS-RC）. Ann Oncol 2016; 27: 1266-1272

25) Bosset JF, Calais G, Mineur L, et al; EORTC Radiation Oncology Group: Fluorouracil-based adjuvant chemo-therapy after preoperative chemoradiotherapy in rectal cancer: long-term results of the EORTC 22921 ran-domised study. Lancet Oncol 2014; 15: 184-190

26) Hong YS, Nam BH, Kim KP, et al.: Oxaliplatin, fluorouracil, and leucovorin versus fluorouracil and leucovorin as adjuvant chemotherapy for locally advanced rectal cancer after preoperative chemoradiotherapy（ADORE）: an open-label, multicentre, phase 2, randomised controlled trial. Lancet Oncol 2014; 15: 1245-1253

CQ 7：Stage Ⅱ大腸癌に術後補助化学療法は推奨されるか？

① 行わないことを弱く推奨する。（推奨度 2・エビデンスレベル A，合意率：90％）
② 再発高リスクの場合には補助化学療法を行うことを弱く推奨する。（推奨度 2・エビデ ンスレベル B，合意率：100％）

　3,238 名の結腸・直腸癌（Stage Ⅱ：91％，結腸癌：71％）を対象とした 5-FU＋LV± levamisole と手術単独を比較した QUASAR 試験では，化学療法群の再発率および生存率は 有意に良好で，5 年生存率で 3〜4％の上乗せ効果がみられたが，Stage Ⅱの 2,146 名のみでは 有意差は認められなかった[1]。国内のランダム化比較試験においても，Stage Ⅱ結腸癌に対す る 1 年間の UFT 投与は，手術単独に対し 5 年生存率はそれぞれ 94.5％，94.3％（ハザード比 0.93, 95％信頼区間 0.66-1.31）と有意な再発抑制効果は証明されなかった（SACURA 試験[2]）。 メタアナリシス[3,4]や SEER database review[5]でも，化学療法群の生存期間が良好な傾向があ るものの有意差は示されていない。また，フッ化ピリミジンベース治療と比較して oxalipla-tin ベース治療の優位性を検証した MOSAIC 試験[6]及び NSABP C-07 試験[7]では，それぞれ 40％，29％の Stage Ⅱの患者が含まれたが，Stage Ⅱ結腸癌のサブグループ解析において再 発，生存ともに上乗せ効果は証明されていない。以上より，Stage Ⅱ大腸癌では，再発リス クを考慮せず一律に術後補助化学療法を行うことは推奨されない。海外のガイドラインで は，Stage Ⅱ結腸癌のなかに再発高リスク群を設定し，期待される効果と予想される副作用 を十分説明したうえで術後補助化学療法を行うか決定することが推奨されている（表 1）。現 在 Stage Ⅱ結腸癌の再発高リスク因子は，臨床病理学的因子で定義されているが，高レベル のエビデンスに基づくものではない。エビデンスは不足するものの，これら予後不良なサブ グループに絞って補助化学療法を行うという戦略は妥当と考えられる。R0 手術が行われた 再発危険因子を持つ Stage Ⅱ大腸癌における手術単独群に対する UFT/LV 療法の臨床的有 用性を比較検討する前向き観察研究（JFMC46-1201）が国内で施行され，T4 病変，穿孔・ 穿通，低分化腺癌・粘液癌，郭清リンパ節個数 12 個未満のうち，少なくとも 1 つの条件を満 たす高リスクの Stage Ⅱ結腸癌患者に対して，UFT/LV による術後化学療法は，手術単独よ りも生存率が高いことが示された[8]。現時点では再発高リスク群において患者とエビデンス を共有して，患者の価値観を踏まえて一緒に治療方針を決定することが推奨される（shared decision making アプローチ）。なお，臨床病理学的因子を元に個々の再発リスクを予測する いくつかの Web ツールが利用可能であるが，患者と治療の検討するため，大腸癌研究会の

表1　ASCO，ESMO，NCCN ガイドライン[14-16)]であげられているリスク因子

郭清リンパ節個数 12 個未満 T4 低分化腺癌・印環細胞癌・粘液癌症例 穿孔例 脈管リンパ管侵襲 傍神経浸潤 断端陽性 CEA 高値 Tumor budding MSI-H/dMMR 除く

ホームページにも日本人データを用いた結腸癌術後予後予測ノモグラムが用意されている（http://nomogram.jsccr.jp/nomograms)[9)]。再発高リスクとは逆にミスマッチ修復機能欠損を有する Stage II 結腸癌は，頻度は低いものの（5〜8%程度）極めて予後は良好である。国内外の臨床試験結果からフッ化ピリミジン単独療法は再発リスクが高まる可能性があり行わないことが推奨されるため，治療前の MSI/MMR-IHC 検査（保険収載）が必要である[10)]。

　再発高リスク Stage II 大腸癌に対する治療レジメンと治療期間については，議論が続いている。原則的には Stage III 結腸癌に準じた治療法と投与期間が妥当と考えられる。フッ化ピリミジンベース治療であれば6カ月である。Oxaliplatin ベース治療の投与期間については CQ6 にあるように，IDEA collaboration の結果から Stage III結腸癌 T1〜3 かつ N1 症例においては CAPOX 3 カ月も推奨されている[11)]。一方，再発高リスク Stage II 大腸癌の至適投与期間の検討をした IDEA collaboration の統合解析の結果は，6カ月投与に対する3カ月投与の非劣性は示されなかったが，Stage III同様，CAPOX であれば3カ月と6カ月投与の有効性は臨床的に同程度であった[12)]。CAPOX の3カ月投与は末梢神経障害をはじめ毒性が抑えられることから，再発高リスク Stage II 大腸癌においても治療選択肢の一つである。統合解析に含まれる本邦の試験[13)]においても，oxaliplatin ベースの補助化学療法の治療期間の短縮は Grade 2 以上の末梢神経障害を有意に減少させ，有効性も，3年 DFS は3カ月投与と6カ月投与は同等で3カ月投与が選択肢として肯定される結果であった。T4 における3カ月投与は6カ月投与に比較しやや治療成績が不良な傾向が見られるが，治療選択にあたっては長期投与の毒性とのバランスを考慮することが望まれる。

投票結果

推奨度	行うことを		行わないことを		推奨度なし
	強く推奨する	弱く推奨する	弱く推奨する	強く推奨する	
CQ7-①	0%	0%	90%（19/21）	10%（2/21）	0%
CQ7-②	0%	100%（21/21）	0%	0%	0%

文　献

1) Quasar Collaborative Group; Gray R, Barnwell J, et al.: Adjuvant chemotherapy versus observation in patients with colorectal cancer: a randomised study. Lancet 2007; 370: 2020-2029

2) Kajiwara Y, Ishiguro M, Teramukai S, et al.: A randomized phase III trial of 1-year adjuvant chemotherapy with

oral tegafur-uracil（UFT）vs. surgery alone in stage Ⅱ colon cancer: SACURA trial. J Clin Oncol 2016; 34（15 suppl）: 3617

3) Gill S, Loprinzi CL, Sargent DJ, et al.: Pooled analysis of fluorouracil-based adjuvant therapy for stage Ⅱ and Ⅲ colon cancer: who benefits and by how much? J Clin Oncol 2004; 22: 1797-1806

4) Figueredo A, Charette ML, Maroun J, et al.: Adjuvant therapy for stage Ⅱ colon cancer: a systematic review from the Cancer Care Ontario Program in evidence-based care's gastrointestinal cancer disease site group. J Clin Oncol 2004; 22: 3395-3407

5) Schrag D, Rifas-Shiman S, Saltz L, et al.: Adjuvant chemotherapy use for Medicare beneficiaries with stage Ⅱ colon cancer. J Clin Oncol 2002; 20: 3999-4005

6) André T, Boni C, Navarro M, et al.: Improved overall survival with oxaliplatin, fluorouracil, and leucovorin as adjuvant treatment in stage Ⅱ or Ⅲ colon cancer in the MOSAIC trial. J Clin Oncol 2009; 27: 3109

7) Kuebler JP, Wieand HS, O'Connell MJ, et al.: Oxaliplatin combined with weekly bolus fluorouracil and leucovorin as surgical adjuvant chemotherapy for stage Ⅱ and Ⅲ colon cancer: results from NSABP C-07. J Clin Oncol 2007; 25: 2198-2204

8) Sadahiro S, Sakamoto K, Tsuchiya T, et al.: Prospective observational study of the efficacy of oral uracil and tegafur plus leucovorin for stage Ⅱ colon cancer with risk factors for recurrence using propensity score matching（JFMC46-1201）. BMC Cancer 2022; 22: 170

9) Kanemitsu Y, Shida D, Tsukamoto S, et al.; Study Group for Nomogram of the Japanese Society for Cancer of the Colon and Rectum: Nomograms predicting survival and recurrence in colonic cancer in the era of complete mesocolic excision. BJS Open 2019; 3: 539-548

10) Sargent DJ, Marsoni S, Monges G, et al.: Defective mismatch repair as a predictive marker for lack of efficacy of fluorouracil-based adjuvant therapy in colon cancer. J Clin Oncol 2010; 28: 3219-3226

11) Grothey A, Sobrero AF, Shields AF, et al.: Duration of adjuvant chemotherapy for stage Ⅲ colon cancer. N Engl J Med 2018; 378: 1177-1188

12) Iveson TJ, Sobrero AF, Yoshino T, et al.: Duration of Adjuvant Doublet Chemotherapy（3 or 6 months）in Patients With High-Risk Stage Ⅱ Colorectal Cancer. J Clin Oncol 2021; 39: 631-641

13) Yamazaki K, Yamanaka T, Shiozawa M, et al.: Oxaliplatin-based adjuvant chemotherapy duration（3 versus 6 months）for high-risk stage Ⅱ colon cancer: the randomized phase Ⅲ ACHIEVE-2 trial. Ann Oncol 2021; 32: 77-84

14) Baxter NN, Kennedy EB, Bergsland E, et al.: Adjuvant Therapy for Stage Ⅱ Colon Cancer: ASCO Guideline Update. J Clin Oncol 2022; 40: 892-910.

15) Argilés G, Tabernero J, Labianca R, et al.: Localised colon cancer: ESMO Clinical Practice Guidelines for diagnosis, treatment and follow-up. Ann Oncol 2020; 31: 1291-1305

16) National Comprehensive Cancer Network: NCCN clinical practice guidelines in oncology. https://www.nccn.org/professionals/physician_gls（Accessed on May 06, 2021）

CQ 8：80 歳以上の高齢者に術後補助化学療法は推奨されるか？

① PS が良好で化学療法に関してリスクとなる基礎疾患，併存症がなく主要臓器機能が保たれていれば，80 歳以上の高齢者でも術後補助化学療法を行うことを弱く推奨する。（推奨度 2・エビデンスレベル C，合意率：65%）

② Oxaliplatin 併用療法の実施に関しては，フッ化ピリミジンに対する oxaliplatin の上乗せ効果は明確ではないため，行わないことを弱く推奨する。（推奨度 2・エビデンスレベル C，合意率：83%）

これまでに 80 歳以上の高齢者のみを対象とした術後補助化学療法の前向き試験は存在し

ないが，欧米で実施された 5-FU ベースの術後補助化学療法に関するランダム化比較試験の pooled analysis 等では，80 歳以上の高齢者も対象として含まれていた[1-6]。また米国の National Cancer Database（2006〜2011 年）を用いた 80 歳台 8,141 名を対象とした後方視的研究では，42.8％が補助化学療法を受けており，補助化学療法を受けた症例の予後が良好であった[7]。

oxaliplatin（OX）併用療法が高齢者において選択される割合は，約 20〜40％程度と若年者と比較し有意に低率ではあるものの，80 歳以上の高齢者においても，一定頻度で OX 併用療法が選択されていることが米国より報告されている[6-8]。

有効性に関しては，欧州 5 カ国における 80 歳以上の高齢者を対象とした検討では，術後補助化学療法による生存期間延長効果は認められなかった[9]。一方で，米国からの報告では，80 歳以上の高齢者におけるフッ化ピリミジンによる生存期間延長効果は，若年者と同程度であった[10]。

有害事象については，80 歳以上の高齢者のみの検討はこれまでになされていない。70 歳以上の高齢者に対するフッ化ピリミジンを用いた術後補助化学療法に関する検討では，白血球減少が強くでる傾向にはあったが，その他の項目に関しては 70 歳未満の症例と差はなかったことが報告されている[5]。

よって，80 歳以上の高齢者に対する術後補助化学療法に関しては，再発リスクも考慮したうえで，Performance Status や主要臓器機能，化学療法に関してリスクとなるような基礎疾患や併存症がなければ，術後補助化学療法を行うことを推奨する。

フッ化ピリミジン単独療法に OX を上乗せする有用性については，80 歳以上の高齢者のみを対象とした検討は，これまでに実施されていない。70 歳以上の高齢者に対する OX 併用の有用性に関する検討は複数存在するが，無再発生存期間や全生存期間の改善に至る有効性については一貫した結果は得られていない[1,11-13]。さらに，75 歳以上を対象とした米国からの報告でも，OX 併用療法による生存期間延長効果について有意差はなかった[8]（SEER-Medicine；ハザード比 0.84，95％信頼区間 0.69-1.04，NYSCR-Medicine；ハザード比 0.82，95％信頼区間 0.51-1.33）。

以上より，80 歳以上の高齢者に対する OX 併用療法に関しては，個々の症例ごとに，リスクベネフィットを検討したうえで，その適用について慎重に判断する必要がある。

投票結果 ……

推奨度	行うことを		行わないことを		推奨度なし
	強く推奨する	弱く推奨する	弱く推奨する	強く推奨する	
CQ8-①	9%（2/23）	65%（15/23）	9%（2/23）	0%	17%（4/23）
CQ8-②	0%	0%	83%（19/23）	4%（1/23）	13%（3/23）

文 献

1) Haller DG, O'Connell MJ, Cartwright TH, et al.: Impact of age and medical comorbidity on adjuvant treatment outcomes for stage III colon cancer: a pooled analysis of individual patient data from four randomized, controlled trials. Ann Oncol 2015; 26: 715-724

2) Folprecht G, Cunningham D, Ross P, et al.: Efficacy of 5-fluorouracil-based chemotherapy in elderly patients with metastatic colorectal cancer: a pooled analysis of clinical trials. Ann Oncol 2004; 15: 1330-1338

3) Goldberg RM, Tabah-Fisch I, Bleiberg H, et al.: Pooled analysis of safety and efficacy of oxaliplatin plus fluoroura-

cil/leucovorin administered bimonthly in elderly patients with colorectal cancer. J Clin Oncol 2006; 24: 4085-4091

4) Alberts SR, Sargent DJ, Nair S, et al.: Effect of oxaliplatin, fluorouracil, and leucovorin with or without cetuximab on survival among patients with resected stage Ⅲ colon cancer: a randomized trial. JAMA 2012; 307: 1383-1393

5) Sargent DJ, Goldberg RM, Jacobson SD, et al.: A pooled analysis of adjuvant chemotherapy for resected colon cancer in elderly patients. N Engl J Med 2001 11; 345: 1091-1097

6) Abrams TA, Brightly R, Mao J, et al.: Patterns of adjuvant chemotherapy use in a population-based cohort of patients with resected stage Ⅱ or Ⅲ colon cancer. J Clin Oncol 2011; 29: 3255-3262

7) Bergquist JR, Thiels CA, Spindler BA, et al.: Benefit of Postresection Adjuvant Chemotherapy for Stage Ⅲ Colon Cancer in Octogenarians: Analysis of the National Cancer Database. Dis Colon Rectum 2016; 59: 1142-1149

8) Sanoff HK, Carpenter WR, Stürmer T, et al.: Effect of adjuvant chemotherapy on survival of patients with stage Ⅲ colon cancer diagnosed after age 75 years. J Clin Oncol 2012; 30: 2624-2634

9) Vermeer NCA, Claassen YHM, Derks MGM, et al.: Treatment and Survival of Patients with Colon Cancer Aged 80 Years and Older: A EURECCA International Comparison. Oncologist 2018; 23: 982-990

10) Jessup JM, Stewart A, Greene FL, et al.: Adjuvant chemotherapy for stage Ⅲ colon cancer: implications of race/ethnicity, age, and differentiation. JAMA 2005; 294: 2703-2711

11) Yothers G, O'Connell MJ, Allegra CJ, et al.: Oxaliplatin as adjuvant therapy for colon cancer: updated results of NSABP C-07 trial, including survival and subset analyses. J Clin Oncol 2011; 29: 3768-3774

12) Tournigand C, André T, Bonnetain F, et al.: Adjuvant therapy with fluorouracil and oxaliplatin in stage Ⅱ and elderly patients (between ages 70 and 75 years) with colon cancer: subgroup analyses of the Multicenter International Study of Oxaliplatin, Fluorouracil, and Leucovorin in the Adjuvant Treatment of Colon Cancer trial. J Clin Oncol 2012; 30: 3353-3360

13) McCleary NJ, Meyerhardt JA, Green E, et al.: Impact of age on the efficacy of newer adjuvant therapies in patients with stage Ⅱ/Ⅲ colon cancer: findings from the ACCENT database. J Clin Oncol 2013; 31: 2600-2606

CQ 9：周術期薬物療法の前にバイオマーカー検査は推奨されるか？

① *RAS*, *BRAF*, ミスマッチ修復機能欠損（MSI もしくは MMR-IHC）検査を行うことを弱く推奨する。（推奨度 2・エビデンスレベル B，合意率：78%）

② Stage Ⅱ/Ⅲ大腸癌の術後についてはミスマッチ修復機能欠損検査を行うことを強く推奨する。（推奨度 1・エビデンスレベル A，合意率：96%）

　周術期薬物療法としては「Stage Ⅱ/Ⅲ大腸癌に対する術後補助化学療法」「直腸癌に対する術前化学放射線療法」「肝（肺）転移に対する周術期化学療法」が考えられる。これまでに薬物療法による治療効果および予後予測としてバイオマーカーの有用性が示唆されている。現在，大腸癌診療において測定可能なバイオマーカーとしては *RAS* 遺伝子変異（大腸癌全体の〜50%），*BRAF* 遺伝子変異（〜7%），ミスマッチ修復機能欠損（MSI-H/dMMR：〜15%）および *HER2* 遺伝子増幅（〜5%）があるが，現在までに周術期薬物療法においてこれらバイオマーカーに基づく前向き比較試験は行われていないため，後ろ向きにバイオマーカー解析を行った研究のメタ解析ないしプール解析による検討を行った。なお周術期薬物療法と *HER2* 遺伝子増幅の関係については十分な情報が得られなかった。

　Stage Ⅱ/Ⅲ大腸癌に対する 5-FU-based の術後補助化学療法については，複数の第Ⅲ相試験のメタ解析において，*RAS* 遺伝子変異は野生型に比して DFS（ハザード比 1.36，95%信頼区間 1.15-1.61，p＜0.001），OS（ハザード比 1.27，95%信頼区間 1.03-1.55，p＝0.03）ともに有意に不良であることが示されている[1]。*BRAF* 遺伝子変異も複数の第Ⅲ相試験のメタ解析

の結果，不良な DFS（ハザード比 1.33，95％信頼区間 1.00-1.78，p＝0.05）および OS（ハザード比 1.49，95％信頼区間 1.31-1.70，p＜0.001）と有意に相関することが示された[1]。なお，*BRAF* 遺伝子変異に対しては，5-FU/LV より FOLFOX を使用した群で OS が良好な傾向がみられた[2]。手術単独で予後良好な MSI-H/dMMR は，5-FU による術後補助化学療法のメリットに乏しく[3,4]，特に Stage II に対しては手術単独に劣る傾向があり，5-FU 単独の術後補助化学療法を行うべきではない[5-7]。同様に Stage III MSI-H/dMMR 大腸癌に対して 5-FU 単独での術後補助化学療法は手術単独と比較しての予後を改善しないことが ACCENT データベースでのプール解析において示された[8]。一方で oxaliplatin を併用した場合は，5-FU 単独と比して DFS（ハザード比 0.47，95％信頼区間 0.27-0.82）および OS（ハザード比 0.52，95％信頼区間 0.28-0.93）を改善する傾向を示した[8]。

　直腸癌術前化学放射線療法については，これまでに *RAS* 遺伝子変異，MSI-H/dMMR についてメタ解析が行われている。*RAS* 遺伝子変異は，pCR や down staging といった短期的な治療効果においては野生型と差を認めなかったが[9,10]，DFS（ハザード比 1.55，95％信頼区間 1.19-2.02）と OS（ハザード比 1.33，95％信頼区間 1.13-1.56）は不良であることが近年の解析で示されている[10]。一方，MSI-H/dMMR は MSS/pMMR と比較して治療効果および生存に有意な違いは認められなかった[11,12]。MSI-H/dMMR 局所進行直腸癌に対しては免疫チェックポイント阻害剤の高い有効性が示され[13]，臨床試験が進行中である。

　肝転移切除の予後とバイオマーカーとの関係において，複数のメタ解析が行われている。解析に含まれた研究のほとんどで周術期化学療法が行われていたが，いずれのメタ解析においても *RAS* 遺伝子変異[14-16]は有意に不良な RFS（ハザード比 1.89，95％信頼区間 1.54-2.32），OS（ハザード比 2.24，95％信頼区間 1.76-2.85）と相関した[14]。また，*BRAF* 遺伝子変異[15-17]も同様に不良な RFS（ハザード比 1.89，95％信頼区間 1.54-2.32），OS（ハザード比 2.24，95％信頼区間 1.76-2.85）を示した[17]。肺転移切除後については *KRAS* 遺伝子変異でのメタ解析があり，やはり RFS（OR 1.49，95％信頼区間 1.01-2.21），OS（OR 1.981，95％信頼区間 1.61-2.43）が有意に不良であった[18]。ただし，一般的に肝（肺）切除可能症例に対しては肝（肺）切除を行うほうが予後を延長できる可能性があり，こうしたバイオマーカーの存在のために肝（肺）切除を回避すべきかについては不明である。したがって，*RAS* もしくは *BRAF* 遺伝子変異を有する症例では，肝（肺）切除後の注意深いフォローアップが必要である。

　周術期薬物療法の前のバイオマーカー検査を実施するデメリットはない一方で，*RAS* 遺伝子変異，*BRAF* 遺伝子変異は予後予測に役立つ可能性があり，これらに対する検査を行うことが弱く推奨される。また，ミスマッチ修復機能欠損（MSI/MMR-IHC）検査は Stage II/III の術後における治療選択に有用であり，行うことを強く推奨する。なお将来的にはこれらに ctDNA など新たなバイオマーカーが加わる可能性がある。

投票結果

推奨度	行うことを		行わないことを		推奨度なし
	強く推奨する	弱く推奨する	弱く推奨する	強く推奨する	
CQ9-①	22%　（5/23）	78%　（18/23）	0%	0%	0%
CQ9-②	96%　（22/23）	4%　（1/23）	0%	0%	0%

文　献

1) Formica V, Sera F, Cremolini C, et al.: KRAS and BRAF Mutations in Stage II and III Colon Cancer: A Systematic Review and Meta-Analysis. J Natl Cancer Inst 2022; 114: 517-527

2) André T, de Gramont A, Vernerey D, et al.: Adjuvant Fluorouracil, Leucovorin, and Oxaliplatin in Stage II to III Colon Cancer: Updated 10-Year Survival and Outcomes According to BRAF Mutation and Mismatch Repair Status of the MOSAIC Study. J Clin Oncol 2015; 33: 4176-4187

3) Des Guetz G, Schischmanoff O, Nicolas P, et al.: Does microsatellite instability predict the efficacy of adjuvant chemotherapy in colorectal cancer? A systematic review with meta-analysis. Eur J Cancer 2009; 45: 1890-1896

4) Guastadisegni C, Colafranceschi M, Ottini L, et al.: Microsatellite instability as a marker of prognosis and response to therapy: a meta-analysis of colorectal cancer survival data. Eur J Cancer 2010; 46: 2788-2798

5) Ribic CM, Sargent DJ, Moore MJ, et al.: Tumor microsatellite-instability status as a predictor of benefit from fluorouracil-based adjuvant chemotherapy for colon cancer. N Engl J Med 2003; 349: 247-257

6) Hutchins G, Southward K, Handley K, et al.: Value of Mismatch Repair, KRAS, and BRAF Mutations in Predicting Recurrence and Benefits From Chemotherapy in Colorectal Cancer. J Clin Oncol 2011; 29: 1261-1270

7) Sargent DJ, Marsoni S, Monges G, et al.: Defective mismatch repair as a predictive marker for lack of efficacy of fluorouracil-based adjuvant therapy in colon cancer. J Clin Oncol 2010; 28: 3219-3226

8) Cohen R, Taieb J, Fiskum J, Yothers G, et al.: Microsatellite Instability in Patients With Stage III Colon Cancer Receiving Fluoropyrimidine With or Without Oxaliplatin: An ACCENT Pooled Analysis of 12 Adjuvant Trials. J Clin Oncol 2021; 39: 642-651

9) Clancy C, Burke JP, Kalady MF, et al.: BRAF mutation is associated with distinct clinicopathological characteristics in colorectal cancer: a systematic review and meta-analysis. Colorectal Dis 2013; 15: e711-718

10) Peng J, Lv J, Peng J: KRAS mutation is predictive for poor prognosis in rectal cancer patients with neoadjuvant chemoradiotherapy: a systemic review and meta-analysis. Int J Colorectal Dis 2021; 36: 1781-1790

11) O'Connell E, Reynolds IS, McNamara DA, et al.: Microsatellite instability and response to neoadjuvant chemoradiotherapy in rectal cancer: A systematic review and meta-analysis. Surg Oncol 2020; 34: 57-62

12) Swets M, Graham Martinez C, et al.: Microsatellite instability in rectal cancer: what does it mean? A study of two randomized trials and a systematic review of the literature. Histopathology 2022; 81: 352-362

13) Cercek A, Lumish M, Sinopoli J, et al.: PD-1 Blockade in Mismatch Repair-Deficient, Locally Advanced Rectal Cancer. N Engl J Med 2022; 386: 2363-2376

14) Brudvik KW, Kopetz SE, Li L, et al.: Meta-analysis of KRAS mutations and survival after resection of colorectal liver metastases. Br J Surg 2015; 102: 1175-1183

15) Passiglia F, Bronte G, Bazan V, et al.: Can KRAS and BRAF mutations limit the benefit of liver resection in metastatic colorectal cancer patients? A systematic review and meta-analysis. Crit Rev Oncol Hematol 2016; 99: 150-157

16) Tosi F, Magni E, Amatu A, et al.: Effect of KRAS and BRAF Mutations on Survival of Metastatic Colorectal Cancer After Liver Resection: A Systematic Review and Meta-Analysis. Clin Colorectal Cancer 2017; 16: e153-e163

17) Gau L, Ribeiro M, Pereira B, et al.: Impact of BRAF mutations on clinical outcomes following liver surgery for colorectal liver metastases: An updated meta-analysis. Eur J Surg Oncol 2021; 47: 2722-2733

18) Huang J, Zang Q, Wen Y, et al.: Prognostic value of KRAS mutation in patients undergoing pulmonary metastasectomy for colorectal cancer: A systematic review and meta-analysis. Crit Rev Oncol Hematol 2021; 160: 103308

CQ 10：直腸癌に対して側方郭清は推奨されるか？

腫瘍下縁が腹膜反転部より肛門側にあり，壁深達度が cT3 以深の直腸癌には側方郭清を推奨する。側方リンパ節転移の診断基準は確立されておらず，現時点では側方郭清を省略できる症例の基準は明らかではない。

① 術前または術中診断にて側方リンパ節転移陽性の場合は，側方郭清を行うことを強く推奨する。（推奨度1・エビデンスレベルC，合意率：100%）

② 術前または術中診断にて側方リンパ節転移陰性の場合の側方郭清の生存率改善効果は限定的であるが，局所再発の抑制効果が期待できるため行うことを弱く推奨する。（推奨度2・エビデンスレベルB，合意率：96%）

　本邦での後方視的研究によると，下部直腸癌の 15～20%[1-5] に側方リンパ節転移が存在する。側方リンパ節転移は欧米では全身性疾患の兆候と捉えられる傾向があり，一般にこれらの予後は不良であるが，R0 切除し得た症例では 45～55%[1,3-5] に 5 年生存が得られることが多数報告されている。特にリンパ節転移個数が少ない症例[6]や内腸骨領域[7]に転移が限局した症例の側方郭清効果は高い。大腸癌研究会全国登録における 1995～2004 年の pT3・T4 下部直腸癌症例の傾向スコア解析法を用いた解析では，側方郭清例の 5 年全生存率は非郭清例と比較して良好であり（68.9% vs. 62.0%）[8]，術前画像上で側方リンパ節が軽度腫大する症例には側方郭清の予後改善効果が存在することを示した多施設研究もある[9]。また D3 リンパ節郭清の対象となる下腸間膜根リンパ節転移に比べ，側方リンパ節転移の郭清効果は高い[5,10]。後方視的研究の限界として一定のバイアスがかかっている可能性があるものの，複数の研究において郭清効果を示唆する一貫した結果が得られており，側方郭清により生存改善が期待される意義は大きいと考えられる。術前化学放射線療法を施行した症例においても，治療前に腫大した側方リンパ節が存在する場合には治療後も側方リンパ節転移が高率であることが報告されており，側方郭清の省略は推奨されない[11-13]。

　明らかな側方リンパ節転移のない症例における側方郭清の意義に関して，JCOG0212 試験では術前 CT または MRI にて短径 10 mm 以上の側方リンパ節が存在せず，腫瘍下縁が腹膜反転部より肛門側に位置する直腸癌を対象に，無再発生存期間を主要評価項目として直腸間膜切除（ME）群の直腸間膜切除＋側方郭清（ME＋LLND）群に対する非劣性が検討された。その結果，無再発生存期間において，ME＋LLND 群に対する ME 群のハザード比は 1.07（90.9%信頼区間 0.84-1.36）であり，非劣性マージンの上限を 1.34 とした本試験において，ME 群の ME＋LLND 群に対する非劣性は統計学的に証明されなかった（P non-inferiority＝0.0547）[14]。局所再発の頻度は ME 群（12.6%）に比べて ME＋LLND 群で有意に低率（7.4%）であったが，両群の無再発生存曲線は極めて近似しており，副次的評価項目である全生存率，無局所再発生存率のいずれにも有意差はなかった。一方，近年報告された長期追跡データでは，7 年局所無再発生存率（ME＋LLND vs. ME；82.9% vs. 78.9%）と 7 年側方無再発生存率（ME＋LLND vs. ME；85.3% vs. 80.3%）はともに ME＋LLND 群の方が良好であり，cStage III を対象とするサブグループ解析において，ME＋LLND 群の無再発生存期間は有意に良好であった[15]。短期手術成績において，ME＋LLND 群には約 100 分の手術時間延長と

約 240 mL の出血量増加が認められ，Grade 3〜4 の手術合併症は ME 群（16.0%）と比較して ME＋LLND 群（21.7%）で多い傾向があった[16]。排尿機能，男性性機能には有意な差がないものの[17,18]，中等度以上の勃起機能障害の発生は ME 群よりも ME＋LLND 群に多い傾向を認めた[18]。

側方郭清が高難度手術に位置づけられている欧米では，側方リンパ節転移が陰性と判断される症例に関しては，側方郭清を行わないことが推奨されている[19]。しかしながら，JCOG0212 試験の結果からは，側方領域に腫大したリンパ節が存在しない症例においても側方郭清を一律に省略することは局所制御の観点から推奨されない。局所制御や生存改善に関して側方郭清に期待される効果の程度を認識し，手術リスク・術後機能障害とのバランスを総合的に考慮して適応を決定すべきである。なお，術前化学放射線療法が施行された側方転移陰性症例における側方郭清の意義は明らかでなく，局所制御治療を併用することの侵襲性にも留意する。

現時点では側方郭清を省略できる症例の基準は明らかでない。術前放射線療法に側方リンパ節郭清と同等の治療効果があるとのランダム化比較試験の結果が本邦から報告されているが検討症例数が少なく[20]，この結果の再現性を検証した試験もない。また，側方リンパ節転移の術前診断の精度については十分でなく，診断基準の確立は今後の課題である。大腸癌研究会の後方視的研究によると，MRI による側方リンパ節転移の診断能は短径 10 mm をカットオフとするよりも短径 5 mm をカットオフとしたほうが良好であるが，従来の撮影法によるリンパ節径のみを基準とした診断能の限界も示されている[21]。現在，高解像度 MRI を用いた側方転移の診断基準の確立に関する大腸癌研究会の多施設研究が進行中であり，リンパ節の長径と短径の組み合わせによって 90% 以上の感度でリンパ節転移の抽出が可能であることが報告されている[22]。

投票結果 ···

推奨度	行うことを		行わないことを		推奨度なし
	強く推奨する	弱く推奨する	弱く推奨する	強く推奨する	
CQ10-①	100%（23/23）	0%	0%	0%	0%
CQ10-②	4%（1/23）	96%（22/23）	0%	0%	0%

文　献

1) Sugihara K, Kobayashi H, Kato T, et al.: Indication and benefit of pelvic sidewall dissection for rectal cancer. Dis Colon Rectum 2006; 49: 1663-1672

2) Kobayashi H, Mochizuki H, Kato T, et al.: Outcomes of surgery alone for lower rectal cancer with and without pelvic sidewall dissection. Dis Colon Rectum 2009, 52: 567-576

3) Ueno M, Oya M, Azekura K, et al.: Incidence and prognostic significance of lateral lymph node metastasis in patients with advanced low rectal cancer. Br J Surg 2005; 92: 756-763

4) Kanemitsu Y, Komori K, Shida D, et al.: Potential impact of lateral lymph node dissection（LLND）for low rectal cancer on prognoses and local control: A comparison of 2 high-volume centers in Japan that employ different policies concerning LLND. Surgery 2017; 162: 303-314

5) Inoue H, Sakai K, Nozawa H, et al.: Therapeutic significance of D3 dissection for low rectal cancer: a comparison of dissection between lateral pelvic lymph nodes and the lymph nodes along the root of the inferior mesenteric artery in a multicenter retrospective cohort study. Int J Colorectal Dis 2021; 36: 1263-1270

6) Ueno H, Mochizuki H, Hashiguchi Y, et al.: Prognostic determinant of patients with lateral nodal involvement by rectal cancer. Ann Surg 2001; 234: 190-197

7) Akiyoshi T, Watanabe T, Miyata S, et al.; Japanese Society for Cancer of the Colon and Rectum: Results of a Japanese nationwide multi-institutional study on lateral pelvic lymph node metastasis in low rectal cancer: is it regional or distant disease? Ann Surg 2012; 255: 1129-1134

8) Ozawa H, Kotake K, Hosaka M, et al.: Impact of lateral pelvic lymph node dissection on the survival of patients with T3 and T4 low rectal cancer. World J Surg 2016; 40: 1492-1499

9) Hida K, Nishizaki D, Sumii A, et al.; Japan Society of Laparoscopic Colorectal Surgery: Prognostic impact of lateral pelvic node dissection on the survival of patients in low rectal cancer subgroup based on lymph node size. Ann Surg Oncol 2021; 28: 6179-6188

10) Ueno H, Mochizuki H, Hashiguchi Y, et al.: Potential prognostic benefit of lateral pelvic node dissection for rectal cancer located below the peritoneal reflection. Ann Surg 2007; 245: 80-87

11) Yang X, Yang S, Hu T, et al: What is the role of lateral lymph node dissection in rectal cancer patients with clinically suspected lateral lymph node metastasis after preoperative chemoradiotherapy? A meta-analysis and systematic review. Cancer Medicine 2020; 9: 4477-4489

12) Ogura A, Konishi T, Cunningham C, et al.; Lateral Node Study Consortium: Neoadjuvant (Chemo) radiotherapy with total mesorectal excision only is not sufficient to prevent lateral local recurrence in enlarged nodes: results of the multicenter lateral node study of patients with low cT3/4 rectal cancer. J Clin Oncol 2019; 37: 33-43

13) Kim MJ, Chang GJ, Lim H-K, et al.: Oncological impact of lateral lymph node dissection after preoperative chemoradiotherapy in patients with rectal cancer. Ann Surg Oncol 2020; 27: 3525-3533

14) Fujita S, Mizusawa J, Kanemitsu Y, et al.; Colorectal Cancer Study Group of Japan Clinical Oncology Group: Mesorectal excision with or without lateral lymph node dissection for clinical stage II/III lower rectal cancer (JCOG0212): a multicenter, randomized controlled, noninferiority trial. Ann Surg 2017; 266: 201-207

15) Tsukamoto S, Fujita S, Ota M, et al.; Colorectal Cancer Study Group of Japan Clinical Oncology Group: Long-term follow-up of the randomized trial of mesorectal excision with or without lateral lymph node dissection in rectal cancer (JCOG0212). Br J Surg 2020; 107 (5): 586-594

16) Fujita S, Akasu T, Mizusawa J, et al.; Colorectal Cancer Study Group of Japan Clinical Oncology Group: Postoperative morbidity and mortality after mesorectal excision with and without lateral lymph node dissection for clinical stage II or stage III lower rectal cancer (JCOG0212): results from a multicentre, randomised controlled, non-inferiority trial. Lancet Oncol 2012; 13: 616-621

17) Ito M, Kobayashi A, Fujita S, et al.; Colorectal Cancer Study Group of Japan Clinical Oncology Group: Urinary dysfunction after rectal cancer surgery: Results from a randomized trial comparing mesorectal excision with and without lateral lymph node dissection for clinical stage II or III lower rectal cancer (Japan Clinical Oncology Group Study, JCOG0212). Eur J Surg Oncol 2018; 44: 463-468

18) Saito S, Fujita S, Mizusawa J, et al.; Colorectal Cancer Study Group of Japan Clinical Oncology Group: Male sexual dysfunction after rectal cancer surgery: Results of a randomized trial comparing mesorectal excision with and without lateral lymph node dissection for patients with lower rectal cancer: Japan Clinical Oncology Group Study JCOG0212. Eur J Surg Oncol 2016; 42: 1851-1858

19) You YN, Hardiman KM, Bafford A, et al.; On Behalf of the Clinical Practice Guidelines Committee of the American Society of Colon and Rectal Surgeons: The American Society of Colon and Rectal Surgeons Clinical Practice Guidelines for the Management of Rectal Cancer. Dis Colon Rectum 2020; 63: 1191-1222

20) Nagawa H, Muto T, Sunouchi K, et al.: Randomized, controlled trial of lateral node dissection vs. nerve-preserving resection in patients with rectal cancer after preoperative radiotherapy. Dis Colon Rectum 2001; 44: 1274-1280

21) Ogawa S, Hida J, Ike H, et al.: Selection of lymph node-positive cases based on perirectal and lateral pelvic lymph nodes using magnetic resonance imaging: study of the Japanese Society for Cancer of the Colon and Rectum. Ann Surg Oncol 2016; 23: 1187-1194

22) Kawai K, Shiomi A, Miura T, et al.: Optimal diagnostic criteria for lateral lymph node dissection using magnetic resonance imaging: a multicenter prospective study. ANZ J Surg 2023; 93: 206-213

CQ 11：切除可能な直腸癌に対して術前治療は推奨されるか？

> ① 局所再発リスクが高い症例に対しては，術前化学放射線療法を行うことを弱く推奨する。（推奨度2・エビデンスレベル B，合意率：91%）
> ② 局所再発リスクが高い症例に対しては，術前化学療法（放射線療法なし）は，行わないことを弱く推奨する。（推奨度2・エビデンスレベル C，合意率：78%）

　本邦では，下部直腸進行癌に対しては TME（あるいは TSME）＋自律神経温存側方郭清が標準的に行われ，生存率，局所再発率ともに良好な成績が報告されており[1,2]，欧米で標準である術前放射線療法は積極的には行われていないのが現状である。

　側方リンパ節転移がないと診断された症例において，術前放射線単独療法後における側方リンパ節郭清の有無を比較した本邦におけるランダム化比較試験では，両群の無再発率，全生存率に差はなく，側方郭清を施行しない群で有意に排尿障害，性機能障害が少ないことが報告されているが[3]，45例と少数例の検討であることから，この報告の意義は限定的である。

　以上より，本邦における術前放射線療法の局所再発低減における上乗せ効果，あるいは側方郭清の代替としての有効性については，現時点で明らかなエビデンスはなく，標準治療は upfront surgery である。

　切除可能な直腸癌に対する術前治療は，側方郭清が行われない欧米において，局所再発率の低減と拡大郭清の合併症回避を目的に治療開発がなされた。筋層外浸潤，またはリンパ節転移陽性の直腸癌に対する治癒切除後の症例に対する術後補助療法として，補助療法なし，化学療法単独，放射線療法単独，放射線療法と化学療法を組み合わせた治療の4群がランダム化比較された試験において，放射線療法と化学療法群を組み合わせた治療で最も再発率が低かった[4]。その結果も踏まえ，NIH コンセンサス会議において，Stage ⅡまたはⅢの直腸癌に対する術後補助療法として，化学療法と放射線療法を組み合わせた治療が推奨された[5]。その後，術後化学放射線療法と術前化学放射線療法をランダム化比較した試験が行われ，術前化学療法群で局所制御率が高かったことが報告された[6]。

　その他の複数の臨床試験およびメタアナリシスにて，術前放射線療法により，生存率の向上は認めないものの，局所再発率の低下が示されている[7-9]。このため欧米では，局所進行直腸癌に対して術前放射線療法を行うことが標準であるが，適応は様々なリスク因子（NCCN/ESMO ガイドラインで挙げられているリスク因子：占居部位［下部直腸］，T3/4，リンパ節転移陽性，CRM involved，EMVI［＋］）によって層別化されており，欧州と米国でも同一ではない[10,11]。また，術前放射線療法を実施した場合，腸管障害，排便機能障害，性機能障害，2次癌発生などの有害事象の発生率が増加する[12-14]。

　以上より，欧米のエビデンスを参照すれば，局所再発リスクが高いと予想される症例において術前放射線療法を行うことが考慮される。

　術前放射線療法の方法として，術前化学放射線療法（LC-CRT：long course CRT）が標準的であるが，欧州を中心に術前短期放射線単独療法（SCRT：short course RT）も実施されている。LC-CRT と SCRT の比較では LC-CRT が pCR 率は高いものの，局所制御率，生存率および遅発性有害事象は同等と報告されている[15,16]。強度変調放射線治療（IMRT：

intensity modulated radiotherapy）を用いた術前化学放射線療法の第Ⅱ相試験においては，急性期消化器毒性の軽減効果は認められておらず，今後遅発性有害事象軽減も含めた IMRT の有用性についての評価が必要である[17]。

　術前化学放射線療法が標準である海外においては，主に低リスク症例を対象として放射線照射による有害事象を回避し，遠隔転移の制御による生存率の向上を目指した，放射線照射を伴わない術前化学療法の有効性を示唆するデータも出てきている。PROSPECT 試験は括約筋温存手術が可能な cT2N1，T3N0，or T3N1（Stage ⅡA，ⅢA，or ⅢB）の低リスク症例を対象に術前化学放射線療法群と術前化学療法群（mFOLFOX6）にランダム化し，術前化学療法群では non-responder のみに選択的に術前化学放射線療法を実施する第Ⅱ/Ⅲ相試験である。主要評価項目の5年無病生存率が FOLFOX 群で80.8%（95%信頼区間77.9-83.7），化学放射線療法群では78.6%（95%信頼区間75.4-81.8）と FOLFOX 群の非劣性が証明され，病理学的完全寛解も FOLFOX 群で21.9%，化学放射線療法群で24.3%であった。なお，術前化学療法群では，10.4%の症例で術前または術後に放射線治療が実施されている[18]。FOWARC 試験は，T4 や下部直腸原発といった高リスク症例を含む cStage Ⅱ（T3-4N0）/Ⅲ（T1-4N1-2）を対象とした 5-FU/LV 併用術前化学放射線療法（FU＋RT）と mFOLFOX 併用術前化学放射線療法（mFOLFOX6＋RT），術前化学療法単独（mFOLFOX6）の3群の比較で，mFOLFOX を含む治療群の3年無病生存率における優越性を検証する第Ⅲ相試験である。なお，術後補助化学療法は FU＋RT 群では 5-FU/LV，その他の2群では mFOLFOX であった。結果，3年無病生存率に有意差はなく（FU＋RT 72.9%，mFOLFOX＋RT 77.2%，mFOLFOX 73.5%，p＝0.709），mFOLFOX を含む治療群の優越性は示されなかったものの，全生存率および局所再発率にも有意差は認められなかった[19]。現在，cT2N＋ or cT3-4aNany，MRF uninvolved を対象とした，化学放射線療法に対する術前化学療法（CAPOX）＋選択的化学放射線療法の非劣性を見る CONVERT 試験が進行中であり，pCR 率は両群同等であることが報告されているが，今後の主要評価項目の公表が待たれる[20]。

　術前化学療法については，上記のごとく，PROSPECT 試験により局所再発リスクが比較的低い対象では LC-CRT と術前化学療法＋選択的化学放射線療法の非劣性が証明されているものの，本邦の標準治療である upfront の手術療法との比較試験はない。さらに，局所再発リスクが高い症例に対しては，術前化学療法のみの有効性は現時点では明確ではないことから，行わないことを弱く推奨する。

　なお，Total neoadjuvant therapy（TNT）および Non operative management（NOM）については，それぞれ**CQ12** および**CQ13** を参照されたい。

投票結果

推奨度	行うことを		行わないことを		推奨度なし
	強く推奨する	弱く推奨する	弱く推奨する	強く推奨する	
CQ11-①	9%（2/23）	91%（21/23）	0%	0%	0%
CQ11-②	0%	13%（3/23）	78%（18/23）	4%（1/23）	4%（1/23）

文　献

1）Fujita S, Mizusawa J, Kanemitsu Y, et al.; Colorectal Cancer Study Group of Japan Clinical Oncology Group: Mesorectal Excision With or Without Lateral Lymph Node Dissection for Clinical Stage Ⅱ/Ⅲ Lower Rectal Cancer

(JCOG0212): A Multicenter, Randomized Controlled, Noninferiority Trial. Ann Surg 2017; 266: 201-207

2) Ozawa H, Kotake K, Hosaka M, et al.: Impact of Lateral Pelvic Lymph Node Dissection on the Survival of Patients with T3 and T4 Low Rectal Cancer. World J Surg 2016; 40: 1492-149

3) Nagawa H, Muto T, Sunouchi K, et al.: Randomized, controlled trial of lateral node dissection vs. nerve-preserving resection in patients with rectal cancer after preoperative radiotherapy. Dis Colon Rectum 2001; 44: 1274-1280

4) Gastrointestinal Tumor Study Group: Prolongation of the disease-free interval in surgically treated rectal carcinoma. N Engl J Med 1985; 312: 1465-1472

5) NIH consensus conference. Adjuvant therapy for patients with colon and rectal cancer. Jama 1990; 264: 1444-1450

6) Sauer R, Becker H, Hohenberger W, et al.; German Rectal Cancer Study Group: Preoperative versus postoperative chemoradiotherapy for rectal cancer. N Engl J Med 2004; 351: 1731-1740

7) van Gijn W, Marijnen CA, Nagtegaal ID, et al.; Dutch Colorectal Cancer Group: Preoperative radiotherapy combined with total mesorectal excision for resectable rectal cancer: 12-year follow-up of the multicentre, randomised controlled TME trial. Lancet Oncol 2011; 12: 575-582

8) Sauer R, Liersch T, Merkel S, et al.: Preoperative versus postoperative chemoradiotherapy for locally advanced rectal cancer: results of the German CAO/ARO/AIO-94 randomized phase III trial after a median follow-up of 11 years. J Clin Oncol 2012; 30: 1926-1933

9) Rahbari NN, Elbers H, Askoxylakis V, et al.: Neoadjuvant radiotherapy for rectal cancer: meta-analysis of randomized controlled trials. Ann Surg Oncol 2013; 20: 4169-4182

10) Cervantes A, Adam R, Rosello S, et al. Metastatic colorectal cancer: ESMO: Clinical Practice Guideline for diagnosis, treatment and follow-up. Annals of oncology: official journal of the European Society for Medical Oncology/ESMO 2023; 34: 10-32

11) NCCN Clinical Practice Guidelines in Oncology: Rectal Cancer ver. 1.2024 https://www.nccn.org/professionals/physician_gls/pdf/rectal.pdf (2024/5/14 accessed)

12) Peeters KC, van de Velde CJ, Leer JW, et al.: Late side effects of short-course preoperative radiotherapy combined with total mesorectal excision for rectal cancer: increased bowel dysfunction in irradiated patients--a Dutch colorectal cancer group study. J Clin Oncol 2005; 23: 6199-6206

13) Wiltink LM, Chen TY, Nout RA, et al.: Health-related quality of life 14 years after preoperative short-term radiotherapy and total mesorectal excision for rectal cancer: report of a multicenter randomised trial. Eur J Cancer 2014; 50: 2390-2398

14) Birgisson H, Påhlman L, Gunnarsson U, et al.: Occurrence of second cancers in patients treated with radiotherapy for rectal cancer. J Clin Oncol 2005; 23: 6126-6131

15) Bujko K, Nowacki MP, Nasierowska-Guttmejer A, et al.: Long-term results of a randomized trial comparing preoperative short-course radiotherapy with preoperative conventionally fractionated chemoradiation for rectal cancer. Br J Surg 2006; 93: 1215-1223

16) Ngan SY, Burmeister B, Fisher RJ, et al.: Randomized trial of short-course radiotherapy versus long-course chemoradiation comparing rates of local recurrence in patients with T3 rectal cancer: Trans-Tasman Radiation Oncology Group trial 01.04. J Clin Oncol 2012; 30: 3827-3833

17) Hong TS, Moughan J, Garofalo MC, et al.: NRG Oncology Radiation Therapy Oncology Group 0822: A Phase 2 Study of Preoperative Chemoradiation Therapy Using Intensity Modulated Radiation Therapy in Combination With Capecitabine and Oxaliplatin for Patients With Locally Advanced Rectal Cancer. Int J Radiat Oncol Biol Phys 2015; 93: 29-36

18) Schrag D, Shi Q, Weiser MR, et al.: Preoperative treatment of locally advanced rectal cancer. N Eng J Med 2023; 389: 322-334

19) Deng Y, Chi P, Lan P, et al.: Neoadjuvant Modified FOLFOX6 With or Without Radiation Versus Fluorouracil Plus Radiation for Locally Advanced Rectal Cancer: Final Results of the Chinese FOWARC Trial. J Clin Onco. 2019; 37: 3223-3233

20) Mei WJ, Wang XZ, Li YF, et al.: Neoadjuvant Chemotherapy With CAPOX Versus Chemoradiation for Locally Advanced Rectal Cancer With Uninvolved Mesorectal Fascia (CONVERT): Initial Results of a Phase III Trial. Ann Surg 2023; 277: 557-564

CQ 12：直腸癌に対する Total Neoadjuvant Therapy（TNT）は推奨されるか？

直腸癌に対する TNT は行わないことを弱く推奨する。（推奨度 2・エビデンスレベル C,
合意率：70%）

　TNT とは，局所制御は改善するが，遠隔転移の抑制や予後改善効果が示されていない術前
化学放射線療法（CRT：chemoradiotherapy）の弱点を補完するため，忍容性の低い術後補
助化学療法に代わり全身薬物療法を術前治療に組み込んだ治療戦略である。全身薬物療法
を，術前照射前に行う induction chemotherapy（INCT），照射後に手術までの待機期間に行
う consolidation chemotherapy（CNCT）の開発が行われてきたが，照射法（long course
CRT，5×5 Gy 短期照射（SCRT）），薬物療法のレジメンや期間にも一定のコンセンサスが
得られていないのが現状である。
＜TNT（INCT/CNCT）vs. CRT＞
　TNT と CRT を無作為化比較した試験が，いくつか報告されている[1-6]。有効性に関して，
病理学的完全奏効（pCR）率については，RAPIDO 試験（28% vs. 14%）[4]，PRODIGE23 試
験（28% vs. 12%）[3]では，pCR 率の有意な向上が報告しているが，有意差なしとする報告も
ある。一方，手術症例での R0 切除率が有意に改善したとする報告はない。局所再発率につ
いては有意に改善したとする報告はない一方，RAPIDO 試験の最新の報告では，手術症例に
おける 5 年局所再発率は TNT 群で高く（12% vs. 8%），その多くは術中穿孔をきたした症
例であったとしている[6]。RAPIDO 試験[5]，PRODIGE23 試験[3]では遠隔転移再発率はそれぞ
れ（TNT 群 vs CRT 群），23% vs. 30%（5 年），17% vs. 25%（3 年），無病生存率について
は 72% vs. 66%（5 年），76% vs. 69%（3 年）で有意な改善を報告しているが，有意差なし
とする試験の報告もある。一方，5 年以上経過観察を行ったうえで，全生存率（OS）が改善
したとする報告はない。
　毒性に関しては，CRT に薬物療法を加えることで，毒性は増すとする報告が多いが，
GCR-3 試験では，術後補助化学療法と比較して，術前投与では投与量を保ちつつ，薬物療法
の毒性（G3/4）が低かったと報告している（19% vs. 54%）[1]。
　これらのランダム化試験を含む 3 つの CRT と TNT を比較したメタ解析の結果では，いず
れも TNT で高い pCR 率が得られているものの，無病生存率（DFS），OS に関しては一貫し
た結果が得られておらず議論の残るところである[10-12]。
＜INCT（全身薬物療法＋long course CRT）vs. CNCT（long course CRT＋全身薬物療法）＞
　CAO/ARO/AIO-12試験は，ドイツで行われた long course CRT に 3 サイクルの FOLFOX
を加えた INCT および CNCT の有効性を比較した試験である[7,8]。CR 率は CNCT 群で有意
に高く（21% vs. 28%），無憎悪生存率，毒性，QOL には差がなく，臓器温存を重要視する
ならば CNCT が推奨されると結論づけている。また，CAO/ARO/AIO-04 試験との統合解
析では，long course CRT に対する TNT の全生存率への上乗せ効果はなく，TNT は臓器温
存を目指す一部の患者にとっての選択肢だと結論付けている[13]。OPRA 試験は，米国で行わ
れた long course CRT に FOLFOX または CAPOX を加えた INCT と CNCT の有効性をヒス
トリカルコントロールと比較した試験である[9]。主評価項目である DFS はコントロールと比

較して両群で差を認めなかったものの，探索的な試験治療群間の比較では，根治切除
（TME：total mesorectal excision）を回避できる，TME-free survival という新しい副次的
評価項目が，CNCT 群で有意に上回ることが示され，CNCT が非切除治療（NOM：nonoperative management）を目指す場合には有用であることが示唆された。NOM の解説については，**CQ13** を参照いただきたい。

　一方，本邦からの TNT に関するデータは乏しく，単施設からの単アーム第 II 相試験結果が報告されているのみである。Konishi らは FOLFOX＋bevacizumab 後に S-1/RT を行うINCT の有効性・安全性を評価し，術後合併症率を上昇させることなく pCR 率が 37.2％と高率で，安全で妥当な治療だと報告している[14]。

　これまでの大規模臨床試験の結果から，TNT により pCR 率や NOM のチャンスが上昇することが期待できるものの，全生存率の改善効果は未だ明らかでない。また，本邦の標準治療である手術先行治療と比較し，手術の難易度や術後合併症率を比較した報告は皆無であり，治療の安全性に対する評価は不十分であると言わざるを得ない。加えて，治療が過剰となる可能性，半年以上にわたる治療期間の延長，医療費の増加も問題である。

　以上より，現状では直腸癌に対する TNT は日常臨床として行わないことを弱く推奨する。特に術前放射線治療に精通していない施設での安易な TNT の導入は控えるべきであり，TNT は適切に計画された臨床試験として行い，本邦での治療成績を明らかにしたうえで，治療対象および最適なレジメンを検討すべきである。

投票結果 ……

推奨度	行うことを		行わないことを		推奨度なし
	強く推奨する	弱く推奨する	弱く推奨する	強く推奨する	
CQ12	0％	4％（1/23）	70％（16/23）	4％（1/23）	22％（5/23）

文　献

1) Fernández-Martos C, Pericay C, Aparicio J, et al.: Phase II, randomized study of concomitant chemoradiotherapy followed by surgery and adjuvant capecitabine plus oxaliplatin（CAPOX）compared with induction CAPOX followed by concomitant chemoradiotherapy and surgery in magnetic resonance imaging-defined, locally advanced rectal cancer: Grupo cancer de recto 3 study. J Clin Oncol 2010; 28: 859-865

2) Fernandez-Martos C, Garcia-Albeniz X, Pericay C, et al.: Chemoradiation, surgery and adjuvant chemotherapy versus induction chemotherapy followed by chemoradiation and surgery: long-term results of the Spanish GCR-3 phase II randomized trial. Ann Oncol 2015; 26: 1722-1728

3) Conroy T, Bosset JF, Etienne PL, et al.; Unicancer Gastrointestinal Group and Partenariat de Recherche en Oncologie Digestive（PRODIGE）Group: Neoadjuvant chemotherapy with FOLFIRINOX and preoperative chemoradiotherapy for patients with locally advanced rectal cancer（UNICANCER-PRODIGE 23）: a multicentre, randomised, open-label, phase 3 trial. Lancet Oncol 2021; 22: 702-715

4) Bahadoer RR, Dijkstra EA, van Etten B, et al.; RAPIDO collaborative investigators: Short-course radiotherapy followed by chemotherapy before total mesorectal excision（TME）versus preoperative chemoradiotherapy, TME, and optional adjuvant chemotherapy in locally advanced rectal cancer（RAPIDO）: a randomised, open-label, phase 3 trial. Lancet Oncol 2021; 22: 29-42

5) Bahadoer RR, Hospers GAP, Marijnen CAM, et al.; collaborative investigators: Risk and location of distant metastases in patients with locally advanced rectal cancer after total neoadjuvant treatment or chemoradiotherapy in the RAPIDO trial. Eur J Cancer 2023; 85: 139-149

6) Dijkstra EA, Nilsson PJ, Hospers GAP, et al.; Collaborative Investigators: Locoregional Failure During and After Short-course Radiotherapy followed by Chemotherapy and Surgery Compared to Long-course Chemoradiother-

apy and Surgery - A Five-year Follow-up of the RAPIDO Trial. Ann Surg 2023; 278: e766-e772

7) Fokas E, Allgäuer M, Polat B, et al.; German Rectal Cancer Study Group: Randomized Phase Ⅱ Trial of Chemo-radiotherapy Plus Induction or Consolidation Chemotherapy as Total Neoadjuvant Therapy for Locally Advanced Rectal Cancer: CAO/ARO/AIO-12. J Clin Oncol 2019; 37: 3212-3222

8) Fokas E, Schlenska-Lange A, Polat B, et al.; German Rectal Cancer Study Group: Chemoradiotherapy Plus Induc-tion or Consolidation Chemotherapy as Total Neoadjuvant Therapy for Patients With Locally Advanced Rectal Cancer: Long-term Results of the CAO/ARO/AIO-12 Randomized Clinical Trial. JAMA Oncol 2022; 8: e215445

9) Garcia-Aguilar J, Patil S, Gollub MJ, et al.: Organ Preservation in Patients With Rectal Adenocarcinoma Treated With Total Neoadjuvant Therapy. J Clin Oncol 2022; 40: 2546-2556

10) Kasi A, Abbasi S, Handa S, et al.: Total Neoadjuvant Therapy vs Standard Therapy in Locally Advanced Rectal Cancer: A Systematic Review and Meta-analysis. JAMA Netw Open 2020; 3: e2030097

11) Liu S, Jiang T, Xiao L, et al.: Total Neoadjuvant Therapy (TNT) versus Standard Neoadjuvant Chemoradio-therapy for Locally Advanced Rectal Cancer: A Systematic Review and Meta-Analysis. Oncologist 2021; 26: e1555-e1566

12) Kong JC, Soucisse M, Michael M, et al.: Total Neoadjuvant Therapy in Locally Advanced Rectal Cancer: A Sys-tematic Review and Metaanalysis of Oncological and Operative Outcomes. Ann Surg Oncol 2021; 28: 7476-7486

13) Diefenhardt M, Fleischmann M, Martin D, et al.; German Rectal Cancer Study Group: Clinical outcome after total neoadjuvant treatment (CAO/ARO/AIO-12) versus intensified neoadjuvant and adjuvant treatment (CAO/ARO/AIO-04) a comparison between two multicenter randomized phase Ⅱ/Ⅲ trials. Radiother Oncol 2023; 179: 109455

14) Konishi T, Shinozaki E, Murofushi K, et al.: Phase Ⅱ Trial of Neoadjuvant Chemotherapy, Chemoradiotherapy, and Laparoscopic Surgery with Selective Lateral Node Dissection for Poor-Risk Low Rectal Cancer. Ann Surg Oncol 2019; 26: 2507-2513

CQ 13：直腸癌術前治療後 cCR 症例に対する Non-Operative Management（NOM）は推奨されるか？

直腸癌術前治療後 cCR 症例に対して NOM を行わないことを弱く推奨する。（推奨度 2・エビデンスレベル C，合意率：39%）

　欧米では，cStage Ⅰ～Ⅲ直腸癌の再発リスクに応じて術前化学放射線治療（nCRT）を行うことが標準治療とされている。さらに，2018 年から，米国 NCCN ガイドラインでは，術後補助療法を術前に行う Total neoadjuvant therapy（TNT）が推奨される治療選択に加えられた[1]。そして，それらの直腸癌の術前治療後に臨床的完全奏効（cCR）が達成された場合，手術を行わずに待機的な治療を行う非手術的管理（NOM：Non-Operative Management, 積極的経過観察，Watch and Wait 療法）が検討されることがある。

　直腸癌に対する NOM は，2004 年に Habr-Gama ら[2]により，nCRT 後に cCR を達成した一部の患者に対する有効な選択肢として世界で初めて提案された。切除可能な下部直腸腺癌患者 265 人に，術前補助療法として 5-FU，ロイコボリン，50.4 Gy の放射線治療が行われ，27％の患者が cCR を達成した。その後，平均追跡期間 57.3 カ月の間に，3 名（4％）が遠隔転移を，2 名（3％）が局所再発を発症したが，局所再発は，小線源療法または経肛門的切除術により救済された。再発率および癌関連死亡率は，NOM 群でそれぞれ 7.0％および 0％，手術群で 13.6％および 9.0％であった。Maas ら[3]は，NOM が選択された cCR 患者 21 名と，外科的切除を受けた pCR 患者 20 名の対照群との転帰を比較した。NOM 群では，対照群と

比べて，失禁スコア，腸機能スコアが低く，平均排便回数が少ないことが報告された。2年無病生存率（DFS），全生存率（OS）については，両群間に統計的な差は認められなかった（NOM群 vs. 対照群：DFS 89% vs. 93%，OS 100% vs. 91%）。その他にも，NOMの有効性と安全性を示す類似の研究結果が幾つか報告されている。しかし，そのほとんどがレトロスペクティブ研究であり，患者数も多岐にわたる[4-9]。レトロスペクティブ研究以外では，複数の単一施設による前向き研究，NOM患者（n＝880）の世界最大のデータセットであるInternational Watch & Wait Database（IWWD）[10]，およびいくつかのメタアナリシス[11-13]からもNOMの良好な成績が報告されている。

　2022年に発表されたOPRA試験[14]は，腫瘍の奏効割合を高めることを目的としたTNTにNOMを組み込んだ最初の前向き無作為化第Ⅱ相試験であった。この試験では，TNTを受けた直腸癌患者の半数で臓器温存が可能であること，nCRT後に地固め化学療法を行うことが，pCR率を最大化する最適な戦略である可能性が示された。その他の第Ⅱ/Ⅲ相試験の結果も合わせると，nCRTを単独で受けた直腸癌患者の約10〜20%がpCRを獲得する[15,16]一方で，TNTレジメンを導入した場合，pCR率は20〜60%に達する可能性がある[14,17,18]。

　NOMについての良好な結果がある一方で，NOMの大きな不確定要素の一つは，腫瘍学上の長期的な治療成績の不足である[19]。NOMは長期に積極的なサーベイランスが必須で，現在，直腸指診，内視鏡，MRIによる密な評価が標準的な方法とされるが，検討が十分なされたとは言い難い。腫瘍の再増殖がcCR患者の25〜30%で起こり[10]，その多くは最初の1年間に生じ2年を過ぎるとほとんどプラトーとなる。再増殖しても局所制御ができないことは少ないとされるが，遠隔転移の割合が高くなり，予後が低下する可能性があることも懸念材料の一つである[10,20,21]。また，術前治療後にNOMを行った後の再発例に対して救済手術を行うと，通常の手術単独療法に比べて有害事象や機能（排尿/性機能）的障害の増加も予想される。実際に，最新のオランダからの多施設研究では，NOM後に患者が手術を必要とした場合，QOLと機能的転帰は悪化した[22]。本邦からもCRT後にNOMを行った患者の41.7%に局所制御不能な増大があったとの報告があり，適切な監視プロトコルのない非手術的管理は，腫瘍学的転帰を悪化させる可能性あることに注意する必要がある[23]。

　以上から，術前治療が標準治療として行われる環境下においては，NOMは術前治療後のcCRを伴う直腸癌患者にとって今後の治療選択肢のオプションとなる可能性がある。しかし，このような戦略が広く実施される前に必要な，患者と医療提供者が共有する臨床データが不足している。NOMは，外科的切除を安全で積極的なサーベイランスに置き換えることを基本としており，現段階では，術前治療のレジメン，cCRの定義，疾患モニタリングのための確立された診断方法など包括的サーベイランス方法を含めて，腫瘍学的安全性を損なうことなくNOM戦略の適切な候補を特定するための客観的な標準化がなされていない。したがって，cStage Ⅰ〜Ⅲ直腸癌における安易なNOMの実施は控えるべきで，原則的にプロトコルと客観的な評価基準を備えたプロスペクティブ試験のもとで行われるべきである。

投票結果

推奨度	行うことを		行わないことを		推奨度なし
	強く推奨する	弱く推奨する	弱く推奨する	強く推奨する	
CQ13	4%（1/23）	4%（1/23）	39%（9/23）	52%（12/23）	0%

文　献

1) NCCN Clinical Practice Guidelines in Oncology: Rectal Cancer ver. 1.2024　https://www.nccn.org/professionals/physician_gls/pdf/rectal.pdf (2024/5/14 accessed)

2) Habr-Gama A, Perez RO, Nadalin W, et al.: Operative versus nonoperative treatment for stage 0 distal rectal cancer following chemoradiation therapy: Long-term results. Ann Surg 2004; 240: 711-717

3) Maas M, Beets-Tan RG, Lambregts DM, et al.: Wait-and-see policy for clinical complete responders after chemoradiation for rectal cancer. J Clin Oncol 2011; 29: 4633-4640

4) Lai CL, Lai MJ, Wu CC, et al.: Rectal cancer with complete clinical response after neoadjuvant chemoradiotherapy, surgery, or "watch and wait". Int J Colorectal Dis 2016; 31: 413-419

5) Dalton RS, Velineni R, Osborne ME, et al.: A single-centre experience of chemoradiotherapy for rectal cancer: Is there potential for nonoperative management? Colorectal Dis 2012; 14: 567-571

6) Smith RK, Fry RD, Mahmoud NN, et al.: Surveillance after neoadjuvant therapy in advanced rectal cancer with complete clinical response can have comparable outcomes to total mesorectal excision. Int J Colorectal Dis 2015; 30: 769-774

7) Li J, Li L, Yang L, et al.: Wait-and-see treatment strategies for rectal cancer patients with clinical complete response after neoadjuvant chemoradiotherapy: A systematic review and meta-analysis. Oncotarget 2016; 7: 44857-44870

8) Smith JD, Ruby JA, Goodman KA, et al.: Nonoperative management of rectal cancer with complete clinical response after neoadjuvant therapy. Ann Surg 2012; 256: 965-972

9) Araujo RO, Valadão M, Borges D, et al.: Nonoperative management of rectal cancer after chemoradiation opposed to resection after complete clinical response. A comparative study. Eur J Surg Oncol 2015; 41: 1456-1463

10) van der Valk MJM, Hilling DE, Bastiaannet E, et al.: Long-term outcomes of clinical complete responders after neoadjuvant treatment for rectal cancer in the International Watch & Wait Database (IWWD): An international multicentre registry study. Lancet 2018; 391: 2537-2545

11) Li J, Li L, Yang L, et al.: Wait-and-see treatment strategies for rectal cancer patients with clinical complete response after neoadjuvant chemoradiotherapy: A systematic review and meta-analysis. Oncotarget 2016; 7: 44857-44870

12) Dossa F, Chesney TR, Acuna SA, et al.: A watch-and-wait approach for locally advanced rectal cancer after a clinical complete response following neoadjuvant chemoradiation: A systematic review and meta-analysis. Lancet Gastroenterol Hepatol 2017; 2: 501-513

13) Sammour T, Price BA, Krause KJ, et al.: Nonoperative Management or 'Watch and Wait' for Rectal Cancer with Complete Clinical Response After Neoadjuvant Chemoradiotherapy: A Critical Appraisal. Ann Surg Oncol 2017; 24: 1904-1915.

14) Garcia-Aguilar J, Patil S, Gollub MJ, et al.: Organ preservation in patients with rectal adenocarcinoma treated with total neoadjuvant therapy. J Clin Oncol 2022; 40: 2546-2556

15) van der Sluis FJ, van Westreenen HL, van Etten B, et al.: Pretreatment identification of patients likely to have pathologic complete response after neoadjuvant chemoradiotherapy for rectal cancer. Int J Colorectal Dis 2018; 33: 149-157

16) Cercek A, Roxburgh CSD, Strombom P, et al.: Adoption of Total Neoadjuvant Therapy for Locally Advanced Rectal Cancer. JAMA Oncol 2018; 4: e180071

17) Bahadoer RR, Dijkstra EA, van Etten B, et al.; RAPIDO collaborative investigators: Short-Course radiotherapy followed by chemotherapy before total mesorectal excision (TME) versus preoperative chemoradiotherapy, TME, and optional adjuvant chemotherapy in locally advanced rectal cancer (RAPIDO): a randomised, open-label, phase 3 trial. Lancet Oncol 2021; 22: 29-42

18) Conroy T, Bosset JF, Etienne PL, et al.; Unicancer Gastrointestinal Group and Partenariat de Recherche en Oncologie Digestive (PRODIGE) Group: Neoadjuvant chemotherapy with Folfirinox and preoperative chemoradiotherapy for patients with locally advanced rectal cancer (UNICANCER-PRODIGE 23): a multicentre, randomised, open-label, phase 3 trial. Lancet Oncol 2021; 22: 702-715

19) Park IJ, You YN, Agarwal A, et al.: Neoadjuvant treatment response as an early response indicator for patients with rectal cancer. J Clin Oncol 2012; 30: 1770-1776

20) Cotti GC, Pandini RV, Braghiroli OFM, et al.: Outcomes of Patients With Local Regrowth After Nonoperative

Management of Rectal Cancer After Neoadjuvant Chemoradiotherapy. Dis Colon Rectum 2022; 65: 333-339

21) Smith JJ, Strombom P, Chow OS, et al.: Assessment of a Watch-and-Wait Strategy for Rectal Cancer in Patients With a Complete Response After Neoadjuvant Therapy. JAMA Oncol 2019; 5: e185896

22) Custers PA, van der Sande ME, Grotenhuis BA, et al.; Dutch Watch-and-Wait Consortium: Long-term Quality of Life and Functional Outcome of Patients With Rectal Cancer Following a Watch-and-Wait Approach. JAMA Surg 2023; 158: e230146

23) Kawai K, Ishihara S, Nozawa H, et al.: Prediction of pathological complete response using endoscopic findings and outcomes of patients who underwent watchful waiting after chemoradiotherapy for rectal cancer. Dis Colon Rectum 2017; 60: 368-375

CQ 14：直腸癌局所再発の切除は推奨されるか？

直腸癌局所再発で R0 切除が可能と判断した場合に手術を行うことを弱く推奨する。
ただし，手術侵襲とリスク，術後の QOL を考慮した上で適応を決定すべきである。骨盤内臓器全摘，骨性骨盤壁切除などは高難度であり，個々の手術チームの習熟度を十分に考慮する必要がある。(推奨度 2・エビデンスレベル C，合意率：96%)

　直腸癌局所再発に対し，外科治療と放射線療法を比較したランダム化試験はないが，再発切除例の報告は 1980 年代にはじまり[1]，本邦からもいくつか報告されている[2-7]。R0 切除が最も受容性の高い予後因子であるが，近年の報告に限っても R0 切除率は 43.0〜78.6% とばらつきは大きい[8-11]。局所再発手術においては骨盤内臓器全摘，骨性骨盤壁切除などの技術的高難度手術が必要になる場合も少なくなく，泌尿器科や整形外科なども含めた個々の手術チームの習熟度を十分に考慮し，R0 切除が可能と判断した場合に限り切除を考慮する。術後の高い合併症率やダブルストマなどの術後 QOL について，本人および家族への十分なインフォームド・コンセントも必要不可欠である。R2 切除例では予後，局所制御とも明らかに不良であり，また QOL の改善も期待できないため，R0 切除が見込めない場合の切除は推奨できない[12-14]。吻合部再発・前方再発例と比較し，側方再発例での R0 切除率は大きく下がる[3,15-17]。仙尾骨や恥坐骨など骨性骨盤壁合併切除により R0 切除が可能となるものがある[1-6,18-23]が，仙骨切除は第 2 仙骨下縁に留めるのが一般的である[2]。同時性の遠隔転移を伴う局所再発は遠隔転移のない局所再発に比べて予後不良であるが，遠隔転移切除の既往は予後に影響しないとの報告がある[24,25]。また，少数の遠隔転移を有する症例に対して，同時または分割切除により全病変を切除できれば根治が得られる場合もあり，適応は慎重かつ厳格に考慮すべきである[24-28]。

　術前放射線（再）照射は R0 切除率を向上させ，予後を改善するとの報告があり[4,6,10,29-33]，放射線既治療例に対しても，照射法を工夫することで比較的安全に実施可能と報告されている[33-36]。一方，初回放射線既治療例での手術成績は未治療例と比較し予後が悪いとの報告や[31,37]，術前放射線照射や化学療法は予後改善に寄与せず，術後合併症率や再入院率が有意に増加したとの報告もある[38]。根治切除可能な直腸癌局所再発に対し，放射線未治療例を対象とした本邦で行われているランダム化試験（JCOG1801；NCT04288999）や，放射線既治療例を対象としたフランスを中心に行われているランダム化試験（GRECCAR15；NCT03879109）において，術前放射線（再）照射の有用性を検証しており，その結果が待た

れる。

　術中照射は，実施可能な施設が限られるものの，術前化学放射線療法後に 10～20 Gy の術中照射を行い，予後が改善したという報告があり[39,40)]，特に他臓器浸潤例または再発例で切除断端が陽性もしくは近接している場合には局所制御率の向上のために考慮してもよい治療法である[29,32-34,41-43)]。

　切除可能症例に対する周術期化学療法の有効性および安全性を示したエビデンスは皆無であり，化学療法の適応について慎重に検討する必要がある。近年，induction setting で術前化学療法および放射線（再）照射併用後に根治切除を行う戦略が有用とする報告が少数ある[44,45)]。現在，根治切除可能な直腸癌局所再発に対して術前化学放射線療法に術前化学療法の上乗せ効果を検証するため，オランダを中心に行われているランダム化比較試験（PelvEx-II；NCT04389086）が進行中である。

　また，2022 年 4 月から，手術による根治的な治療が困難である局所再発大腸癌に対し，粒子線治療が保険適応となった。粒子線治療では局所に対して高線量を照射することが可能であることから，従来の放射線治療（X 線治療）と比較して良好な成績が報告されている[46-48)]。放射線治療の既往がある症例に対しても重粒子線は比較的安全に照射することが可能[48)]である。したがって，R0 切除が困難な症例や手術拒否例などでは粒子線治療も選択肢の 1 つと成り得る。

投票結果 ………

推奨度	行うことを		行わないことを		推奨度なし
	強く推奨する	弱く推奨する	弱く推奨する	強く推奨する	
CQ14	4%（1/23）	96%（22/23）	0%	0%	0%

文　献

1) Wanebo HJ, Gaker DL, Whitehill R, et al.: Pelvic recurrence of rectal cancer. Options for curative resection. Ann Surg 1987; 205: 482-495

2) Moriya Y, Akasu T, Fujita S, et al.: Total pelvic exenteration with distal sacrectomy for fixed recurrent rectal cancer in the pelvis. Dis Colon Rectum 2004; 47: 2047-2053

3) Yamada K, Ishizawa T, Niwa K, et al.: Patterns of pelvic invasion are prognostic in the treatment of locally recurrent rectal cancer. Br J Surg 2001; 88: 988-993

4) Saito N, Koda K, Takiguchi N, et al.: Curative surgery for local pelvic recurrence of rectal cancer. Dig Surg 2003; 20: 192-199

5) Kanemitsu Y, Hirai T, Komori K, et al.: Prediction of residual disease or distant metastasis after resection of locally recurrent rectal cancer. Dis Colon Rectum 2010; 53: 779-789

6) Ogawa H, Uemura M, Nishimura J, et al.: Preoperative Chemoradiation Followed by Extensive Pelvic Surgery Improved the Outcome of Posterior Invasive Locally Recurrent Rectal Cancer without Deteriorating Surgical Morbidities: A Retrospective, Single-Institution Analysis. Ann Surg Oncol 2015; 22: 4325-4334

7) Matsuyama T, Yamauchi S, Masuda T, et al.: Japanese Study Group for Postoperative Follow-up of Colorectal Cancer: Treatment and subsequent prognosis in locally recurrent rectal cancer: a multicenter retrospective study of 498 patients. Int J Colorectal Dis 2021; 36: 1243-1250

8) Nielsen MB, Rasmussen PC, Lindegaard JC, et al.: A 10-year experience of total pelvic exenteration for primary advanced and locally recurrent rectal cancer based on a prospective database. Colorectal Dis 2012; 14: 1076-1083

9) Ghouti L, Pereira P, Filleron T, et al.: Pelvic exenterations for specific extraluminal recurrences in the era of total mesorectal excision: is there still a chance for cure?: a single-center review of patients with extraluminal pelvic recurrence for rectal cancer from March 2004 to November 2010. Am J Surg 2015; 209: 352-362

10) Harris CA, Solomon MJ, Heriot AG, et al.: The Outcomes and Patterns of Treatment Failure After Surgery for Locally Recurrent Rectal Cancer. Ann Surg 2016; 264: 323-329

11) You YN, Skibber JM, Hu CY, et al.: Impact of multimodal therapy in locally recurrent rectal cancer. Br J Surg 2016; 103: 753-762

12) Hagemans JAW, van Rees JM, Alberda WJ, et al.: Locally recurrent rectal cancer; long-term outcome of curative surgical and non-surgical treatment of 447 consecutive patients in a tertiary referral centre. Eur J Surg Oncol 2020; 46: 448-454

13) Pellino G, Sciaudone G, Candilio G, et al.: Effect of Surgery on Health-Related Quality of Life of Patients With Locally Recurrent Rectal Cancer. Dis Colon Rectum 2015; 58: 753-761

14) Rausa E, Kelly ME, Bonavina L, et al.: A systematic review examining quality of life following pelvic exenteration for locally advanced and recurrent rectal cancer. Colorectal Dis 2017; 19: 430-436

15) Moore HG, Shoup M, Riedel E, et al.: Colorectal cancer pelvic recurrences: determinants of resectability. Dis Colon Rectum 2004; 47: 1599-1606

16) Kusters M, Dresen RC, Martijn H, et al.: Radicality of resection and survival after multimodality treatment is influenced by subsite of locally recurrent rectal cancer. Int J Radiat Oncol Biol Phys 2009; 75: 1444-1449

17) Sorrentino L, Belli F, Guaglio M, et al.: Prediction of R0/R+ surgery by different classifications for locally recurrent rectal cancer. Updates Surg 2021; 73: 539-545

18) Uehara K, Ito Z, Yoshino Y, et al.: Aggressive surgical treatment with bony pelvic resection for locally recurrent rectal cancer. Eur J Surg Oncol 2015; 41: 413-420

19) Bosman SJ, Vermeer TA, Dudink RL, et al.: Abdominosacral resection: long-term outcome in 86 patients with locally advanced or locally recurrent rectal cancer. Eur J Surg Oncol 2014; 40: 699-705

20) Colibaseanu DT, Dozois EJ, Mathis KL, et al.: Extended sacropelvic resection for locally recurrent rectal cancer: can it be done safely and with good oncologic outcomes? Dis Colon Rectum 2014; 57: 47-55

21) Milne T, Solomon MJ, Lee P, et al.: Assessing the impact of a sacral resection on morbidity and survival after extended radical surgery for locally recurrent rectal cancer. Ann Surg 2013; 258: 1007-1013

22) Solomon MJ, Brown KG, Koh CE, et al: Lateral pelvic compartment excision during pelvic exenteration. Br J Surg 2015; 102: 1710-1717

23) Austin KK, Herd AJ, Solomon MJ, et al.: Outcomes of Pelvic Exenteration with en Bloc Partial or Complete Pubic Bone Excision for Locally Advanced Primary or Recurrent Pelvic Cancer. Dis Colon Rectum 2016; 59: 831-835

24) Tanaka A, Uehara K, Aiba T, et al.: The role of surgery for locally recurrent and second recurrent rectal cancer with metastatic disease. Surg Oncol 2020; 35: 328-335

25) Voogt ELK, van Zoggel DMGI, Kusters M, et al.: Impact of a history of metastases or synchronous metastases on survival in patients with locally recurrent rectal cancer. Colorectal Dis 2021; 23: 1120-1131

26) Hartley JE, Lopez RA, Paty PB, et al.: Resection of locally recurrent colorectal cancer in the presence of distant metastases: can it be justified? Ann Surg Oncol 2003; 10: 227-233

27) Rahbari NN, Ulrich AB, Bruckner T, et al.: Surgery for locally recurrent rectal cancer in the era of total mesorectal excision: is there still a chance for cure? Ann Surg 2011; 253: 522-533

28) Chen Y, Li Y, Mo S, et al.: The pattern and treatment outcomes for rectal cancer with concurrent locoregional recurrence and distant metastases after total mesorectal excision. BMC Cancer 2022; 22: 1088

29) Vermaas M, Ferenschild FT, Nuyttens JJ, et al.: Preoperative radiotherapy improves outcome in recurrent rectal cancer. Dis Colon Rectum 2005; 48: 918-928

30) Holman FA, Bosman SJ, Haddock MG, et al.: Results of a pooled analysis of IOERT containing multimodality treatment for locally recurrent rectal cancer: Results of 565 patients of two major treatment centres. Eur J Surg Oncol 2017; 43: 107-117

31) Nordkamp S, Voogt ELK, van Zoggel DMGI, et al.: Locally recurrent rectal cancer: oncological outcomes with different treatment strategies in two tertiary referral units. Br J Surg 2022; 109: 623-631

32) Dresen RC, Gosens MJ, Martijn H, et al.: Radical resection after IORT-containing multimodality treatment is the most important determinant for outcome in patients treated for locally recurrent rectal cancer. Ann Surg Oncol 2008; 15: 1937-1947

33) Sorrentino L, Belli F, Valvo F, et al.: Neoadjuvant (re) chemoradiation for locally recurrent rectal cancer: Impact of anatomical site of pelvic recurrence on long-term results. Surg Oncol 2020; 35: 89-96

34) Haddock MG, Gunderson LL, Nelson H, et al.: Intraoperative irradiation for locally recurrent colorectal cancer in previously irradiated patients. Int J Radiat Oncol Biol Phys 2001; 49: 1267-1274

35) Mohiuddin M, Marks G, Marks J: Long-term results of reirradiation for patients with recurrent rectal carcinoma. Cancer 2002; 95: 1144-1150

36) Bosman SJ, Holman FA, Nieuwenhuijzen GAP, et al.: Feasibility of reirradiation in the treatment of locally recurrent rectal cancer. Br J Surg 2014; 101: 1280-1289

37) Rombouts AJ, Koh CE, Young JM, et al.: Does radiotherapy of the primary rectal cancer affect prognosis after pelvic exenteration for recurrent rectal cancer? Dis Colon Rectum 2015; 58: 65-73

38) PelvEx Collaborative: Factors affecting outcomes following pelvic exenteration for locally recurrent rectal cancer. Br J Surg 2018; 105: 650-657

39) Nakfoor BM, Willett CG, Shellito PC, et al.: The impact of 5-fluorouracil and intraoperative electron beam radiation therapy on the outcome of patients with locally advanced primary rectal and rectosigmoid cancer. Ann Surg 1998; 228: 194-200

40) Gunderson LL, Nelson H, Martenson JA, et al.: Locally advanced primary colorectal cancer: intraoperative electron and external beam irradiation +/− 5-FU. Int J Radiat Oncol Biol Phys 1997; 37: 601-614

41) Gunderson LL, Nelson H, Martenson JA, et al.: Intraoperative electron and external beam irradiation with or without 5-fluorouracil and maximum surgical resection for previously unirradiated, locally recurrent colorectal cancer. Dis Colon Rectum 1996; 39: 1379-1395

42) Hashiguchi Y, Sekine T, Kato S, et al.: Indicators for surgical resection and intraoperative radiation therapy for pelvic recurrence of colorectal cancer. Dis Colon Rectum 2003; 46: 31-39

43) Fahy MR, Kelly ME, Foley MP, et al.: The role of intraoperative radiotherapy in advanced rectal cancer: a meta-analysis. Colorectal Dis 2021; 23: 1998-2006

44) van Zoggel DMGI, Bosman SJ, Kusters M, et al.: Preliminary results of a cohort study of induction chemotherapy-based treatment for locally recurrent rectal cancer. Br J Surg 2018; 105: 447-452

45) Voogt ELK, van Zoggel DMGI, Kusters M, et al.: Improved Outcomes for Responders After Treatment with Induction Chemotherapy and Chemo (re) irradiation for Locally Recurrent Rectal Cancer. Ann Surg Oncol 2020; 27: 3503-3513

46) Yamada S, Kamada T, Ebner DK, et al.: Carbon-Ion Radiation Therapy for Pelvic Recurrence of Rectal Cancer. Int J Radiat Oncol Biol Phys 2016; 96: 93-101.

47) Shinoto M, Yamada S, Okamoto M, et al.: Carbon-ion radiotherapy for locally recurrent rectal cancer: Japan Carbon-ion Radiation Oncology Study Group (J-CROS) Study 1404 Rectum. Radiother Oncol 2019; 132: 236-240

48) Yamada S, Takiyama H, Isozaki Y, et al.: Carbon Ion Radiotherapy for Locally Recurrent Rectal Cancer of Patients with Prior Pelvic Irradiation. Ann Surg Oncol 2022; 29: 99-106

CQ 15：遠隔転移のない切除不能直腸癌局所再発に対する放射線治療は推奨されるか？

① 腫瘍縮小により R0 切除が可能になると期待される症例に対しては，切除を指向した化学放射線療法を行うことを弱く推奨する。（推奨度 2・エビデンスレベル B，合意率：100%）

② 切除が望めない症例において，粒子線治療や X 線による高精度放射線治療，小線源治療等を用いた高線量の投与を行うことを弱く推奨する。（推奨度 2・エビデンスレベル C，合意率：95%）

　直腸癌局所再発は放射線治療抵抗性を有する代表的な疾患のひとつであり，根治的外科切除が第一選択となる[1,2]。局所再発症例に対する外科的切除と 45〜54 Gy 程度の補助放射線療

法を組み合わせた治療を対象として行われた報告[2,3]によれば，根治的切除達成群において非達成群と比較して優位に生存率の改善を認めた。したがって，R0切除可能かどうかの境界にあるような症例については，まず切除を指向した化学放射線療法を行うことで腫瘍の縮小を図り，改めて切除可能性について判断することが望ましい[3,4]。切除可能性の判断基準や根治的放射線治療の適応判断については各施設間で差異が大きいことから，治療方針についてはあらかじめ各領域担当医の間で十分なディスカッションを経てから決定することが望ましい。

　明らかにR0切除が望めないような症例や外科的切除を拒否する症例においては，根治的（化学）放射線治療が選択肢となる。後方視的研究ではあるが，62.5 Gy以上の照射を行った場合に有意に局所制御率が向上し[5]，総線量中央値66.5 Gyの化学放射線療法により，5年全生存率40.6％，局所制御率55.9％と良好な成績を示した[6]。また，優れた線量集中性を有する体幹部定位照射（SBRT）の報告[7]によれば，74.8～114.8 Gy相当の照射により4年局所制御率74.3％とさらに良好な成績を示したが，SBRTに関する報告はまだ少なく本邦においても十分な経験と設備を有する施設において探索的に施行されている段階である。小線源治療は最も線量集中性に優れた照射法であり，少数ながらも有用性が報告されているが，その手技に精通した放射線治療医や施設が必要である[8]。粒子線治療（重粒子線治療・陽子線治療）については，手術による根治的な治療が困難である局所再発大腸癌に対し，2022年4月から保険適用となったが，2022年10月の時点で稼働している本邦の粒子線治療施設は25か所（重粒子線：6か所，陽子線：18か所，両方：1か所）と少ない。保険適用の根拠となった報告[9]では，粒子線治療全体による3年生存率81.8％，3年局所制御率76.4％と良好な成績を示し，一般的なX線治療に関する文献報告と比較して粒子線治療の成績が良好である可能性が示唆された。陽子線治療の報告は少ないが，81.2 Gy相当（一部化学療法併用）の照射を行い，3年全生存率71％，局所制御率80％であった[10]。重粒子線治療は線量増加試験の結果[11]から84.5～89.5 Gy相当の治療が行われており，多施設後方視的な成績報告によれば[12]重粒子線治療後の5年全生存率51％，局所制御率88％であった。重粒子線に関しては本邦で多施設前向き試験が進行中であり今後エビデンスレベルの高い報告が期待される。

　いずれの報告でも有害事象発生の頻度については臨床上の許容範囲内と考えられた。X線による高精度放射線治療・陽子線治療・重粒子線治療の成績を直接比較した報告はなく，かつ，治療法によって患者・腫瘍背景が異なるため，治療法別の推奨度について議論できるほどのエビデンスはない。したがって，照射の適応と照射法（粒子線治療やX線による高精度放射線治療等）の選択については，期待される効果と予測される有害事象をふまえて，十分な経験を有する放射線治療医を交えて判断されることが望ましい。

　なお，骨盤部への照射歴を有する局所再発症例への再照射は，リスク臓器の耐容線量内で再発巣へ高線量を投与することが困難なこともあり，実施しない施設も多い。腫瘍やリスク臓器の位置関係，前回の照射範囲等をもとに高線量の再照射が行われることがあるが，設備・スタッフとバックアップ体制などが整った限定的な施設に限られる。X線による高精度放射線治療や重粒子線治療の報告によれば3年全生存率は37～61％と比較的良好であったが，有害事象の発生頻度は21～37％と高かったことに注意すべきである[13-17]。なお，リスク臓器への線量低減を図りつつ腫瘍に高線量を投与する目的で，放射線治療に先行してスペーサーを腫瘍とリスク臓器の間に挿入することがある[12,17]。患者の全身状態や，骨盤内の腫瘍や癒着の状況，期待される生命予後などを十分に考慮した上で，安全にスペーサー挿入が行

えると判断される場合においては検討することが可能である。

（注：本 CQ 中の Gy 表記は，いずれも Equivalent Dose in 2 Gy fraction：2 Gy 換算等価線量に換算したものである）

投票結果 ···

推奨度	行うことを		行わないことを		推奨度なし
	強く推奨する	弱く推奨する	弱く推奨する	強く推奨する	
CQ15-①	0%	100%（23/23）	0%	0%	0%
CQ15-②	0%	95%（21/22）	0%	0%	5%（1/22）

文　献

1) Hagemans JAW, van Rees JM, Alberda WJ, et al.: Locally recurrent rectal cancer; long-term outcome of curative surgical and non-surgical treatment of 447 consecutive patients in a tertiary referral centre. Eur J Surg Oncol 2020; 46: 448-454

2) Hahnloser D, Nelson H, Gunderson LL, et al.: Curative potential of multimodality therapy for locally recurrent rectal cancer. Ann Surg 2003; 237: 502-508

3) Lee J, Kim CY, Koom WS, et al.: Practical effectiveness of re-irradiation with or without surgery for locoregional recurrence of rectal cancer: A meta-analysis and systematic review. Radiother Oncol 2019; 140: 10-19

4) Guren MG, Undseth C, Rekstad BL, et al.: Reirradiation of locally recurrent rectal cancer: a systematic review. Radiother Oncol 2014; 113: 151-157.

5) Tanaka H, Yamaguchi T, Hachiya K, et al.: Radiotherapy for locally recurrent rectal cancer treated with surgery alone as the initial treatment. Radiat Oncol J 2017; 35: 71-77

6) Lee JH, Kim DY, Kim SY, et al.: Clinical outcomes of chemoradiotherapy for locally recurrent rectal cancer. Radiat Oncol 2011; 6: 51

7) Kim MS, Choi C, Yoo S, et al.: Stereotactic body radiation therapy in patients with pelvic recurrence from rectal carcinoma. Jpn J Clin Oncol 2008; 38: 695-700

8) Kuehne J, Kleisli T, Biernacki P, et al.: Use of high-dose-rate brachytherapy in the management of locally recurrent rectal cancer. Dis Colon Rectum 2003; 46: 895-899

9) Murayama S, Yamada S, Hiroshima Y, et al.: Particle beam therapy for pelvic recurrence of colorectal cancer: a registry data analysis in Japan and a systematic review. J Radiat Res 2023; 64 (Supplement_1): i25-i33

10) Hiroshima Y, Ishikawa H, Murakami M, et al.: Proton Beam Therapy for Local Recurrence of Rectal Cancer. Anticancer Res 2021; 41: 3589-3595

11) Yamada S, Kamada T, Ebner DK, et al.; Working Group on Locally Recurrent Rectal Cancer: Carbon-Ion Radiation Therapy for Pelvic Recurrence of Rectal Cancer. Int J Radiat Oncol Biol Phys 2016; 96: 93-101

12) Shinoto M, Yamada S, Okamoto M, et al.: Carbon-ion radiotherapy for locally recurrent rectal cancer: Japan Carbon-ion Radiation Oncology Study Group (J-CROS) Study 1404 Rectum. Radiother Oncol 2019; 132: 236-240

13) Cai G, Zhu J, Palmer J, et al.: CAPIRI-IMRT: a phase II study of concurrent capecitabine and irinotecan with intensity-modulated radiation therapy for the treatment of recurrent rectal cancer. Radiat Oncol 2015; 10: 57

14) Hu JB, Sun XN, Yang QC, et al.: Three-dimensional conformal radiotherapy combined with FOLFOX4 chemotherapy for unresectable recurrent rectal cancer. World J Gastroenterol 2006; 12: 2610-2614

15) Dagoglu N, Mahadevan A, Nedea E, et al.: Stereotactic body radiotherapy (SBRT) reirradiation for pelvic recurrence from colorectal cancer. J Surg Oncol 2015; 111: 478-482

16) Defoe SG, Bernard ME, Rwigema JC, et al.: Stereotactic body radiotherapy for the treatment of presacral recurrences from rectal cancers. J Cancer Res Ther 2011; 7: 408-411

17) Yamada S, Takiyama H, Isozaki Y, et al.; Working Group on Locally Recurrent Rectal Cancer: Carbon Ion Radiotherapy for Locally Recurrent Rectal Cancer of Patients with Prior Pelvic Irradiation. Ann Surg Oncol 2022; 29: 99-106

CQ 16：薬物療法が奏効して画像上消失した肝転移巣の切除は推奨されるか？

薬物療法にて造影 CT 上消失した肝転移巣に対しては，術前に EOB-MRI を併施し，術中は造影超音波を用いて病変を同定し，切除することを弱く推奨する。(推奨度 2・エビデンスレベル C，合意率：43%)

　化学療法後に大腸癌肝転移巣の 5〜25% が造影 CT 上同定されなくなることがあり[1,2]，化学療法後に画像診断で確認できなくなった病変は disappearing liver metastasis（DLM）と呼ばれている。目下，DLM に対する最適な治療方法についてはコンセンサスが得られているとはいえない。

　DLM を生じやすい条件として，腫瘍径 2 cm 未満，化学療法回数の増加，oxaliplatin を用いた化学療法，腫瘍数 3 個以上，同時性肝転移が挙げられる[1,2]。ただし，画像上の完全奏効が認められたとしても，病理学的な完全奏効（CPR：complete pathological response）が常に得られているわけではなく[3]，DLM の 34〜83% ではがん細胞が生存しているとされる[4-6]。これらの DLM は，術前あるいは術中の同定が困難であり，すでに薬物療法が著効した DLM を切除する腫瘍学的な意義は不明であり，DLM をどこまで切除すべきかについては様々な見解がある。

　現在のところ，DLM の治療報告は単独施設で行われた後方視的観察研究に限られている。DLM といえども生存がん細胞が存在している確率が高率のため，ethoxybenzyl diethylene-triamine penta-acetic acid-enhanced magnetic resonance imaging（EOB-MRI）や contrast-enhanced intraoperative ultrasonography（CE-IOUS，術中造影超音波検査）を用いた積極的な切除が報告されている。CE-IOUS は通常の IOUS では同定できない腫瘍を高率に同定できるため，特に化学療法後の転移性肝がんの切除では，最終的な画像診断法となる[7]。

　造影 CT では同定できなくなった 59 人の患者の 275 個の DLM のうち，EOB-MRI で同定して切除できたのは 26% で，そのうち 92% に生存癌細胞がみられたとする報告がある[6]。さらに CE-IOUS を用いると造影 CT で同定できなくなった DLM の 60% が指摘され，切除した DLM の 77% に生存癌細胞がみられた。一方，EOB-MRI でも CE-IOUS でも同定されなかったが切除された DLM の 4% に生存癌細胞がみられ，切除しなかった DLM のうち 14% が再発した。総じて，EOB-MRI でも CE-IOUS でも同定されない DLM が生存癌細胞を含む割合は 8% だった。この結果から，EOB-MRI と CE-IOUS を用いた DLM の検索と切除の重要性が示唆される[6]。

　また，20 人の患者に同定された 111 個の DLM に対して，EOB-MRI と CE-IOUS を用いた検証では，切除病変での癌の残存や非切除病変の再増大が見られた病変の割合は，EOB-MRI と CE-IOUS で同定された病変では 100% に，EOB-MRI で同定できたが CE-IOUS では同定できず非切除した病変では 71%，EOB-MRI で同定されないが CE-IOUS で同定した病変では 15%，EOB-MRI でも CE-IOUS でも同定されない病変では 7% であった[8]。

　以上の報告のように，EOB-MRI と CE-IOUS を用いても定されない DLM に癌細胞が生存している確率は 10% 未満と推測される。画像では同定できない DLM に対して，化学療法前の腫瘍存在領域を参考にして腫瘍の位置を予測して切除する方法もある。しかし，この方法

では切除範囲が広くなり，肝切除の付加による出血量の増加，手術時間の延長，胆汁漏や肝不全などの合併症の増加を伴うことが予想される。また，大腸癌肝転移に対する肝切除後の再発率は 70％と高率であり，残肝容量を極力温存するために CE-IOUS を駆使した部分切除が望ましい[9,10]。したがって，造影 CT，EOB-MRI，CE-IOUS の 3 つの画像検査でも同定できない腫瘍を，化学療法前の腫瘍位置を予想して積極的に切除するべきとは言いがたい。

米国やフランスでは，薬物療法前にコイルや金のマーカーを留置した後に切除する試みも行われている[11,12]。薬物療法前の腫瘍径が 20 mm 未満で，深度 1 cm 以上の肝転移巣 19 個にマーキングを行った。薬物療法後にこれらの腫瘍の 46％が画像上消失したが，マーキングを頼りに切除やラジオ波焼灼を行った。結果的に，化学療法による CPR の割合は 29％と算出された[9]。

切除せずに経過を観察した場合，再増大した DLM に対しては再切除，薬物療法，薬物療法後の切除[13]などの選択肢が存在する。ただし，化学療法の発達した現在でも，治癒を得るためには肝切除による腫瘍の切除は重要であり，画像上同定可能な再発腫瘍に対しては積極的な切除が望ましい[14]。薬物療法が奏効して画像上消失した大腸癌肝転移病変に対する，DW-MRI の術前診断能の妥当性に関する日欧共同の観察研究（DREAM study，JCOG1609INT）が 2016 年に開始された。解析に必要な 199 個の DLM が登録されたため 2021 年 3 月に登録終了となり，2023 年度末に主たる解析が予定されている。

投票結果 ………

推奨度	行うことを		行わないことを		推奨度なし
	強く推奨する	弱く推奨する	弱く推奨する	強く推奨する	
CQ16	57%（13/23）	43%（10/23）	0%	0%	0%

文　献

1) van Vledder MG, de Jong MC, Pawlik TM, et al.: Disappearing colorectal liver metastases after chemotherapy: should we be concerned? J Gastrointest Surg 2010; 14: 1691-1700

2) Tsilimigras DI, Ntanasis-Stathopoulos I, Paredes AZ, et al.: Disappearing liver metastases: A systematic review of the current evidence. Surg oncol 2019; 29: 7-13

3) Adam R, Wicherts DA, de Haas RJ, et al.: Complete pathologic response after preoperative chemotherapy for colorectal liver metastases: myth or reality? J Clin Oncol 2008; 26: 1635-1641

4) Auer RC, White RR, Kemeny NE, et al.: Predictors of a true complete response among disappearing liver metastases from colorectal cancer after chemotherapy. Cancer 2010; 116: 1502-1509

5) Benoist S, Brouquet A, Penna C, et al.: Complete response of colorectal liver metastases after chemotherapy: does it mean cure? J Clin Oncol 2006; 24: 3939-3945

6) Oba A, Mise Y, Ito H, et al.: Clinical implications of disappearing colorectal liver metastases have changed in the era of hepatocyte-specific MRI and contrast-enhanced intraoperative ultrasonography. HPB (Oxford) 2018; 20: 708-714

7) Arita J, Ono Y, Takahashi M, et al.: Usefulness of contrast-enhanced intraoperative ultrasound in identifying disappearing liver metastases from colorectal carcinoma after chemotherapy. Ann Surg Oncol 2014; 21 Suppl 3: S390-S397

8) Tani K, Shindoh J, Akamatsu N, et al.: Management of disappearing lesions after chemotherapy for colorectal liver metastases: Relation between detectability and residual tumors. J Surg Oncol 2018; 117: 191-197

9) Kokudo N, Tada K, Seki M, et al.: Anatomical major resection versus nonanatomical limited resection for liver metastases from colorectal carcinoma. Am J Surg 2001; 181: 153-159

10) Mise Y, Aloia TA, Brudvik KW, et al.: Parenchymal-sparing hepatectomy in colorectal liver metastasis improves

salvageability and survival. Ann Surg 2016; 263: 146-152
11) Passot G, Odisio BC, Zorzi D, et al.: Eradication of Missing Liver Metastases After Fiducial Placement. J Gastrointest Surg 2016; 20: 1173-1178
12) Kepenekian V, Muller A, Valette PJ, et al.: Evaluation of a strategy using pretherapeutic fiducial marker placement to avoid missing liver metastases. BJS open 2019; 3: 344-353
13) Goéré D, Gaujoux S, Deschamp F, et al.: Patients operated on for initially unresectable colorectal liver metastases with missing metastases experience a favorable long-term outcome. Ann surg 2011; 254: 114-118
14) Oba M, Hasegawa K, Matsuyama Y, et al.: Discrepancy between recurrence-free survival and overall survival in patients with resectable colorectal liver metastases: a potential surrogate endpoint for time to surgical failure. Ann Surg Oncol 2014; 21: 1817-1824

CQ 17：大腸癌肝転移に対する低侵襲手術は推奨されるか？

① 腹腔鏡下肝切除の短期予後および長期予後は開腹肝切除に比較して同等ないし良好であるため，安全性や適応を十分に考慮した上で行うことを弱く推奨する。（推奨度2・エビデンスレベルC，合意率：100%）

② 一方，ロボット支援肝切除の安全性や有効性については，不明点が多い。（推奨度なし・エビデンスレベルD，合意率：83%）

　日本のNational Clinical Databaseの集計によれば，2011年から2017年の6年間に施行された腹腔鏡下肝切除（LLR：laparoscopic liver resection）は27,146件で，24.8%の肝切除が腹腔鏡下に行われている。2011年では9.9%であり，LLRの普及は急速に進んでいる。特に，肝部分切除，区域切除，外側区域切除という基本的な術式では30.8%に腹腔鏡が用いられている。死亡率は1.0%で，開腹肝切除（OLR：open liver resection）では2.0%である[1]。

　大腸癌肝転移を含めた肝腫瘍に対する肝切除において，LLRとOLRの成績を比較した単施設[2-4]，多施設共同[5-8]の後方視的研究やランダム化比較試験[9-12]，システマティックレビュー[13,14]が報告されている。その多くは，出血量や術後合併症，在院期間を減少させるが，R0切除率，全生存期間や無再発生存期間は同等である，とするものである。

　スペインで2005〜2016年に193例の大腸癌肝転移患者を96例のLLR群と97例のOLR群に振り分け，合併症率を主要評価項目としたランダム化比較試験が行われた（LapOpHuva）[9]。結果的に，合併症率はLLRで有意に低率（11.5% vs. 23.7%，p=0.025）で，在院期間の短縮も認められた（4日 vs. 6日，p<0.001）が，手術時間，出血量，R0切除割合，無再発生存期間や全生存期間には有意差を認めなかった。ノルウェーでは2012〜2016年に280名の大腸癌肝転移患者を133例のLLR群と147例のOLRに振り分け，術後30日以内の合併症率を主要評価項目としたランダム化比較試験（OSLO-COMET）[10]が行われた。短期成績はLapOpHuva試験の結果とほぼ同様であった。術後の生活の質をHRQoLという8領域に渡る評価票で比較したところ，術後1カ月では4領域，4カ月では1領域においてLLR群で生活の質は良好だった[11]。一方，無再発生存期間や全生存期間には有意差を認めなかった[12]。このように，欧州で行われた2つのランダム化比較試験は同様の結果を示した。LLRではOLRに比較して術後補助療法の導入を早めることができるとする報告もある[15]が，補助療法の早期導入が予後に与える影響は不明である。

　LLR を安全に導入するための基準が報告されており，Iwate criteria[16]，IMM criteria[17]，Hasegawa criteria[18]が代表的である。適応基準を施設ごとに十分に検討し，安全性に留意するならば，LLR では，長期予後を損なうことなく，OLR と同等ないし良好な短期予後を期待できる。安全な施行が可能な適応において，LLR での大腸癌肝転移の切除は推奨される。

　一方，ロボット支援肝切除についても，単施設[19]あるいは多施設[7,8,20]からの報告が散見されるが，その数は十分とはいえず，未だロボット支援肝切除の方法は標準化されているとはいえない。ロボット支援肝切除では，LLR に比較して用いることのできる鉗子の数が 1 本少なく，助手の鉗子の操作はロボットアームが存在するために自由度に制限がある。また，LLR で汎用する超音波切開凝固装置がない，肝臓の展開が困難である，などの不具合もある。ロボット支援肝切除はLLR に比較して十分な安全性や汎用性が認められているとは言えず，現時点では先進的なアプローチ方法であり，限られた施設で行われるべきである。

投票結果 ∙∙∙

推奨度	行うことを		行わないことを		推奨度なし
	強く推奨する	弱く推奨する	弱く推奨する	強く推奨する	
CQ17-①	0%	100%（23/23）	0%	0%	0%
CQ17-②	0%	13%（3/23）	0%	4%（1/23）	83%（19/23）

文　献

1) Ban D, Tanabe M, Kumamaru H, et al.: Safe dissemination of laparoscopic liver resection in 27,146 cases between 2011 and 2017 from the National Clinical Database of Japan. Ann Surg 2021; 274: 1043-1050

2) Aghayan DL, Kazaryan AM, Fretland AA, et al.: Evolution of laparoscopic liver surgery: 20-year experience of a Norwegian high-volume referral center. Surg Endosc 2022; 36: 2818-2816

3) Shin JK, Kim HC, Lee WY, et al.: Comparative study of laparoscopic versus open technique for simultaneous resection of colorectal cancer and liver metastases with propensity score analysis. Surg Endosc 2020; 34: 4772-4780

4) 大村仁昭，武田　裕，桂　宜輝，他: 大腸癌肝転移に対する腹腔鏡下肝切除術の検討．癌と化学療法 2022; 49: 1835-1837

5) Beppu T, Wakabayashi G, Hasegawa K, et al.: Long-term and perioperative outcomes of laparoscopic versus open liver resection for colorectal liver metastases with propensity score matching: a multi-institutional Japanese study. J Hepatobiliary Pancreat Sci 2015; 22: 711-720

6) Cacciaguerra AB, Görgec B, Cipriani F, et al.: Risk Factors of Positive Resection Margin in Laparoscopic and Open Liver Surgery for Colorectal Liver Metastases: A New Perspective in the Perioperative Assessment: A European Multicenter Study. Ann Surg 2022; 275: e213-e221

7) Gumbs AA, Lorenz E, Tsai TJ, et al.: Study: international multicentric minimally invasive liver resection for colorectal liver metastases (SIMMILR-CRLM). Cancers (Basel) 2022; 14: 1379

8) Gumbs AA, Croner R, Lorenz E, et al.: Survival study: international multicentric minimally invasive liver resection for colorectal liver metastases (SIMMILR-2). Cancers (Basel) 2022; 14: 4190

9) Robles-Campos R, Lopez-Lopez V, Brusadin R, et al.: Open vesus minimally invasive liver surgery for colorectal liver metastases (LapOpHuva): a prospective randomized controlled trial. Surg Endosc 2019; 33: 3926-3936

10) Fretland ÅA, Dagenborg VJ, Bjørnelv GMW, et al.: Laparoscopic Versus Open Resection for Colorectal Liver Metastases: The OSLO-COMET Randomized Controlled Trial. Ann Surg 2018; 267: 199-207

11) Fretland ÅA, Dagenborg VJ, Bjørnelv GMW, et al.: Quality of life from a randomized trial of laparoscopic or open liver resection for colorectal liver metastases. Br J Surg 2019; 106: 1372-1380

12) Aghayan DL, Kazaryan AM, Dagenborg VJ, et al.: Long-Term Oncologic Outcomes After Laparoscopic Versus Open Resection for Colorectal Liver Metastases: A Randomized Trial. Ann Intern Med 2021; 174: 175-182

13) Alvikas J, Lo W, Tohme S, et al.: Outcomes and patient selection in laparoscopic vs. open liver resection for HCC and colorectal cancer liver metastasis. Cancers (Basel) 2023; 15: 1179

14) Chen Y, Zhang L, Li H, et al.: Laparoscopic versus open liver resection for colorectal liver metastases: a systemic review. J Surg Res 2017; 220: 234-246

15) Kawai T, Goumard C, Jeune F, et al.: Laparoscopic liver resection for colorectal liver metastasis patients allows patients to start adjuvant chemotherapy without delay: a propensity score analysis. Surg Endosc 2018; 32: 3273-3281

16) Ban D, Tanabe M, Ito H, et al.: A novel difficulty scoring system for laparoscopic liver resection. J Hepatobiliary Pancreat Sci 2014; 21: 745-753

17) Kawaguchi Y, Fuks D, Kokudo N, et al.: Difficulty of Laparoscopic Liver Resection: Proposal for a New Classification.. Ann Surg 2018; 267: 13-17

18) Hasegawa Y, Wakabayashi G, Nitta H, et al.: A novel model for prediction of pure laparoscopic liver resection surgical difficulty. Surg Endosc 2017; 31: 5356-5363

19) Kato Y, Sugioka S, Kojima M, et al.: Initial experience with robotic liver resection: Audit of 120 consecutive cases at a single center and comparison with open and laparoscopic approaches. J Hepatobiliary Pancreat Sci 2023; 30: 72-90

20) Guerra F, Guadagni S, Pesi B, et al.: Outcomes of robotic liver resections for colorectal liver metastases. A multi-institutional analysis of minimally invasive ultrasound-guided robotic surgery. Surg Oncol 2019; 28: 14-18

CQ 18：肝転移巣に対する熱凝固療法は推奨されるか？

① 切除可能な大腸癌肝転移巣に対しては肝切除が標準療法であり，熱凝固療法を第一選択とはしないことを強く推奨する。（推奨度 1・エビデンスレベル C，合意率：91%）

② 完全な切除が不能な多発肝転移巣に対する薬物療法や肝切除と熱凝固療法の併用を弱く推奨する。（推奨度 2・エビデンスレベル D，合意率：78%）

　　肝腫瘍に対する熱凝固療法では，ラジオ波焼灼療法（RFA：radiofrequency ablation）やマイクロ波凝固療法（MWA：microwave ablation therapy や MCT：microwave coagulation therapy）が用いられている。大腸癌肝転移病変は腺癌が主体で，肝細胞癌と異なり，熱凝固療法後の局所再発率は高率であるが，最近 10 年以内の報告では 5.1～32.0% と改善してきている[1-9]。肝切除施行後の局所再発率は 3～12%[1-3]であり，局所制御能は肝切除が熱凝固療法を明らかに上回っている。大腸癌肝転移に対する肝切除と熱凝固療法を比較したシステマティックレビューやメタ解析論文では，局所再発率は肝切除で有意に低く，無再発生存率や全生存率も肝切除が良好であるとされている[1,10-13]。したがって，切除可能な大腸癌肝転移には肝切除が第一選択となる。ただし，切除と RFA では前者で合併症率が高率[10,12,14]で，入院期間が長期であること[14]は留意しなければならない。

　　両葉多発肝転移巣に対して，手術による過大侵襲を避ける目的で，一部の腫瘍には RFA を施行する治療の成績が海外で報告されている。肝切除の技術がしっかりと確立された施設での切除＋RFA 併用群と切除単独群の比較では，切除＋RFA 群の局所再発率が 29% と高率であったにも関わらず，化学療法などの集学的治療を含めれば，無再発生存率や全生存率に有意差を認めなかった[2]。同様の報告は他にも認められている[3,15-17]。大腸癌肝転移に対する肝切除では，70% 以上とされる高い残肝再発率が予想されるため，系統的切除よりも残肝を温存した部分切除が望ましく[18,19]，特に両葉多発の肝転移に対する肝切除では，一度の肝切除による腫瘍の完全切除が必ずしも最終目標ではなく，再肝切除や集学的治療も視野に入れ

た戦略が必要となる。病変の全切除は困難であると判断された場合に，肝切除と術中RFA
を組みあわせた治療は選択肢のひとつとなる。

　また，欧州の大腸癌治療における国際グループで行った第Ⅱ相ランダム化比較試験では，
切除不能大腸癌肝転移に対してFOLFOXとbevacizumabをベースにした薬物療法にRFA
を併用した上乗せ効果を検証した。RFA併用60例と化学療法単独59例の5年生存率は
43.1% vs. 30.3%で，RFA併用群が有意に良好で，無増悪生存期間でも良好だった[20]。結果
的に，切除不能大腸癌肝転移に対する化学療法とRFAの併用療法の効果が示された。また，
欧州では，3 cm未満で10個以下の大腸癌肝転移に対して，全生存期間を主要評価項目とし
た肝切除と熱凝固療法のランダム化比較試験（COLLISION）が進行中である。また，イギリ
スとオランダ共同の非劣性ランダム化比較試験で，肝切除群に対する熱凝固療法の非劣性を
検証する試験（LAVA）も進行中である[21]。すでにスウェーデンで施行された3 cm未満の
大腸癌肝転移巣に対して，切除（n＝53）とMWA（n＝52）を比較する準ランダム化比較試
験（MAVERRIC trial）の結果では，切除群で合併症率が高く，入院期間が長く，治療費は
高額であるが，5年生存率は切除群で54%，MWA群で50%（p＝0.95）という結果も得られ
ている[14]。

　熱凝固対象とする転移巣の腫瘍径については十分留意しなければならない。一般には3 cm
未満が適応だが，局所再発率を低率にするには，2 cm未満に制限することも考慮される。18
mmあるいは20 mmを超えると局所再発率が上昇するとする報告がある[22,23]。化学療法前に
は25 mmを超えていたが，化学療法後に縮小して25 mm未満となった病変に対するRFA
後の局所再発率は64%と高率で，化学療法前から25 mm未満だった症例の16%や25 mmを
超えていた症例の32%と比較しても高率だったことから，化療後に縮小した病変に対する
RFAは禁忌であるとする報告もある[6]。

　同じ熱凝固療法でも，RFAとMWAの比較では，後者で焼灼時間が短時間で，局所再発
率も低率であるとする報告がある[8,9]。一方，両群で局所再発率や生存率に有意差をみとめて
いないとする最近の報告もあり[5]，最適な熱凝固療法の選択は施設ごとに異なっている。一
般にRFAの適応や技術には施設間格差が大きく，局所再発率も高率なために一様に許容で
きるものではない。しかし，充分な技術力のある施設での，切除不能大腸癌肝転移に対する
RFAと肝切除，また，RFAと化学療法の併用療法は，許容されると考えられる。

投票結果 ··

推奨度	行うことを		行わないことを		推奨度なし
	強く推奨する	弱く推奨する	弱く推奨する	強く推奨する	
CQ18-①	0%	4%　（1/23）	4%　（1/23）	91%　（21/23）	0%
CQ18-②	0%	78%　（18/23）	9%　（2/23）	0%	13%　（3/23）

文　献

1) Mao R, Zhao JJ, Bi XY, et al: Resectable recurrent colorectal liver metastasis: can radiofrequency ablation replace repeated metastatectomy? ANZ J Surg 2019; 89: 908-913

2) Imai K, Allard MA, Castro Benitez C, et al: Long-term outcomes of radiofrequency ablation combined with hepatectomy compared with hepatectomy alone for colorectal liver metastases. Br J Surg 2017; 104: 570-579

3) Lee BC, Lee HG, Park IJ, et al: The role of radiofrequency ablation for treatment of metachronous isolated hepatic metastasis from colorectal cancer. Medicine (Baltimore). 2016; 95: e49999

4) De Cobelli F, Calandri M, Della-Corte A, et al.: Multi-institutional analysis of outcomes for thermosphere micro-wave ablation treatment of colorectal liver metastases: the SMAC study. Erur Radiol 2022; 32: 4147-4159

5) Krul MF, Gerritsen SL, Vissers FL, et al.: Radiofrequency versus microwave ablation for intraoperative treatment of colorectal liver metastases. Eur J Surg Oncol 2022; 48: 834-840

6) Benhaim L, El Hajjam M, Malafosse R, et al.: Radiofrequency ablation for colorectal cancer liver metastases initially greater than 25 mm but downsized by neo-adjuvant chemotherapy is associated with increased rate of local tumor progression. HPB 2018; 20: 76-82

7) Aksoy E, Aliyev S, Taskin HE, et al.: Clinical scenarios associated with local recurrence after laparoscopic radiofrequency thermal ablation of colorectal liver metastases. Surgery 2013; 154: 748-752; discussion 752-4.

8) Takahashi H, Kahramangil B, Kose E, et al.: A comparison of microwave thermosphere versus radiofrequency thermal ablation in the treatment of colorectal liver metastases. HPB (Oxford) 2018; 20: 1157-1162

9) Correa-Gallego C, Fong Y, Gonen M, et al.: A retrospective comparison of microwave ablation vs. radiofrequency ablation for colorectal cancer hepatic metastases. Ann Surg Oncol 2014; 21: 4278-4283

10) van Amerongen MJ, Jenniskens SFM, van den Boezem PB, et al.: Radiofrequency ablation compared to surgical resection for curative treatment of patients with colorectal liver metastases—a meta-analysis. HPB (Oxford) 2017; 19: 749-756

11) Di Martino M, Rompianesi G, Mora-Guzmán I, et al.: Systematic review and meta-analysis of local ablative therapies for resectable colorectal liver metastases. Eur J Surg Oncol 2020; 46: 772-781

12) Meijerink MR, PuijkRS, van Tiborg AAJM, et al.: Radiofrequency and Microwave Ablation Compared to Systemic Chemotherapy and to Partial Hepatectomy in the Treatment of Colorectal Liver Metastases: A Systematic Review and Meta-Analysis. Canriovac Intervent Radiol 2018; 41: 1189-1204

13) Yang G, Wang G, Sun J, et al.: The prognosis of radiofrequency ablation versus hepatic resection for patients with colorectal liver metastases: A systemic review and meta-analysis based on 22 studies. Int J Surg 2021; 87: 105896

14) Triguely P, Laurell G, Enander A, et al.: Ablation versus resection for resectable colorectal liver metastases—health care related cost and survival analysis from a quasi-randomised study. Eur J Surg Oncol 2023; 49: 416-425

15) van Amerongen MJ, van der Stok EP, Futterer JJ, et al.: Short term and long term results of patients with colorectal liver metastases undergoing surgery with or without radiofrequency ablation. Eur J Surg Oncol 2016; 42: 523-530

16) Karanicolas PJ, Jarnagin WR, Gonen M, et al.: Long-term outcomes following tumor ablation for treatment of bilateral colorectal liver metastases. JAMA Surg 2013; 148: 597-601

17) Liu M, Wnag K, Wang Y, et al.: Shor- and long-term outcomes of hepatectomy combined with intraoperative radiofrequency ablation for patients with multiple primarily unresectable colorectal liver metastases: a propensity matching analysis. HPB (Oxford) 2021; 23: 1586-1594

18) Kokudo N, Tada K, Seki M, et al.: Anatomical major resection versus nonanatomical limited resection for liver metastases from colorectal carcinoma. Am J Surg 2001; 181: 153-159

19) Mise Y, Aloia TA, Brudvik KW, et al.: Parenchymal-sparing Hepatectomy in Colorectal Liver Metastasis Improves Salvageability and Survival. Ann Surg 2016; 263: 146-152

20) Ruers T, van Coevorden F, Punt CJA, et al.: Local Treatment of Unresectable Colorectal Liver Metastases: Results of a Randomized Phase II Trial. J Natl Cancer Inst 2017; 109: djx015

21) Gurusamy K, Corrigan N, Croft J, et al.: Liver resection surgery versus thermal ablation for colorectal liver metastases (LAVA): study protocol for a randomized controlled trial. Trials 2018; 19: 105

22) 大和田善之, 村田幸平, 三上恒治, 他: 大腸癌肝転移に対する全身化学療法後ラジオ波焼灼療法 (RFA) の有効性. 癌と化学療法 2013; 40: 1984-1986.

23) 中島隆善, 相原　司, 生田真一, 他: 大腸癌肝転移に対する経皮的ラジオ波焼灼療法. 癌と化学療法 2018; 45: 1791-1793

CQ 19：切除可能な肝転移に対する術前化学療法は推奨されるか？

切除可能な肝転移に対する術前化学療法は行わないことを弱く推奨する。（推奨度2・エビデンスレベルC，合意率：91%）

　切除可能肝転移に対する最も有効な治療法は外科的切除である。しかし根治切除後の残肝再発率も依然高く，より一層の予後改善を目的とした集学的治療が求められている。

　肝転移切除を考慮する際には，「技術的な切除可能性」つまり重要脈管温存，残肝容量を考慮した評価により切除の可能性を判断することに加え，「腫瘍学的な切除可能性」つまり原発巣部位，肝転移個数，肝転移最大径，同時異時性肝転移，腫瘍マーカー，*RAS*，*BRAF* 遺伝子変異（CQ9 参照）などの肉眼的な根治性以外の悪性度も考慮することが求められる[1-7]。ただし，切除の可能性は施設ごとに大きく異なり，外科医，内科医，放射線科医など多職種チーム（MDT：multi-disciplinary team）で検討し最終的な切除可能肝転移診断を行うことが望ましい[8]。

　切除可能肝転移症例に対する術前化学療法の利点は，腫瘍縮小による肝切除量の減少による残肝量の確保[9,10]や切除断端の確保，画像上とらえきれない微小転移巣の治療[9,10]，薬物療法の奏効判定から術後の補助療法を行う際の参考にすることができる[10]，悪性度の高い肝転移に対する手術回避[10,11]が挙げられる。一方，欠点は非奏効例では腫瘍増大による肝転移切除の機会を失う可能性がある[9,10]，抗がん剤による肝機能障害や周術期合併症・死亡割合の増加[10]，化学療法によって消失した肝転移巣の切除が困難となり腫瘍を取り残す可能性がある[10]ことである。これまでに切除可能肝転移に対して，術前化学療法が手術単独に比べ生存率を改善したというエビデンスはない。現在，技術的に切除は可能であるが，腫瘍学的には早期再発が想定される症例に対する術前化学療法後の有用性については，臨床試験として探索中である[12-14]。

　一方，肝転移切除の術前および術後の周術期化学療法に関しては EORTC40983 試験[15,16]，New EPOC 試験[17,18]の2つの第Ⅲ相試験が行われた。EORTC40983 試験は，切除可能な肝転移（最大4個）を有する364症例を，手術単独もしくは手術前後に FOLFOX4 を6サイクルずつ行う群に無作為に割り付けて検証された。周術期に FOLFOX4 を行うことで，手術単独に比べて主評価項目である無増悪生存期間は有意に延長したが，最終的に生存率を改善することはできなかった[15,16]。New EPOC 試験[17,18]では，切除可能または切除可能境界領域の肝転移を有する *KRAS* エクソン2野生型大腸癌患者を肝転移の切除前後に化学療法（oxaliplatin＋fluorouracil, oxaliplatin＋capecitabine, irinotecan＋fluorouracil）に cetuximab を併用する群と併用しない群に無作為化，比較検証された。Cetuximab による治療が奏効した患者数が多かったにもかかわらず，中間解析で PFS に悪い影響が認められたため試験は中止され，最終的に cetuximab 投与群で OS が26カ月短縮した。

　これらの臨床試験結果を踏まえ，NCCN ガイドラインや ESMO ガイドラインでは肝切除±術後化学療法とともに周術期化学療法（術前＋術後）も提案されているが，術前化学療法のみ行うことは推奨されていない。切除可能な肝転移に対して術前化学療法と周術期化学療法を比較検討したエビデンスは存在しない[9,19]。周術期化学療法の基本レジメンは FOLFOX

もしくは CAPOX であり，抗 EGFR 抗体薬は使用すべきではない[17,18]。また，薬剤に起因する肝機能障害を考慮し，術前治療期間は 2〜3 カ月に留める[20]。先に述べた技術的および腫瘍学的な切除の可能性をより高めるために，実臨床として術前化学療法は行われることがあるが，MDT で検討し慎重に治療選択を行っていくことが重要である。

　以上より，切除可能な肝転移に対する術前化学療法は行わないことを弱く推奨する。

投票結果 ···

推奨度	行うことを		行わないことを		推奨度なし
	強く推奨する	弱く推奨する	弱く推奨する	強く推奨する	
CQ19	0%	9%（2/23）	91%（21/23）	0%	0%

文　献

1) Yamashita S, Brudvik KW, Kopetz SE, et al.: Embryonic Origin of Primary Colon Cancer Predicts Pathologic Response and Survival in Patients Undergoing Resection for Colon Cancer Liver Metastases. Ann Surg 2018; 267: 514-520

2) Margonis GA, Buettner S, Andreatos N, et al.: Association of BRAF Mutations With Survival and Recurrence in Surgically Treated Patients With Metastatic Colorectal Liver Cancer. JAMA Surg 2018; 153: e180996.

3) Brudvik KW, Jones RP, Giuliante F, et al.: RAS Mutation Clinical Risk Score to Predict Survival After Resection of Colorectal Liver Metastases. Ann Surg 2019; 269: 120-126

4) Passot G, Denbo JW, Yamashita S, et al.: Is hepatectomy justified for patients with RAS mutant colorectal liver metastases? An analysis of 524 patients undergoing curative liver resection. Surgery 2017; 161: 332-340

5) Sasaki K, Morioka D, Conci S, et al.: The Tumor Burden Score: A New "Metro-ticket" Prognostic Tool For Colorectal Liver Metastases Based on Tumor Size and Number of Tumors. Ann Surg 2018; 267: 132-141

6) Vauthey JN, Zimmitti G, Kopetz SE, et al.: RAS mutation status predicts survival and patterns of recurrence in patients undergoing hepatectomy for colorectal liver metastases. Ann Surg 2013; 258: 619-626; discussion 626-627

7) Gagnière J, Dupré A, Gholami SS, et al.: Is Hepatectomy Justified for BRAF Mutant Colorectal Liver Metastases?: A Multi-institutional Analysis of 1497 Patients. Ann Surg 2020; 271: 147-154

8) Pawlik TM, Choti MA: Surgical therapy for colorectal metastases to the liver. J Gastrointest Surg 2007; 11: 1057-1077

9) Kawaguchi Y, Vauthey JN: The Landmark Series: Randomized Control Trials Examining Perioperative Chemotherapy and Postoperative Adjuvant Chemotherapy for Resectable Colorectal Liver Metastasis. Ann Surg Oncol 2020; 27: 4263-4270

10) Mattar RE, Al-Alem F, Simoneau E, et al.: Preoperative selection of patients with colorectal cancer liver metastasis for hepatic resection. World J Gastroenterol 2016; 22: 567-581

11) Adam R, Pascal G, Castaing D, et al.: Tumor progression while on chemotherapy: a contraindication to liver resection for multiple colorectal metastases? Ann Surg 2004; 240: 1052-1061; discussion 1061-1064

12) Ichida H, Mise Y, Ito H, et al.: Optimal indication criteria for neoadjuvant chemotherapy in patients with resectable colorectal liver metastases. World J Surg Oncol 2019; 17: 100

13) Ninomiya M, Emi Y, Motomura T, et al.: Efficacy of neoadjuvant chemotherapy in patients with high-risk resectable colorectal liver metastases. Int J Clin Oncol 2021; 26: 2255-2264

14) Ayez N, van der Stok EP, de Wilt1 H, et al.: Neo-adjuvant chemotherapy followed by surgery versus surgery alone in high-risk patients with resectable colorectal liver metastases: the CHARISMA randomized multicenter clinical trial. BMC Cancer 2015; 15: 180

15) Nordlinger B, Sorbye H, Glimelius B, et al.: Perioperative chemotherapy with FOLFOX4 and surgery versus surgery alone for resectable liver metastases from colorectal cancer (EORTC Intergroup trial 40983): a randomized controlled trial. Lancet 2008; 371: 1007-1016

16) Nordlinger B, Sorbye H, Glimelius B; EORTC Gastro-Intestinal Tract Cancer Group, et al.: Perioperative FOLFOX4 chemotherapy and surgery versus surgery alone for resectable liver metastases from colorectal can-

cer（EORTC 40983）: long-term results of a randomized, controlled, phase 3 trial. Lancet Oncol 2013; 14: 1208-1215

17) Primrose J, Falk S, Finch-Jones M, et al.: Systemic chemotherapy with or without cetuximab in patients with resectable colorectal liver metastasis: the New EPOC randomised controlled trial. Lancet Oncol 2014; 15: 601-611

18) Bridgewater JA, Pugh SA, Maishman T, et al.: Systemic chemotherapy with or without cetuximab in patients with resectable colorectal liver metastasis（New EPOC）: long-term results of a multicentre, randomized, controlled, phase 3 trial. Lancet Oncol 2020; 21: 398-411

19) Di Martino M, Primavesi F, Syn N, et al.: Long-Term Outcomes of Perioperative Versus Neoadjuvant Chemotherapy for Resectable Colorectal Liver Metastases: An International Multicentre Propensity-Score Matched Analysis with Stratification by Contemporary Risk-Scoring. Ann Surg Oncol 2022; 29: 6829-6842

20) Nakano H, Oussoultzoglou E, Rosso E, et al.: Sinusoidal injury increases morbidity after major hepatectomy in patients with colorectal liver metastases receiving preoperative chemotherapy. Ann Surg 2008; 247: 118-124

CQ 20：肝転移巣切除後の術後補助化学療法は推奨されるか？

肝転移巣切除後に対して術後補助化学療法を行うことを弱く推奨する。（推奨度 2・エビデンスレベル B，合意率：87%）

切除可能な肝転移に対する最も効果が高い治療法は根治的な外科切除である。しかし，肝転移巣切除後の再発率は約 45〜70% と高く[1-3]，治療成績の向上が必要である。そのため，再発を抑制して予後を改善する目的に補助化学療法が検討されてきた。

補助化学療法を行う目的は根治であり，臨床試験における主要評価項目としては全生存期間（OS）が用いられてきたが，長い観察期間が問題となる。治癒切除可能な病期においては術後の無病生存期間（DFS）や無再発生存期間（RFS），無増悪生存期間（PFS）が OS の代替エンドポイントとして確立しており，臨床試験における主要評価項目として用いられることが多い。しかし，大腸癌肝転移切除後においては，こうしたエンドポイントと OS との相関が弱く，OS の代替として不適であることがメタ解析において示された[4]。したがって大腸癌肝転移切除後の術後補助化学療法において，DFS/RFS/PFS と OS は別の価値を持つエンドポイントとして捉えるべきである。

肝切除切除後の術後補助化学療法については，肝動注療法と全身薬物療法のデータがある。肝動注療法は，残肝への再発抑制効果は示されているものの，肝以外の遠隔転移再発抑制や生存期間延長には寄与しないことが報告されている[5-7]。一方，全身薬物療法は，現在まで 3 つのランダム化比較試験（FFCD09002 試験，Hasegawa らの試験，JCOG0603 試験）と 1 つの統合解析にて，有用性に関する報告がある。FFCD09002 試験[2]は，肝転移治癒切除例を対象に手術単独と 5-FU＋LV 療法による術後補助化学療法の比較試験であり，5 年 RFS は化学療法群で有意に良好であったが，OS は有意差を認めなかった。本試験と欧州，カナダで実施された ENG 試験を合わせた統合解析において，5-FU＋l-LV 療法による術後補助化学療法群は手術単独と比べて，有意差はないものの PFS，OS が良好であり，多変量解析では術後補助化学療法の実施は独立した予後良好因子であることが報告された[8]。Hasegawa らの試験[1]は，肝転移治癒切除例を対象に手術単独と UFT＋LV 療法を用いた術後補助化学療法が比較され，3 年 RFS は術後 UFT＋LV 群で有意に良好（ハザード比 0.56，95% 信頼区間

0.38-0.83) であったが，OS では有意差を認めず（ハザード比 0.80, 95％信頼区間 0.48-1.35），7 年を超える長期フォローアップにおいても，その傾向は変わらなかった[9]。JCOG0603 試験は，手術単独と mFOLFOX6 療法を用いた術後補助化学療法のランダム化比較試験であり，主要評価項目の DFS は術後補助化学療法群で有意に良好（ハザード比 0.63, 95％信頼区間 0.45-0.89）であったが，OS には有意差を認めなかった（ハザード比 1.35, 95％信頼区間 0.84-2.19）[3]。

　以上より，肝転移切除後の全身補助化学療法では，再発抑制効果は示されるが OS の延長は示されない，という一貫した結果が得られている。再発の抑制あるいは再発時期の遅延は，補助療法が適切に施行されれば，患者の利益となり得ると考えられ，術後の補助化学療法が弱く推奨される。ただし，実施の判断は，生存期間の延長効果が示されていない現状を踏まえ，治療に伴う通院や有害事象による患者への負担，肝障害による再発した場合の再肝切除への影響なども考慮して個々の患者に応じて行う。また，Stage Ⅱ/Ⅲの治癒切除後に補助化学療法を行い，その後に肝転移再発をした症例の場合は，補助化学療法終了後からの期間も考慮する[10]。大腸癌肝転移切除後の主な予後因子として，原発巣組織型や壁深達度，リンパ節転移個数，肝転移時期（同時，異時），肝転移最大径，肝転移個数などが報告されている[11]が，再発高リスクの定義は確立していない。術後補助化学療法の治療レジメンはフッ化ピリミジン単独療法と oxaliplatin 併用療法が選択肢となるが，明確な使い分けはなく，期待される効果と有害事象，患者背景などを考慮して選択する。

投票結果

推奨度	行うことを		行わないことを		推奨度なし
	強く推奨する	弱く推奨する	弱く推奨する	強く推奨する	
CQ20	4％ (1/23)	87％ (20/23)	4％ (1/23)	0％	4％ (1/23)

文　献

1) Hasegawa K, Saiura A, Takayama T, et al: Adjuvant oral uracil-tegafur with leucovorin for colorectal cancer liver metastases: a randomized controlled trial. PLoS One 2016; 11: e0162400

2) Portier G, Elias D, Bouche O, et al: Multicenter randomized trial of adjuvant fluorouracil and folnic acid compared with surgery alone after resection of colorectal liver metastases: FFCD ACHBTH AURC 9002 trial. J Clin Oncol 2006; 24: 4976-4982

3) Kanemitsu Y, Shimizu Y, Mizusawa J, et al: Hepatectomy Followed by mFOLFOX6 Versus Hepatectomy Alone forLiver Only Metastatic Colorectal Cancer (JCOG0603): A Phase Ⅱ or Ⅲ Randomized Controlled Trial. J Clin Oncol 2021; JCO2101032: 39: 3789-3799

4) Ecker BL, Lee J, Saadat LV, Aparicio T, Buisman FE, Balachandran VP, et al. Recurrence-free survival versus overall survival as a primary endpoint for studies of resected colorectal liver metastasis: a retrospective study and meta-analysis. Lancet Oncol. 2022; 23 (10): 1332-42.

5) Lorenz M, Müller HH, Schramm H, et al: Randomized trial of surgery versus surgery followed by adjuvant hepatic arterial infusion with 5-fluorouracil and folinic acid for liver metastases of colorectal cancer. German Cooperative on Liver Metastases (Arbeitsgruppe Lebermetastasen). Ann Surg 1998; 228: 756-762

6) 森　武生，高橋慶一，大植雅之，他: 大腸癌肝転移に対する肝切除後の残肝再発予防としての動注療法. 消化器外科 2001; 24: 313-319

7) Kemeny MM, Adak S, Gray B, et al: Combined-modality treatment for resectable metastatic colorectal carcinoma to the liver: surgical resection of hepatic metastases in combination with continuous infusion of chemotherapy--an intergroup study. J Clin Oncol 2002; 15: 1499-1505

8) Mitry E, Fields AL, Bleiberg H, et al: Adjuvant chemotherapy after potentially curative resection of metastases

from colorectal cancer: a pooled analysis of two randomized trials. J Clin Oncol 2008; 26: 4906-4911

9) Kokudo T, Saiura A, Takayama T, Miyagawa S, Yamamoto J, Ijichi M, et al. Adjuvant chemotherapy can prolong recurrence-free survival but did not influence the type of recurrence or subsequent treatment in patients with colorectal liver metastases. Surgery. 2021; 170 (4): 1151-4.

10) Cervantes A, Adam R, Rosello S, Arnold D, Normanno N, Taieb J, et al. Metastatic colorectal cancer: ESMO Clinical Practice Guideline for diagnosis, treatment and follow-up. Annals of oncology: official journal of the European Society for Medical Oncology/ESMO. 2023; 34 (1): 10-32.

11) Kato T, Yasui K, Hirai T, et al: Therapeutic results for hepatic metastasis of colorectal cancer with special reference to effectiveness of hepatectomy. Dis Colon Rectum 2003; 46 (Suppl): S22-S31

CQ 21：肝転移以外の遠隔転移巣切除後の術後補助化学療法は推奨されるか？

> 肺転移など肝転移以外の遠隔転移巣では，術後補助化学療法を行うことを弱く推奨する。
> （推奨度 2・エビデンスレベル C，合意率：87％）

　切除可能な肺転移や腹膜播種に対する最も効果が高い治療法は外科切除である。しかし，遠隔転移巣切除後の再発率は 50〜70％と高いことから，治療成績の向上のために術後薬物療法の実施が検討されてきた。

　肝転移の術後補助化学療法に関しては，CQ20 のようにこれまでいくつかのランダム化比較試験が行われ一定のエビデンスが積み重ねられてきた[1,2]。しかし，肝転移以外の遠隔転移に関しての臨床試験は少なく[2]，腹膜播種切除後の全身化学療法や HIPEC の有用性を検討したランダム化比較試験が行われてきたが，明確な有用性を示した報告はない[3-11]。肺転移切除例や腹膜転移切除例の後方視的検討において，補助化学療法の実施が予後良好因子であったとの報告がある一方[12-14]，予後の改善がないなど様々な結果が報告されている[15]。

　本邦から報告された肺転移切除後 524 例の傾向スコア解析では，術後補助化学療法の 5 年 OS および DFS への寄与は認められなかった[15]。また，最近報告された肺転移切除後の術後補助化学療法に関する 18 個の後ろ向き研究を検討したシステマティックレビューにおいても，術後薬物療法を行った患者では行わなかった患者と比較して OS が良好な傾向はあるものの（ハザード比 0.78，95％信頼区間 0.60-1.03），有意な差は示されなかった[16]。

　肺転移症例に対する周術期薬物療法に関する後ろ向き研究のシステマティックレビューにおいて，周術期薬物療法を行った患者で OS（ハザード比 0.83，95％信頼区間 0.75-0.92）および PFS（ハザード比 0.67，95％信頼区間 0.53-0.86）が良好であったことから，周術期に薬物療法を行うことで予後の改善に寄与する可能性が示唆されたが[17]，システマティックレビューに含まれた 8 研究のうち 3 研究が術前および術後，5 研究は術後のみであったこと，いずれもランダム化比較試験ではないこと等から，術前，術後の薬物療法のいずれの治療が有効かを評価するエビデンスとしては十分でなく，薬物療法の至適時期に関しては更なる知見の蓄積が待たれる。現時点では，転移臓器によって薬物療法の有効性が異なるという明確なエビデンスがないため，肝転移で示された補助化学療法の再発抑制効果を参考に，肝以外の肺転移，腹膜転移などの遠隔転移巣を切除した患者に対して，術後補助化学療法は治療選択肢の一つとして考慮される。

　遠隔転移切除後の補助化学療法の最適な治療レジメンおよび治療期間は現時点では確立し

ていない。肝転移再発抑制効果を示したランダム化比較試験は，フッ化ピリミジン単独療法（5-FU＋*l*-LV 療法，UFT＋LV 療法）を用いた試験であったが，Stage Ⅲ術後の補助化学療法の推奨レジメンである oxaliplatin 併用療法を，Stage Ⅲ よりも再発リスクが明らかに高い遠隔転移切除例に適用することも実地臨床では選択肢の一つと考えられる。ただし，転移巣手術では手術侵襲が原発巣手術よりも大きく，患者の回復に時間がかかる場合が多いことを考慮する必要がある。治療期間に関して，Stage Ⅲ の再発低リスクでは補助化学療法の 3 カ月投与への期間短縮も推奨されているが，明らかに再発率の高い遠隔転移術後は 6 カ月投与が原則と考えられる。

投票結果

推奨度	行うことを		行わないことを		推奨度なし
	強く推奨する	弱く推奨する	弱く推奨する	強く推奨する	
CQ21	0%	87%（20/23）	0%	0%	13%（3/23）

文　献

1) Portier G, Elias D, Bouche O, et al.: Multicenter randomized trial of adjuvant fluorouracil and folinic acid compared with surgery alone after resection of colorectal liver metastases: FFCD ACHBTH AURC 9002 trial. J Clin Oncol 2006; 24: 4976-4982

2) Mitry E, Fields AL, Bleiberg H, et al.: Adjuvant chemotherapy after potentially curative resection of metastases from colorectal cancer: a pooled analysis of two randomized trials. J Clin Oncol 2008; 26: 4906-4911

3) Guinney J, Dienstmann R, Wang X, et al.: The consensus molecular subtypes of colorectal cancer. Nat Med 2015; 21: 1350-1356

4) Dalerba P, Sahoo D, Paik S, et al.: CDX2 as a prognostic biomarker in stage Ⅱ and stage Ⅲ colon cancer. N Engl J Med 2016; 374: 211-222

5) Phallen J, Sausen M, Adleff V, et al.: Direct detection of early-stage cancers using circulating tumor DNA. Sci Transl Med 2017; 9: eaan2415

6) Iveson TJ, Sobrero AF, Yoshino T, et al.: Duration of Adjuvant Doublet Chemotherapy（3 or 6 months）in Patients With High-Risk Stage Ⅱ Colorectal Cancer. J Clin Oncol 2021; 39: 631-641

7) Yamazaki K, Yamanaka T, Shiozawa M, et al.: Oxaliplatin-based adjuvant chemotherapy duration（3 versus 6 months）for high-risk stage Ⅱ colon cancer: the randomized phase Ⅲ ACHIEVE-2 trial. Ann Oncol 2021; 32: 77-84

8) Rovers KP, Bakkers C, van Erning FN, et al.: Adjuvant Systemic Chemotherapy vs Active Surveillance Following Up-front Resection of Isolated Synchronous Colorectal Peritoneal Metastases. JAMA Oncol 2020; 6: e202701

9) Goéré D, Glehen O, Quenet F, et al.: Second-look surgery plus hyperthermic intraperitoneal chemotherapy versus surveillance in patients at high risk of developing colorectal peritoneal metastases （PROPHYLOCHIP-PRODIGE 15）: a randomised, phase 3 study. Lancet Oncol 2020; 21: 1147-1154

10) Quénet F, Elias D, Roca L, Goéré D, et al.: Cytoreductive surgery plus hyperthermic intraperitoneal chemotherapy versus cytoreductive surgery alone for colorectal peritoneal metastases （PRODIGE 7）: a multicentre, randomised, open-label, phase 3 trial. Lancet Oncol 2021; 22: 256-266

11) Klaver CEL, Wisselink DD, Punt CJA, et al.: Adjuvant hyperthermic intraperitoneal chemotherapy in patients with locally advanced colon cancer （COLOPEC）: a multicentre, open-label, randomised trial. Lancet Gastroenterol Hepatol 2019; 4: 761-770

12) Brandi G, Derenzini E, Falcone A, et al.: Adjuvant systemic chemotherapy after putative curative resection of colorectal liver and lung metastases. Clin Colorectal Cancer 2013; 12: 188-189

13) Renaud S, Schaeffer M, Falcoz PE, et al.: Perioperative bevacizumab improves survival following lung metastasectomy for colorectal cancer in patients harbouring v-Ki-ras2 Kirsten rat sarcoma viral oncogene homologue exon 2 codon 12 mutations. Eur J Cardiothorac Surg 2017; 51: 255-262

14) Park HS, Jung M, Shin SJ, et al.: Benefit of Adjuvant Chemotherapy After Curative Resection of Lung Metastasis

in Colorectal Cancer. Ann Surg Oncol 2016; 23: 928-935

15) Imanishi M, Yamamoto Y, Hamano Y, et al.: Efficacy of adjuvant chemotherapy after resection of pulmonary metastasis from colorectal cancer: a propensity score-matched analysis. Eur J Cancer 2019; 106: 69-77

16) Zhang C, Tan Y, Xu H: Does adjuvant chemotherapy improve the prognosis of patients after resection of pulmonary metastasis from colorectal cancer? A systematic review and meta-analysis. Int J Colorectal Dis 2019; 34: 1661-1671

17) Li Y, Qin Y: Peri-operative chemotherapy for resectable colorectal lung metastasis: a systematic review and meta-analysis. J Cancer Res Clin Oncol 2020; 146: 545-553

CQ 22：大腸癌の卵巣転移に対して卵巣切除は推奨されるか？

① 根治切除可能な同時性および異時性卵巣転移に対しては，切除することを強く推奨する。（推奨度 1・エビデンスレベル B，合意率：74％）

② 卵巣転移および卵巣転移以外の切除不能遠隔転移を同時に有する場合，薬物療法を選択するが，卵巣転移の増大による自覚症状がある場合は，卵巣転移の姑息切除を行うことを弱く推奨する。（推奨度 2・エビデンスレベル C，合意率：91％）

　卵巣転移に対する卵巣切除に関するエビデンスは，主に比較的小規模な後ろ向き研究である。

　女性の大腸癌症例の 1.6～8.1％に卵巣転移が存在し，同時性転移が 0.8～3.4％，異時性転移が 0.6～3.3％と報告されている[1-5]。

　同時性または異時性卵巣転移切除例の 5 年全生存率（OS）は 25.0～46.0％と報告され，切除例が非切除例に対して有意に予後を延長したと報告されている[2,3,6-8]。したがって，大規模な前向き研究やランダム化比較試験によるエビデンスは存在しないものの，切除可能な卵巣転移は，肝転移や肺転移同様，切除による予後延長が期待できるため，切除することを強く推奨する。

　一方，切除不能遠隔転移を同時に有する卵巣転移に対する治療方針は，「2．Stage IV 大腸癌の治療方針」（21 ページ），または，「3．再発大腸癌の治療方針」（24 ページ）のとおり，一般に全身性疾患ととらえ，切除不能な進行再発大腸癌に対する薬物療法の項を参考にして全身薬物療法を実施する。しかし，卵巣転移は，他の遠隔転移巣に比べて薬物療法の効果が低いことが指摘されている[9-12]。また，少数ではあるが，このような症例に対する姑息的切除の予後延長の報告も存在する[13,14]。したがって，薬物療法開始後に卵巣転移の増大を認めそれによる自覚症状が出現した際，また将来の症状出現が予想される場合には，速やかに姑息的卵巣切除を行うことを検討すべきである。

　卵巣転移を有する患者の，肉眼的健側卵巣への転移頻度に関する報告は少ない。

　卵巣転移切除症例 31 例の後ろ向き観察研究では，予防的に切除した肉眼的健側卵巣切除 9 例のうち 1 例に顕微鏡的転移を認めた。また肉眼的健側卵巣温存例 8 例のうち 1 例に異時性卵巣再発を生じた[8]と報告されている。したがって，同時性または異時性卵巣転移に対して，肉眼的健側卵巣を予防的に切除すべきかについて，結論を得ることは難しい。

投票結果 ･･･

推奨度	行うことを		行わないことを		推奨度なし
	強く推奨する	弱く推奨する	弱く推奨する	強く推奨する	
CQ22-①	74%　（17/23）	26%　（6/23）	0%	0%	0%
CQ22-②	9%　（2/23）	91%　（21/23）	0%	0%	0%

文　献

1) Huang PP, Weber TK, Mendoza C, et al.: Long-term survival in patients with ovarian metastases from colorectal carcinoma. Ann Surg Oncol 1998; 5: 695-698

2) Kim DD, Park IJ, Kim HC, et al.: Ovarian metastases from colorectal cancer: a clinicopathological analysis of 103 patients. Colorectal Dis 2009; 11: 32-38

3) Fujiwara A, Noura S, Ohue M, et al.: Significance of the resection of ovarian metastasis from colorectal cancers. J Surg Oncol 2010; 102: 582-527

4) Tan KL, Tan WS, Lim JF, et al.: Krukenberg tumors of colorectal origin: a dismal outcome--experience of a tertiary center. Int J Colorectal Dis 2010; 25: 233-238

5) Segelman J, Flöter-Rådestad A, Hellborg H, et al.: Epidemiology and prognosis of ovarian metastases in colorectal cancer. Br J Surg 2010; 97: 1704-1709

6) Xu KY, Gao H, Lian ZJ, et al.: Clinical analysis of Krukenberg tumours in patients with colorectal cancer-a review of 57 cases. World J Surg Oncol 2017; 15: 25

7) Thornblade LW, Han E, Fong Y: Colorectal cancer ovarian metastases. Int J Gynecol Cancer 2021; 31: 1137-1144

8) Al-Busaidi IS, Bailey T, Dobbs B, et al.: Complete resection of colorectal cancer with ovarian metastases combined with chemotherapy is associated with improved survival. ANZ J Surg 2019; 89: 1091-1096

9) Sekine K, Hamaguchi T, Shoji H, et al.: Retrospective Analyses of Systemic Chemotherapy and Cytoreductive Surgery for Patients with Ovarian Metastases from Colorectal Cancer: A Single-Center Experience. Oncology 2018; 95: 220-228

10) Zhou R, Liu Y, Wang Y, et al.: Clinicopathological characteristics and prognosis analysis of ovarian metastases in colorectal cancer: a single-center experience. Int J Clin Oncol 2020; 25: 1822-1829

11) Goéré D, Daveau C, Elias D, et al. The differential response to chemotherapy of ovarian metastases from colorectal carcinoma. Eur J Surg Oncol 2008; 34: 1335-1339

12) Ribeiro Gomes J, Belotto M, D'Alpino Peixoto R: The role of surgery for unusual sites of metastases from colorectal cancer: A review of the literature. Eur J Surg Oncol 2017; 43: 15-19

13) Lee SJ, Lee J, Lim HY, et al.: Survival benefit from ovarian metastatectomy in colorectal cancer patients with ovarian metastasis: a retrospective analysis. Cancer Chemother Pharmacol 2010; 66: 229-235

14) Garrett CR, George B, Viswanathan C, et al.: Survival benefit associated with surgical oophorectomy in patients with colorectal cancer metastatic to the ovary. Clin Colorectal Cancer 2012; 11: 191-194

CQ 23：切除不能大腸癌に対する免疫チェックポイント阻害薬は推奨されるか？

① MSI-H または dMMR の切除不能大腸癌一次治療例に，pembrolizumab 療法を行うことを強く推奨する。（推奨度 1・エビデンスレベル A，合意率：100%）

② MSI-H または dMMR の切除不能大腸癌既治療例に，pembrolizumab 療法，nivolumab 療法，または nivolumab＋ipilimumab 療法を行うことを強く推奨する。（推奨度 1・エビデンスレベル A，合意率：100%）

③ TMB-H かつ non MSI-H の切除不能大腸癌既治療例に，pembrolizumab 療法を行うことを弱く推奨する。（推奨度 2・エビデンスレベル B，合意率：96%）

DNA ミスマッチ修復（MMR：mismatch repair）機能に欠損がある腫瘍は，マイクロサテライト不安定性（MSI）検査で高頻度マイクロサテライト不安定性（MSI-H：microsatellite instability-high），あるいは MMR タンパクの免疫組織化学染色（MMR-IHC）検査での発現消失（dMMR：deficient MMR）を認め，その頻度は日本人の切除不能大腸癌では約 4％と報告されている[1]。MSI-H または dMMR の固形癌は，体細胞変異の蓄積（hypermutation）から，ネオアンチゲン数も多くなり，免疫原性が高いと考えられている。

MSI-H または dMMR の切除不能大腸癌初回治療例を対象に抗 PD-1 抗体薬 pembrolizumab（Pembro）と標準治療（FOLFOX/FOLFIRI±BEV/CET）を比較した第Ⅲ相試験（KEYNOTE-177）では，PFS は Pembro 群で有意に良好であり[2]（PFS 中央値 16.5 カ月 vs. 8.2 カ月；ハザード比 0.60，95％信頼区間 0.45-0.80，p=0.0002），OS も有意差はないものの Pembro 群で良好な傾向であった（ハザード比 0.74，95％信頼区間 0.53-1.03）[3]。Grade 3 以上の有害事象は Pembro 群で低い傾向にあり（56％ vs. 78％），免疫関連有害事象は Pembro 群で多い傾向であった（31％ vs. 13％）。以上から，MSI-H または dMMR の切除不能大腸癌の一次治療として Pembro 療法が強く推奨され，治療開始前に MSI 検査もしくは MMR-IHC 検査を実施しておくことが望ましい。

一方，既治療例（免疫チェックポイント阻害薬は未治療）では，Pembro，抗 PD-1 抗体薬 nivolumab（Nivo）療法の第Ⅱ相試験が報告され，高い奏効割合と無増悪生存率が報告された[4,5]。また，抗 CTLA4 抗体薬 Ipilimumab（Ipi）＋Nivo 併用療法は，奏効割合 55％，1 年 PFS 率 71％とさらに良好な成績が示唆される一方で，Grade 3 以上の有害事象の頻度も高い[6]ことが報告された。Ipi＋NIvo 併用療法と Nivo 療法とを直接比較した試験ではない点に留意が必要である。以上から，もし一次治療で Pembro が使用されなかった場合，Pembro 療法，Nivo 療法，または Ipi＋Nivo 療法を行うことが強く推奨される。ただし，現時点では MMR-IHC 検査は Pembro のコンパニオン診断薬ではあるものの Nivo，Ipi＋Nivo のコンパニオン診断薬にはなっていないことに留意する必要がある（最新情報は https://www.pmda.go.jp/review-services/drug-reviews/review-information/cd/0001.html を参照）。

近年，腫瘍遺伝子変異量が高い（TMB-H：tumor mutation burden-high）固形癌という概念が確立し，FoundationOne CDx により TMB スコア 10 mut/Mb 以上の標準的治療に不応または・不耐の進行・再発固形癌において Pembro 療法が有効であることが示唆された（KEYNOTE-158 試験）[7]。しかし，KEYNOTE-158 試験には大腸癌患者は含まれていないため，TMB スコア 10mut/Mb というカットオフ値が適切かを含め大腸癌患者に対する実際の治療効果は不明な点も多い。DNA ポリメラーゼ校正機能異常例（POLD1 もしくは POLE 遺伝子の異常）では高い効果が期待されるものの，それらを除くと有効性が乏しいという報告もある[8,9]。対象が標準的治療に不応または・不耐であることを考慮すれば，TMB-H 大腸癌に対し，Pembro を治療選択肢として提供することは考慮されるものの，TMB-H 大腸癌のうち Non MSI-H の患者（約 6％）に対する Pembro の有効性は明らかでなく，実際の TMB スコア，DNA ポリメラーゼ校正関連遺伝子異常の有無などから期待される効果を推定し，FTD/TPI±BEV や regorafenib などの他の治療選択肢，想定される有害事象等による不利益も考慮して，その適応を慎重に判断する必要がある。

上記以外の pMMR（MMR proficient）/Non-MSI-H/Non-TMB-H の大腸癌に対しては，免疫チェックポイント阻害薬の有効性は確立されておらず，現時点では臨床試験以外では使

用されるべきではない。

　免疫チェックポイント阻害薬の使用の際には，免疫関連有害事象が一定頻度で認められ，さらに Ipi＋Nivo 療法では，他癌腫における報告と同様，Nivo 療法と比較して，その頻度が高くなることから，使用にあたっては注意深いモニタリングと発現時の適切な対応が必要である（日本臨床腫瘍学会「がん免疫療法ガイドライン」，「適正使用ガイド」等を参照のこと）。

投票結果

推奨度	行うことを		行わないことを		推奨度なし
	強く推奨する	弱く推奨する	弱く推奨する	強く推奨する	
CQ23-①	100%（23/23）	0%	0%	0%	0%
CQ23-②	100%（23/23）	0%	0%	0%	0%
CQ23-③	0%	96%（22/23）	0%	0%	4%（1/23）

文　献

1) Akagi K, Oki E, Taniguchi H, et al.: Real-world data on microsatellite instability status in various unresectable or metastatic solid tumors. Cancer Sci 2021; 112: 1105-1113

2) André T, Shiu KK, Kim TW, et al.: Pembrolizumab in Microsatellite-Instability-High Advanced Colorectal Cancer. N Engl J Med 2020; 383: 2207-2218

3) Diaz LA Jr, Shiu KK, Kim TW, et al.: Pembrolizumab versus chemotherapy for microsatellite instability-high or mismatch repair-deficient metastatic colorectal cancer (KEYNOTE-177): final analysis of a randomized, open-label, phase 3 study. Lancet Oncol. 2022; 23: 659-670

4) Le DT, Kim TW, Van Cutsem E, et al.: Phase II Open-Label Study of Pembrolizumab in Treatment-Refractory, Microsatellite Instability-High/Mismatch Repair-Deficient Metastatic Colorectal Cancer: KEYNOTE-164. J Clin Oncol 2020; 38: 11-19

5) Overman MJ, McDermott R, Leach JL, et al.: Nivolumab in patients with metastatic DNA mismatch repair-deficient or microsatellite instability-high colorectal cancer (CheckMate 142): an open-label, multicentre, phase 2 study. Lancet Oncol 2017; 18: 1182-1191

6) Overman MJ, Lonardi S, Wong KYM, et al.: Durable Clinical Benefit With Nivolumab Plus Ipilimumab in DNA Mismatch Repair-Deficient/Microsatellite Instability-High Metastatic Colorectal Cancer. J Clin Oncol 2018; 36: 773-779

7) Marabelle A, Fakih M, Lopez J, et al.: Association of tumour mutational burden with outcomes in patients with advanced solid tumours treated with pembrolizumab: prospective biomarker analysis of the multicohort, open label, phase 2 KEYNOTE-158 study. Lancet Oncol 2020; 21: 1353-1365

8) Rousseau B, Foote MB, Maron SB, et al.: The Spectrum of Benefit from Checkpoint Blockade in Hypermutated Tumors. N Engl J Med 2021; 384: 1168-1170.

9) Duvivier HL, Rothe M, Mangat PK, et al.: Pembrolizumab in Patients With Tumors With High Tumor Mutational Burden: Results From the Targeted Agent and Profiling Utilization Registry Study. J Clin Oncol 2023; 41: 5140-5150

CQ 24：切除不能大腸癌に対する後方治療は推奨されるか？

フッ化ピリミジン，oxaliplatin，irinotecan，血管新生阻害薬，抗 EGFR 抗体薬（*RAS* 野生型の場合）に不応または不耐（投与不適を含む）となった場合，後方治療を行うことを推奨する。

① FTD/TPI＋BEV 療法（推奨度 1・エビデンスレベル A，合意率：96％）
② Regorafenib 療法（推奨度 2・エビデンスレベル A，合意率：74％）
③ FTD/TPI 療法（推奨度 2・エデビデンスレベル A，合意率：87％）

　切除不能大腸癌では，フッ化ピリミジン，oxaliplatin，irinotecan，血管新生阻害薬，抗 EGFR 抗体薬（*RAS* 野生型の場合）に不応または不耐（投与不適を含む）となった際の後方治療として，regorafenib 療法（REG）および trifluridine（FTD）/tipiracil 塩酸塩（TPI）単独療法（TAS-102，以下 FTD/TPI）の有用性が，日本人患者も含まれたプラセボ対照国際共同第Ⅲ相試験 CORRECT 試験[1,2]および RECOURSE 試験[3]により，検証されている（CORRECT 試験：全生存期間中央値 6.4 vs. 5.0 カ月，ハザード比 0.77，95％信頼区間 0.64-0.94，p＝0.0052；RECOURSE 試験：全生存期間中央値 7.1 カ月 vs. 5.3 カ月，ハザード比 0.68，95％信頼区間 0.58-0.81，p＜0.001）。また，FTD/TPI と BEV の併用療法は，本邦で実施された第Ⅰ/Ⅱ相試験にて良好な有効性が示唆され[4-6]，その後，欧州を中心に三次治療例を対象に実施された FTD/TPI 療法との第Ⅲ相試験 SUNLIGHT 試験では，主要評価項目である全生存期間の有意な延長が示された（中央値 10.8 カ月 vs. 7.5 カ月，ハザード比 0.61，95％信頼区間 0.49-0.77，p＜0.001）[7]。

　有害事象として，REG では手足皮膚反応，疲労，下痢，高血圧等の非血液毒性が，FTD/TPI では白血球・好中球数減少などの血液毒性の頻度が高く，有害事象のプロファイルが異なる。また，FTD/TPI に BEV を併用することで好中球数・血小板数減少といった血液毒性や悪心，疲労，口内炎，高血圧等の非血液毒性の頻度が増加することが報告されている。以上より，REG および FTD/TPI，FTD/TPI＋BEV はいずれも生存期間の延長が確認されており，副作用に留意が必要であるが，推奨される治療である。

　いずれの治療を先行するかについては，REG と FTD/TPI または FTD/TPI＋BEV を直接比較したランダム化比較試験はないが，大腸癌研究会が行った REG と FTD/TPI の後方視的研究における 650 名の傾向スコア解析[8]では，生存期間のハザード比は 0.96（95％信頼区間 0.78-1.18，p＝0.69）であり，両薬剤の有効性は同程度と考えられる。したがって，FTD/TPI に対して生存期間延長効果を示した FTD/TPI＋BEV が後方治療の第一選択肢と考えるが，BEV の併用が困難な患者には REG，FTD/TPI 単独療法のいずれかをリスクとベネフィットを考慮したうえで選択することが望ましい。なお，PS 2 以上の患者に対しては REG および FTD/TPI，FTD/TPI＋BEV のいずれも有効性・安全性は確立されておらず，治療適応外とし対症療法を選択するのが望ましい。また，安全性を高めるため，REG については，160 mg/日の標準用量で治療を開始せず，80 mg あるいは 120 mg から開始し副作用が軽度であれば増量していくストラテジーが試みられており，有効性を損なわずに安全に投与できる可能性が示唆されている[9,10]。

　抗 EGFR 抗体薬に不応の *RAS* 野生型に対し，一定期間抗 EGFR 抗体薬を含まない治療を行った後に再度抗 EGFR 抗体薬を投与するリチャレンジ療法の開発が行われている。一次治療として FOLFIRI＋抗 EGFR 抗体薬併用療法を行い奏効が認められた患者を対象に，二次治療として BEV 併用療法を施行後，三次治療として CET＋IRI 療法を行う第 II 相試験（CRICKET 試験[11]）では奏効割合 21％，病勢制御割合 54％と報告され，奏効が認められた患者では，治療前の血液循環腫瘍 DNA（ctDNA：circulating tumor DNA）検査にて *RAS* 変異が認められなかったことが報告されている。また，抗 EGFR 抗体薬療法に奏効を認め，抗 EGFR 抗体薬を含まない後治療を行った後，ctDNA 検査にて *RAS*, *BRAF*, *EGFR* ECD に変異を認めない患者を対象に PANI 療法を行う第 II 相試験（CHRONOS 試験[12]）では，奏効割合 30％，病勢制御割合 63％と報告されている。本邦でも，ctDNA から *RAS* 遺伝子変異を検出する OncoBEAM™ RAS CRC キットが 2020 年 8 月に保険償還されている。しかしながら，ctDNA 検査で *RAS* 遺伝子型を確認することの臨床的意義や，その結果に基づく抗 EGFR 抗体薬のリチャレンジ療法の後方治療としての推奨について現時点では明確ではなく，現在進行中のランダム化比較試験の結果を待ちたい。

> **メモ**
>
> 新たな後方治療として，VEGFR-1/2/3 のチロシンキナーゼ阻害薬である fruquintinib の有効性が報告されている。Fruquintinib は中国国内で実施されたプラセボ対照第 III 相試験である FRESCO 試験[13]において生存期間延長効果を示し，その後，REG または FTD/TPI 不応例を対象に実施されたプラセボ対照国際共同第 III 相試験 FRESCO-2 試験[14]においても生存期間延長効果を示し，今後の臨床導入が期待される。

投票結果

推奨度	行うことを		行わないことを		推奨度なし
	強く推奨する	弱く推奨する	弱く推奨する	強く推奨する	
CQ24-①	96%（22/23）	4%（1/23）	0%	0%	0%
CQ24-②	26%（6/23）	74%（17/23）	0%	0%	0%
CQ24-③	13%（3/23）	87%（20/23）	0%	0%	0%

文　献

1) Grothey A, Van Cutsem E, Sobrero A, et al.; CORRECT Study Group: Regorafenib monotherapy for previously treated metastatic colorectal cancer（CORRECT）: an international, multicentre, randomised, placebo-controlled, phase 3 trial. Lancet 2013; 381: 303-312

2) Yoshino T, Komatsu Y, Yamada Y, et al.: Randomized phase III trial of regorafenib in metastatic colorectal cancer: analysis of the CORRECT Japanese and non-Japanese subpopulations. Invest New Drugs 2015; 33: 740-750

3) Mayer RJ, Van Cutsem E, Falcone A, et al.; RECOURSE Study Group: Randomized trial of TAS-102 for refractory metastatic colorectal cancer. N Engl J Med 2015; 372: 1909-1919

4) Kuboki Y, Nishina T, Shinozaki E, et al.: TAS-102 plus bevacizumab for patients with metastatic colorectal cancer refractory to standard therapies（C-TASK FORCE）: an investigator-initiated, open-label, single-arm, multicentre, phase 1/2 study. Lancet Oncol 2017; 18: 1172-1181

5) Takahashi T, Yamazaki K, Oki E, et al.: Phase II study of trifluridine/tipiracil plus bevacizumab by RAS mutation status in patients with metastatic colorectal cancer refractory to standard therapies: JFMC51-1702-C7. ESMO

Open 2021; 6: 100093

6) Yoshida Y, Yamada T, Kamiyama H et al.: Combination of TAS-102 and bevacizumab as third-line treatment for metastatic colorectal cancer: TAS-CC3 study. Int J Clin Oncol 2021; 26: 111-117

7) Prager GW, Taieb J, Fakih M et al.: Trifluridine-Tipiracil and Bevacizumab in Refractory Metastatic Colorectal Cancer. N Engl J Med 2023; 388: 1657-1667

8) Moriwaki T, Fukuoka S, Taniguchi H, et al.: Propensity score analysis of regorafenib versus trifluridine/tipiracil in patients with metastatic colorectal cancer refractory to standard chemotherapy (REGOTAS): A Japanese Society for Cancer of the Colon and Rectum Multicenter Observational Study. Oncologist 2018; 23: 7-15

9) Bekaii-Saab TS, Ou FS, Ahn DH, et al.: Regorafenib dose-optimisation in patients with refractory metastatic colorectal cancer (ReDOS): a randomised, multicentre, open-label, phase 2 study. Lancet Oncol 2019; 20: 1070-1082

10) Kato T, Kudo T, Kagawa Y et al.: Phase II dose titration study of regorafenib in progressive unresectable metastatic colorectal cancer. Sci Rep 2023; 13: 2331.

11) Cremolini C, Rossini D, Dell'Aquila E, et al.: Rechallenge for Patients With RAS and BRAF Wild-Type Metastatic Colorectal Cancer With Acquired Resistance to First-line Cetuximab and Irinotecan: A Phase 2 Single-Arm Clinical Trial. JAMA Oncol 2019; 5: 343-350

12) Sartore-Bianchi A, Pietrantonio F, Lonardi S et al.: Circulating tumor DNA to guide rechallenge with panitumumab in metastatic colorectal cancer: the phase 2 CHRONOS trial. Nat med 2022; 28: 1612-1618

13) Li J, Qin S, Xu RH et al.: Effect of Fruquintinib vs Placebo on Overall Survival in Patients With Previously Treated Metastatic Colorectal Cancer: The FRESCO Randomized Clinical Trial. Jama 2018; 319: 2486-2496.

14) Dasari NA, Lonardi S, Garcia-Carbonero R et al.: FRESCO-2: A global phase III multiregional clinical trial (MRCT) evaluating the efficacy and safety of fruquintinib in patients with refractory metastatic colorectal cancer. Annals of Oncology 2022; 33 (Suppl 7): S1391-S1392

CQ 25：切除不能大腸癌に対する導入薬物療法後の維持療法は推奨されるか？

Oxaliplatin 併用導入薬物療法開始後に，患者の QOL 等を考慮して，維持療法に移行することを推奨する。

① FOLFOXIRI＋BEV 後のフッ化ピリミジン＋BEV（推奨度 1・エビデンスレベル A，合意率：100%）

② FOLFOX/CAPOX/SOX＋BEV 後のフッ化ピリミジン＋BEV（推奨度 2・エビデンスレベル A，合意率：65%）

③ FOLFOX＋CET/PANI 後の 5-FU＋/-LV＋CET/PANI（推奨度 2・エビデンスレベル B，合意率：91%）

　切除不能大腸癌に対する一次治療の薬物療法は，Conversion や症状緩和を目指し強力なレジメンによる導入薬物療法が行われる。しかし，導入薬物療法が奏効した一定期間後は，それ以上の腫瘍縮小が得られる期待は小さく，有害事象等による QOL 低下をできるだけ回避しながら，病勢制御による生存延長を目指すことが治療目標となる。つまり，強力な導入薬物療法の後に less toxic なレジメンによる維持療法を行う治療戦略が存在する（図 1）。例えば，FOLFOXIRI＋BEV 療法は，ほとんどの臨床試験で 8～12 サイクルの導入薬物療法後は計画的にフッ化ピリミジン＋BEV による維持療法に移行する投与スケジュールとして規定されている[1,2]。

　oxaliplatin は感覚性末梢神経障害の蓄積が課題となり，中断後も改善しないことも多い。

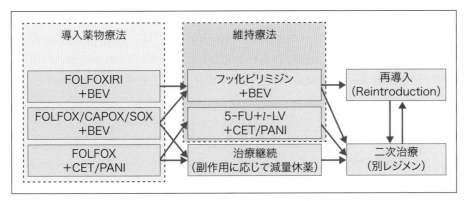

図 1　導入薬物療法の治療戦略

　そのため，漫然と継続するのではなく，累積投与量を考慮して 12〜16 週後に計画的に投与を中断し，16〜24 週または増悪後に再導入する "Stop and Go" が古くから提案されてきた。oxaliplatin 併用療法の維持療法に関するランダム化比較試験の IPD メタアナリシスにおいて，通常の毒性に応じて休薬減量しながら継続投与を行う群と計画的に oxaliplatin を休止する Stop and Go では全生存期間に差がないことが示された（3 試験，1,271 例，ハザード比 0.99，95％信頼区間 0.87-1.13）[3]。FOLFOX/CAPOX＋BEV 療法開始後に奏効もしくは病勢安定が得られた後に維持療法に移行する群と経過観察群の比較試験のメタアナリシスでは，フッ化ピリミジン＋BEV による維持療法は有意な無増悪生存期間の延長は認めたものの（メタアナリシス：ハザード比 0.56），全生存期間は有意差を認めなかった（メタアナリシス：ハザード比 0.88）[4]。一方，BEV 単独による維持療法と経過観察を比較した IPD メタアナリシスでは，認められた無増悪生存期間の延長がわずか 3 週間（ハザード比 0.78）であったことから，維持療法としての BEV 単独療法は推奨されないとされた[5]。以上から，FOLFOX/CAPOX/SOX＋BEV 療法後の維持療法としてはフッ化ピリミジン＋BEV 療法が選択肢として推奨される。

　FOFLOX＋CET/PANI による導入薬物療法後の維持療法は，第Ⅲ相試験がなくエビデンスが乏しい。FOFLOX＋PANI 療法 6 サイクル後に FOLFOX＋PANI 継続群と 5-FU＋*l*-LV＋PANI 維持療法群のランダム化第Ⅱ相試験（N＝164）では，無増悪生存期間，全生存期間は同程度であったが，感覚性末梢神経障害は維持療法群で軽度であった[6]。また，抗 EGFR 抗体薬の継続使用は皮膚障害など QOL 低下が懸念されうるが，メタアナリシスでは，抗 EGFR 抗体薬を継続使用した方が，抗 EGFR 抗体薬中断群と比較して，無増悪生存期間，全生存期間が良好な傾向を示した[7]。現時点では，FOLFOX＋CET/PANI 療法後の維持療法としても有効性の観点から 5-FU＋*l*-LV＋CET/PANI がオプションの一つとなる。

　一方，irinotecan 併用療法は，蓄積毒性について問題となる機会が比較的少なく，維持療法についてのエビデンスに乏しい。FOLFIRI 療法を 2 カ月継続し 2 カ月休薬する間欠投与群と継続投与群を比較したランダム化試験（N＝337）では，間欠投与群で 3.5 カ月の無治療期間（drug holiday）が得られたが，無増悪生存期間，全生存期間，有害事象に大きな差は認めなかったと報告されている[8]。

　また，導入薬物療法後病勢が安定した時点での一時的な完全治療休止（経過観察）も，メ

タアナリシスで薬物療法継続と比較して明らかな全生存期間の差を認めなかったと報告されている（6試験，2,907例，ハザード比1.04，95％信頼区間0.87-1.25）[1]。患者の希望や新型コロナウイルス感染症パンデミック時のやむをえない治療中断も含め，考慮される選択肢となり得る。ただし，腫瘍量や病勢安定期間など患者個別の因子を考慮してshared decision makingのもと決定されるのが望ましい。

　なお，薬剤の有効性がないと判断した場合（不応）の治療中止と異なり，副作用に忍容性がないと判断した場合の休止（不耐）や計画的な投与中断の場合には，薬剤再投与（reintroduction）による治療効果が期待できる。増悪した際は，以降の治療ラインにおける後治療の選択肢として考慮される。

投票結果 ···

推奨度	行うことを		行わないことを		推奨度なし
	強く推奨する	弱く推奨する	弱く推奨する	強く推奨する	
CQ25-①	100%（23/23）	0%	0%	0%	0%
CQ25-②	35%（8/23）	65%（15/23）	0%	0%	0%
CQ25-③	9%（2/23）	91%（21/23）	0%	0%	0%

文　献

1) Loupakis F, Cremolini C, Masi G, et al.: Initial therapy with FOLFOXIRI and bevacizumab for metastatic colorectal cancer. N Engl J Med 2014; 371: 1609-1618

2) Cremolini C, Antoniotti C, Rossini D, et al.; GONO Foundation Investigators: Upfront FOLFOXIRI plus bevacizumab and reintroduction after progression versus mFOLFOX6 plus bevacizumab followed by FOLFIRI plus bevacizumab in the treatment of patients with metastatic colorectal cancer (TRIBE2): a multicentre, open-label, phase 3, randomised, controlled trial. Lancet Oncol 2020; 21: 497-507

3) Adams R, Goey K, Chibaudel B, et al.: Treatment breaks in first line treatment of advanced colorectal cancer: An individual patient data meta-analysis. Cancer Treat Rev 2021; 99: 102226

4) Tamburini E, Rudnas B, Santelmo C, et al.: Maintenance based Bevacizumab versus complete stop or continuous therapy after induction therapy in first line treatment of stage Ⅳ colorectal cancer: A meta-analysis of randomized clinical trials. Crit Rev Oncol Hematol 2016; 104: 115-123

5) Salvatore L, Bria E, Sperduti I, et al.: Bevacizumab as maintenance therapy in patients with metastatic colorectal cancer: A meta-analysis of individual patients' data from 3 phase Ⅲ studies. Cancer Treat Rev 2021; 97: 102202

6) Munemoto Y, Nakamura M, Takahashi M, et al.: SAPPHIRE: a randomised phase Ⅱ study of planned discontinuation or continuous treatment of oxaliplatin after six cycles of modified FOLFOX6 plus panitumumab in patients with colorectal cancer. Eur J Cancer 2019; 119: 158-167

7) Parisi A, Ghidini M, Giampieri R, et al.: Post-induction Strategies in Metastatic Colorectal Cancer Patients Treated With First-Line Anti-EGFR-Based Treatment: A Systematic Review and Meta-Analysis. Clin Colorectal Cancer 2022; 21: e162-e170

8) Labianca R, Sobrero A, Isa L, et al.: Intermittent versus continuous chemotherapy in advanced colorectal cancer: a randomised 'GISCAD' trial. Ann Oncol 2011; 22: 1236-1242

CQ 26：切除不能大腸癌に対する包括的がんゲノムプロファイリング検査は推奨されるか？

全身状態および臓器機能等から本検査施行後に薬物療法の適応となる可能性が高い患者に対し，適切な時期に，包括的がんゲノムプロファイリング検査を行うことを弱く推奨する。
（推奨度 2・エビデンスレベル B，合意率：91%）

　包括的ゲノムプロファイリング検査（CGP 検査）は，多数の遺伝子を網羅的に解析するゲノムプロファイルから治療方針策定の補助となる遺伝子異常の情報を得て，適切ながん薬物療法を提供するために実施される。腫瘍組織検体を用いる CGP 検査に加えて，血漿検体を用いた CGP 検査も薬事承認されており，腫瘍組織検体が得られない患者に対しても CGP 検査が可能である。大腸癌では，*NTRK, ALK, ROS1* などの融合遺伝子異常や TMB-H，*HER2*（*ERBB2*）遺伝子増幅などが標的治療の対象となり得る。このうち *NTRK* 融合遺伝子陽性例には entrectinib/larotrectinib 療法が[1,2]，TMB-H には pembrolizumab 療法[3]が薬事承認され，実地診療として使用できる。また，他のいくつかの遺伝子異常に対しても治験や患者申出制度の活用などにより治療を提供できる可能性がある。ただし，CGP 検査の結果に基づき治療が行われた患者は約 7% と報告されており，これらに対する治療薬を受けた患者での明らかな生存延長は示されていない[4]。

　CGP 検査は全国のがんゲノム医療中核拠点病院・拠点病院・連携病院でのみ実施することができるため，それ以外の施設で CGP 検査を検討する際には患者紹介が必要である。また，患者 1 人につき原則 1 回限り実施可能であることから，適切なタイミングで CGP 検査および患者紹介が行われるべきである。そのタイミングは，CGP 検査結果返却までに通常 4 週間以上要する点や，腫瘍量，腫瘍進行速度や治療抵抗性には個体差が大きいことを考慮して決定する。すでに ECOG PS が不良，重度の肝機能障害，腎機能障害などで回復の見込みがない場合には，検査の適応がなくなることを考慮すれば，大腸癌患者では一次治療開始後から後方治療移行時までの適切な時期に，CGP 検査を実施することが望ましい。なお，実地臨床において本検査を患者に提案する際には，実際に検査を受けた患者のうち治験に参加できる患者の割合は高くないこと，実際の患者の治験実施施設への通院などの負担にも配慮する必要がある。

　CGP 検査の詳細や注意点については，「次世代シークエンサー等を用いた遺伝子パネル検査に基づくがん診療ガイダンス」（日本臨床腫瘍学会，日本癌治療学会，日本癌学会），「大腸がん遺伝子関連検査等のガイダンス」（日本臨床腫瘍学会），「ゲノム診療用病理組織検体取り扱い規程」（日本病理学会：https://pathology.or.jp/genome_med/），「血中循環腫瘍 DNA を用いたがんゲノムプロファイリング検査の適正使用に関する政策提言」（日本臨床腫瘍学会，日本癌治療学会，日本癌学会）等も参照のこと。

投票結果 ··

推奨度	行うことを		行わないことを		推奨度なし
	強く推奨する	弱く推奨する	弱く推奨する	強く推奨する	
CQ26	4%（1/23）	91%（21/23）	0%	0%	4%（1/23）

文　献

1) Doebele RC, Drilon A, Paz-Ares L, et al.; trial investigators: Entrectinib in patients with advanced or metastatic NTRK fusion-positive solid tumours: integrated analysis of three phase 1-2 trials. Lancet Oncol 2020; 21: 271-282

2) Hong DS, DuBois SG, Kummar S, et al.: Larotrectinib in patients with TRK fusion-positive solid tumours: a pooled analysis of three phase 1/2 clinical trials. Lancet Oncol 2020; 21: 531-540

3) Marabelle A, Fakih M, Lopez J, et al.: Association of tumour mutational burden with outcomes in patients with advanced solid tumours treated with pembrolizumab: prospective biomarker analysis of the multicohort, openlabel, phase 2 KEYNOTE-158 study. Lancet Oncol 2020; 21: 1353-1365

4) Ikegami M: Prognostic benefit of comprehensive genomic profiling in clinical practice remains uncertain. Cancer Sci 2023; 114: 3053-3055

CQ 27：大腸癌治癒切除後に多重がん（多発癌および重複がん）のサーベイランスは推奨されるか？

① 大腸癌切除症例における異時性大腸癌の発生頻度は一般集団より高く，定期的な大腸内視鏡検査を行うことを強く推奨する。**（推奨度1・エビデンスレベルB，合意率：100%）**
② 重複がんを標的とした術後サーベイランスの有効性は示されていないため，行わないことを弱く推奨する。**（推奨度2・エビデンスレベルC，合意率：83%）**
がん検診の必要性を啓発し，定期的な検診を勧めるのが妥当である。
※遺伝性大腸癌に対しては，適切なカウンセリングのもとに多重がんのサーベイランスを実施する必要がある（『遺伝性大腸癌診療ガイドライン』参照）[1]。

　大腸癌には，多発大腸癌，重複がんの高い発生リスクを有する遺伝性大腸癌がある。日常診療においては，遺伝性大腸癌を鑑別することが重要であり，遺伝性大腸癌に対しては適切なカウンセリングのもとに多重がんのサーベイランスを実施する必要がある（『遺伝性大腸癌診療ガイドライン』参照）[1]。

　一般的に，異時性大腸癌の発生頻度は1.5〜3.0％とされる[2-6]。これは一般集団と比較した場合の1.3〜1.5倍と高く[3-5,7,8]，大腸癌罹患歴は異時性大腸癌の危険因子である。特に診断年齢が若年な症例や[7,8]同時性多発癌を有する症例[5]では，以後に発生する異時性大腸癌のリスクは高い。定期的な内視鏡検査により発見される異時性大腸癌の約90％が治癒切除可能であり[2]，異時性大腸癌を標的とした術後サーベイランスは予後の改善に有効と考えられる。

　推奨される術後の大腸内視鏡検査のスケジュールは確立されたものがない[9-11]。異時性大腸癌は術後3年以内の発見率が高い[2,5,8,12]。近年報告された内視鏡サーベイランスのメタアナリシスでは，異時性大腸癌の発見率は術後3年までは0.63〜0.74％であるのに対し，36ヵ月を超えて大腸癌が発見される頻度は，0.45％（術後37〜48ヵ月），0.34％（49〜60ヵ月），0.29％（85〜96ヵ月）と漸減する[6]。大腸癌の初回手術時に多発癌を合併する頻度は2〜7%

と比較的高いことから[2,4]，術後早期に発見される異時性大腸癌には術前検査で見逃した同時性大腸癌も含まれると考えられる。

　術後初回の大腸内視鏡検査の至適施行時期は術前検査の質に左右されるが[13]，一般的には術後1年時の検査が推奨され[11,12,14-16]，術前に全大腸の観察が不能であった症例には，より早期の実施が望ましい[11]。なお，前述の内視鏡サーベイランスのメタアナリシスでは，異時性大腸癌の3割が術後5年以降に発見されており[6]，再発を標的としたサーベイランスが終了した以降も異時性大腸癌の検診の必要性を啓発する必要がある。適切な検査手段や間隔は確立されておらず，個々の症例の年齢や身体的・社会的背景，患者自身の意思等を考慮する。

　一方，重複がんを標的とするサーベイランスを散発性大腸癌症例に行うことの妥当性は十分に検証されていない。本邦における異時性重複がんの発生頻度は1〜5％とされる[4,17-22]。臓器別には，胃が最多であり（1〜3％）[4,17-21,23,24]，肺や肝臓がこれに続くとする報告が多い[4,18,24]。近年，大腸癌術後の重複がん発生頻度は一般集団の罹患率を上回る可能性を指摘する報告が増えている[24-28]。しかしながら，散発性大腸癌症例における重複がんのサーベイランスの有効性を証明したコホート研究はない。前立腺癌[29-32]，子宮癌[20,27,30-34]，卵巣癌[20,27,30,31,33]，乳癌[27,30]，小腸癌[25,31,32,34-36]，女性の甲状腺癌[20,31]，胆管癌[34]，腎癌[25]，尿管癌[25]などの発生頻度が高いとする報告があるが，多くは欧米からの報告であり，遺伝性大腸癌との関連も明確ではない。また，若年発症大腸癌の症例にリスクが高いという報告がある一方[25,26,34]，相反する結果の報告もあるなど[28,37]，重複がんの発症リスクに関しても統一した見解はない。直腸癌への放射線治療後の二次がんの増加については，近年ではこれを否定する研究結果が散見される[38-40]。

　以上から，重複がんのサーベイランスに関しては，医療経済的側面も考慮した検討が必要であり，重複がん発生リスクの評価基準の確立が急務であるが，現状では大腸癌術後に重複がんを標的とするサーベイランスを実施する根拠は乏しい。がん検診の必要性を啓発し[22]，定期的な検診を勧めるのが妥当である[4,18,21,41]。

投票結果

推奨度	行うことを		行わないことを		推奨度なし
	強く推奨する	弱く推奨する	弱く推奨する	強く推奨する	
CQ27-①	100%（23/23）	0%	0%	0%	0%
CQ27-②	0%	17%（4/23）	83%（19/23）	0%	0%

文　献

1) 大腸癌研究会編: 遺伝性大腸癌診療ガイドライン 2024 年版，金原出版，東京，2024

2) Rex DK, Kahi CJ, Levin B, et al.: Guidelines for colonoscopy surveillance after cancer resection: a consensus update by the American Cancer Society and the US Multi-Society Task Force on Colorectal Cancer. Gastroenterology 2006; 130: 1865-1871

3) Green RJ, Metlay JP, Propert K, et al.: Surveillance for second primary colorectal cancer after adjuvant chemotherapy: an analysis of Intergroup 0089. Ann Intern Med 2002; 136: 261-269

4) 石黒めぐみ，望月英隆，杉原健一，他．大腸癌に合併する多発癌・重複がんに関するフォローアップについて．日本大腸肛門病会誌 2006; 59: 863-868

5) Mulder SA, Kranse R, Damhuis RA, et al.: The incidence and risk factors of metachronous colorectal cancer: an indication for follow-up. Dis Colon Rectum 2012; 55: 522-531

6) Fuccio L, Rex D, Ponchon T, et al.: New and Recurrent Colorectal Cancers After Resection: a Systematic Review

and Meta-analysis of Endoscopic Surveillance Studies. Gastroenterol 2019; 156: 1309-1323

7) Levi F, Randimbison L, Blanc-Moya R, et al.: High constant incidence of second primary colorectal cancer. Int J Cancer 2013; 132: 1679-1682

8) Dasgupta P, Youlden DR, Baade PD: Multiple primary cancers among colorectal cancer survivors in Queensland, Australia, 1996-2007. Cancer Causes Control 2012; 23: 1387-1398

9) Schmoll HJ, Van Cutsem E, Stein A, et al.: ESMO consensus guidelines for management of patients with colon and rectal cancer. a personalized approach to clinical decision making. Ann Oncol 2012; 23: 2479-2516

10) Desch CE, Benson AB 3rd, Somerfield MR, et al.: Colorectal cancer surveillance: 2005 update of an American Society of Clinical Oncology practice guidelines. J Clin Oncol 2005; 23: 8512-8519

11) National Comprehensive Cancer Network: NCCN clinical practice guidelines in oncology. Colon Cancer（version 2. 2023）. http://www.nccn.org/professionals/physician_gls/pdf/colon.pdf（10 June 2023 accessed）

12) Chen TA, Horng JT, Lin WC: Metachronous colorectal cancer in Taiwan: analyzing 20 years of data from Taiwan Cancer Registry. Int J Clin Oncol 2013; 18: 267-272

13) Sakamoto T, Matsuda T, Nakajima T, et al.: How often should we perform surveillance colonoscopy after surgery for colorectal cancer? Int J Colorectal Dis 2013; 28: 835-840

14) Gan S, Wilson K, Hollington P: Surveillance of patients following surgery with curative intent for colorectal cancer. World J Gastroenterol 2007; 13: 3816-3823

15) Arditi C, Gonvers JJ, Burnand B, et al.: Appropriateness of colonoscopy in Europe（EPAGE II）. Surveillance after polypectomy and after resection of colorectal cancer. Endoscopy 2009; 41: 209-217

16) van Lanschot MCJ, van Leerdam ME, Lansdorp-Vogelaar I, et al.: Yield of surveillance colonoscopies 1 year after curative surgical colorectal cancer resections. Clin Gastroenterol Hepatol 2019; 17: 2285-2293

17) 甲斐俊吉, 小泉浩一, 今里 真, 他. 大腸癌切除後の異時性重複癌について 大腸と他臓器との重複癌の検討. 外科 1995; 57: 1300-1305

18) 万井真理子, 吉川宣輝, 西庄 勇, 他. 大腸重複癌の臨床病理学的検討. 日本大腸肛門病会誌 2000; 53: 540-546

19) 塩澤学, 土田知史, 菅野伸洋, 他. 大腸癌における多臓器重複癌の検討. 日消外会誌 2007; 40: 1557-1564

20) Tanaka H, Hiyama T, Hanai A, et al.: Second primary cancers following colon and rectal cancer in Osaka, Japan. Jpn J Cancer Res 1991; 82: 1356-1365

21) 寺本龍生, 渡邊昌彦, 北島政樹. 大腸癌二次発癌のサーベイランスと対策. 消化器癌 1997; 7: 169-172

22) Tsukuma H, Fujimoto I, Hanai A, et al.: Incidence of second primary cancers in osaka residents, Japan, with special refernece ot cumulative and relative risks. Jpn J Cancer Res 1994; 85: 339-345,

23) Ueno M, Muto T, Oya M, et al.: Multiple primary cancer: an experience at the Cancer Institute Hospital with special reference to colorectal cancer. Int J Clin Oncol 2003; 8: 162-167

24) Noura S, Ohue M, Seki Y, et al.: Second primary cancer in patients with colorectal cancer after a curative resection. Dig Surg 2009; 26: 400-405

25) Yang J, Li S, Lv M, et al.: Risk of subsequent primary malignancies among patients with prior colorectal cancer: a population-based cohort study. Onco Targets Ther 2017; 10: 1535-1548

26) Feller A, Matthes KL, Bordoni A, et al.; NICER Working Group: The relative risk of second primary cancers in Switzerland: a population-based retrospective cohort study. BMC Cancer 2020; 20: 51

27) Shin DW, Choi YJ, Kim HS, et al.: Secondary Breast, Ovarian, and Uterine Cancers After Colorectal Cancer: A Nationwide Population-Based Cohort Study in Korea. Dis Colon Rectum 2018; 61: 1250-1257

28) Jia H, Li Q, Yuan J, et al.: Second Primary Malignancies in Patients with Colorectal Cancer: A Population-Based Analysis. Oncologist 2020; 25: e651-e658

29) Yamamoto S, Yoshimura K, Ri S, et al.: The risk of multiple primary malignancies with colorectal carcinoma. Dis Colon Rectum 2006; 49: S30-S36

30) Hoar SK, Wilson J, Blot WJ, et al.: Second cancer following cancer of the digestive system in Connecticut, 1935-82. Natl Cancer Inst Monogr 1985; 68: 49-82

31) McCredie M, Macfarlane GJ, Bell J, et al.: Second primary cancers after cancers of the colon and rectum in New South Wales, Australia, 1972-1991. Cancer Epidemiol Biomarkers Prev 1997; 6: 155-160

32) Armed F, Goodman MT, Kosary C, et al.: Excess risk of subsequent primary cancers among colorectal carcinoma survivors, 1975-2001. Cancer 2006; 107: 1162-1171

33) Lynge E, Jensen OM, Carstensen B: Second cancer following cancer of the digestive system in Denmark, 1943-80.

Natl Cancer Inst Monogr 1985; 68: 277-308

34) He X, Wu W, Ding Y, et al.: Excessive risk of second primary cancers in young-onset colorectal cancer survivors. Cancer Med 2018; 7: 1201-1210

35) Buiatti E, Crocetti E, Acciai A, et al.: Incidence of second primary cancers in three Italian population-based cancer registries. Eur J Cancer 1997; 33: 1829-1834

36) Evans HS, Møller H, Robinson D, et al.: The risk of subsequent primary cancers after colorectal cancer in southeast England. Gut 2002; 50: 647-652

37) Halamkova J, Kazda T, Pehalova L, et al.: Second primary malignancies in colorectal cancer patients. Sci Rep 2021; 11: 2759

38) Kendal WS, Nicholas G. A population-based analysis of second primary cancers after irradiation for rectal cancer. Am J Clin Oncol 2007; 30: 333-339

39) Wiltink LM, Nout RA, Fiocco M, et al.: No Increased Risk of Second Cancer After Radiotherapy in Patients Treated for Rectal or Endometrial Cancer in the Randomized TME, PORTEC-1, and PORTEC-2 Trials. J Clin Oncol 2015; 33: 1640-1646

40) Rombouts AJM, Hugen N, Elferink MAG, et al.: Incidence of second tumors after treatment with or without radiation for rectal cancer. Ann Oncol 2017; 28: 535-540

41) 島谷英彦，藤井久男，小山文一，他．大腸他臓器重複癌症例の検討．日本大腸肛門病会誌 2003; 56: 294-298

CQ 28：肛門管扁平上皮癌に対して化学放射線療法は推奨されるか？

> 遠隔転移を認めない肛門管扁平上皮癌患者に対して，化学放射線療法を行うよう強く推奨する。（推奨度 1・エビデンスレベル A，合意率：100%）

　肛門管扁平上皮癌に対して，根治切除と放射線治療単独，または化学放射線療法とを直接比較した臨床試験は行われていないが，肛門管扁平上皮癌の高い放射線感受性により[1]，化学放射線療法は標準治療として位置づけられる。

　遠隔転移を有さない肛門管扁平上皮癌に対して，放射線治療単独と化学放射線療法を比較した UKCCCR ACT Ⅰ trial では，化学放射線療法群で，治療後 12 年の局所再発が 25.3%（95%信頼区間 17.5-32.0），人工肛門造設または死亡リスクが低減した（ハザード比 0.76，95%信頼区間 0.63-0.91，p＝0.004）[2,3]。同様に，T3-4N0-3 または T1-2N1-3 の肛門管扁平上皮癌を対象に，放射線治療単独と化学放射線療法を比較した EORTC 22861 試験では，化学放射線療法群で，5 年の局所制御率や無人工肛門造設生存率をそれぞれ 18%，32%改善した[4]。これらの臨床試験で，化学療法を併用する上乗せ効果が証明された。

　併用化学療法の探索としては，5-FU 単独と 5-FU＋MMC 併用療法を比較した第Ⅲ相試験が実施され，4 年時点での全生存率には有意差を認められなかったものの，人工肛門造設率（22% vs. 9%，p＝0.002），無人工肛門造設生存率（59% vs. 71%，p＝0.014），無病生存率（51% vs. 73%，p＝0.0003）は有意に MMC 併用群で良好であり，5-FU＋MMC 併用が標準レジメンとして確立された[5]。なお，血液関連有害事象は MMC 併用群で有意に高頻度に認めた。

　血液関連有害事象が高頻度となる MMC の代替としての Cisplatin（CDDP）の有用性に関しては様々な検討が行われており[6-12]，化学放射線療法において，5-FU＋MMC 併用療法に対する 5-FU＋CDDP 併用療法の完全奏効割合における有用性，および 5-FU＋CDDP によ

る維持療法の 3 年無増悪生存率における有用性を検証した第 III 相試験（ACT II 試験）において，5-FU＋CDDP 併用療法（完全奏効割合 90.5% vs. 89.6%，p＝0.64），および維持療法（3 年無増悪生存率 74% vs. 73%，p＝0.70）の有用性を示すことができなかった[6]。また，5-FU＋MMC 併用療法に対する，5-FU＋CDDP 併用導入療法に続く 5-FU＋CDDP 併用化学放射線療法の有用性を検証した第 III 相試験（RTOG98-11 試験）において，主要評価項目の無増悪生存期間の有用性を示すことができず[8]，長期成績では 5 年無増悪生存率(67.8% vs. 57.8%，p＝0.006)，全生存率（78.3% vs. 70.7%；p＝0.026）は MMC 併用群で有意に良好であった[9]。これら 2 試験の結果より併用薬剤は 5-FU＋MMC が推奨され，MMC の使用が難しい場合は 5-FU＋CDDP 併用療法を実施することは許容されると考える。5-FU を capecitabine や S-1 に置き換える検討も行われており，第 II 相試験では有望な成績が報告されているが[13-15]，第 III 相試験での検証は行われておらず，今後の検討が期待される。

　アジア人に対して安全に遂行可能な併用薬剤（5-FU＋MMC）の至適容量を確認した本邦の第 II 相試験（JROSG10-2 試験）では，5-FU の投与量を 800 mg/m^2/day に減量した。国内での MMC の供給停止のため予定登録数に達しなかったが，31 例の解析で 2 年無病生存率 77.4%，2 年全生存率 93.5%，2 年局所制御率 83.9% と良好な成績であり，重篤な有害事象は発生しなかった[16]。一方，本邦でも近年，欧州と同用量の 5-FU（1,000 mg/m^2/day）を併用した報告もあり[17]，安全性や有効性に配慮しながら，治療スケジュールを決定する必要がある。

　近年，照射技術の進歩により，腫瘍への高い線量集中性を維持しながら，正常臓器への線量低減を可能とする強度変調放射線治療（IMRT）が日常臨床で用いられるようになり，RTOG0529 試験において肛門管扁平上皮癌に対する IMRT の有用性が検証され，Grade 3 以上の急性期皮膚/消化管有害事象，および Grade 2 以上の血液毒性の発生率が低減したことを示した。しかし IMRT は，通常照射法と比べ複雑な治療計画や高い位置精度管理を要するため，実施には経験のあるスタッフや施設の下で行うことが求められる[18,19]。

　化学放射線療法により大部分の症例で肛門括約筋温存が可能となるため，初回治療としての直腸切断術（APR）の役割は乏しい。大腸癌研究会による遡及的な多施設の調査研究では，病期毎の 5 年全生存率は手術と化学放射線療法で差を認めなかった。また，化学放射線療法，放射線治療，化学療法が選択された比率は，1991〜2000 年では 14.3% であったのに対し，2011〜2015 年では 84.3% とその比率は増加している[20]。現時点では，化学放射線療法後の残存や再発症例に対して選択される。化学放射線療法後の残存や再発症例の APR に関するシステマティックレビューでは，APR 後の局所再発率は 23.5%（IQR 15.8-46.9%，19 試験），遠隔転移の発生を 9.0%（IQR 6.4-13.3%，16 試験）に認めた[21]。なお，化学放射線治療後の効果判定時期は，化学放射線療法終了後 8〜12 週が推奨されているが，ACT II 試験の追加解析にて，臨床的完全奏効割合は時間経過とともに上昇し，化学放射線療法開始後 11 週の時点で臨床的完全奏効割合でなかった症例の 72% が 26 週時に臨床的完全奏効割合に達したと報告されており，救済手術の要否判断時には考慮すべき結果と考える[22]。

　I 期の肛門管扁平上皮癌に対する放射線治療単独と化学放射線療法の治療成績を検討したシステマティックレビューでは，5 年全生存率は化学放射線療法で良好だったが（リスク比 1.18，95% 信頼区間 1.10-1.26，p＜0.00001），無病生存率に有意差を認めなかった（リスク比 1.01，95% 信頼区間 0.92-1.11，p＝0.87）。5 年無人工肛門生存率は放射線治療単独で 84%（95%

信頼区間 72-92％），化学放射線療法で 90％（95％信頼区間 85-94％）であり，有意差を認め
なかった（p＝0.1）[23]。また，Ⅰ期肛門管扁平上皮癌に対する化学放射線療法と局所切除によ
る治療成績を検討したシステマティックレビューでは，5 年全生存率は化学放射線療法，局
所切除を施行した症例で，85.0～91.6％，85.3～100％と明らかな差は示されなかった[24]。以上
から，Ⅰ期肛門管扁平上皮癌に対して化学放射線療法を行うことが望ましいと考えられる
が，併用化学療法の遂行可否や腫瘍径，分化度などにより放射線治療単独や局所切除も選択
肢となり得る。

投票結果 ………

推奨度	行うことを		行わないことを		推奨度なし
	強く推奨する	弱く推奨する	弱く推奨する	強く推奨する	
CQ28	100％（22/22）	0％	0％	0％	0％

文　献

1) Leichman L, Nigro N, Vaitkevicius VK, et al.: Cancer of the anal canal. Model for preoperative adjuvant combined modality therapy. Am J Med 1985; 78: 211-215

2) UKCCCR Anal Cancer Trial Working Party: Epidermoid anal cancer: results from the UKCCCR rendomised trial of radiotherapy alone versus radiotherapy, 5-fluorouracil, and mitomycin. Lancet 1996; 348: 1049-1054

3) Northover J, Glynne-Jones R, Sebeg-Montefiore D, et al.: Chemoradiation for the treatment of epidermoid anal cancer: 13-year follow-up of the first randomized UKCCCR Anal Cancer Trial (ACT I). Br J Cancer 2010; 102: 1123-1128

4) Bartelink H, Roelofsen F, Eschwege F, et al.: Concomitant radiotherapy and chemotherapy is superior to radiotherapy alone in the treatment of locally advanced anal cancer: results of a phase Ⅲ randomized trial of the European Organization for Research and Treatment of Cancer Radiotherapy and Gastrointestinal Cooperative Groups. J Clin Oncol 1997; 15: 2040-2049

5) Flam M, John M, Pajak TF, et al.: Role of mitomycin in combination with fluorouracil and radiotherapy, and of salvage chemoradiation in the definitive nonsurgical treatment of epidermoid carcinoma of the anal canal: results of a phase Ⅲ randomized intergroup study. J Clin Oncol 1996; 14: 2527-2539

6) James RD, Glynne-Jones R, Meadows HM, et al.: Mitomycin or cisplatin chemoradiation with or without maintenance chemotherapy for treatment of squamous-cell carcinoma of the anus (ACT Ⅱ): a randomized, phase 3, open-label, 2×2 factorial trial. Lancet Oncol 2013; 14: 516-524

7) Glynne-Jones R, Kadalayil L, Meadows HM, et al.: Tumor- and treatment- related colostomy rates following mitomycin C or cisplatin chemoradiation with or without maintenance chemotherapy in squamous cell carcinoma of the anus in the ACT Ⅱ trial. Ann Oncol 2014; 25: 1616-1622

8) Ajani JA, Winter KA, Gunderson LL, et al.: Fluorouracil, mitomycin, and radiotherapy vs fluorouracil, cisplatin, and radiotherapy for carcinoma of the anal canal: a randomized controlled trial. JAMA 2008; 299: 1914-1921

9) Gunderson LL, Winter KA, Ajani JA, et al.: Long-term update of US GI intergroup RTOG 98-11 phase Ⅲ trial for anal carcinoma: survival, relapse, and colostomy failure with concurrent chemoradiation involving fluorouracil/mitomycin versus fluorouracil/cisplatin. J Clin Oncol 2012; 30: 4344-4351

10) Ajani JA, Winter KA, Gunderson LL, et al.: US intergroup anal carcinoma trial: tumor diameter predicts for colostomy. J Clin Oncol 2009; 27: 1116-1121

11) Chakravarthy AB, Catalano PJ, Martenson JA, et al.: Long-term follow-up of high-dose radiation with concurrent 5-fluorouracil and cisplatin in patients with anal cancer (ECOG E4292). Int J Radiat Oncol Biol Phys 2011; 81: e607-e613

12) Holliday EB, Morris VK, Johnson B, et al.: Definitive Intensity-Modulated Chemoradiation for Anal Squamous Cell Carcinoma: Outcomes and Toxicity of 428 Patients Treated at a Single Institution. Oncologist 2022; 27: 40-47

13) Glynne-Jones R, Meadows H, Wan S, et al.: EXTRA-a multicenter phase Ⅱ study of chemoradiation using a 5 day per week oral regimen of capecitabine and intravenous mitomycin C in anal cancer. Int J Radiat Oncol Biol Phys

2008; 72: 119-126

14) Olivera SCR, Moniz CMV, Riechelmann R, et al.: Phase Ⅱ study of capecitabine in substitution of 5-FU in the chemoradiotherapy regimen for patients with localized squamous cell carcinoma of the anal canal. J Gastrointest Cancer 2016; 47: 75-81

15) Ito Y, Hamaguchi T, Takashima A, et al.; Colorectal Cancer Study Group of the Japan Clinical Oncology Group: Definitive S-1/mitomycin-C chemoradiotherapy for stage Ⅱ/Ⅲ anal canal squamous cell carcinoma: a phase Ⅰ/ Ⅱ dose-finding and single-arm confirmatory study (JCOG0903). Int J Clin Oncol. 2023; 28: 1063-1072

16) Murofushi KN, Itasaka S, Shimokawa M, et al.: A phase Ⅱ study of concurrent chemoradiotherapy with 5-fluorouracil and mitomycin-C for squamous cell carcinoma of the anal canal (the JROSG 10-2 trial). J Radiat Res 2023; 64: 154-161

17) Tachibana I, Nishimura Y, Inaba M, et al.: Definitive chemoradiotherapy for anal canal cancer: single-center experience. Int J Clin Oncol 2018; 23: 1121-1126

18) Kachnic LA, Winter K, Myerson RJ, et al.: RTOG 0529: a phase 2 evaluation of dose-painted intensity modulated radiation therapy in combined with 5-fluorouracil and mitomycin-C for the reduction of acute morbidity in carcinoma of the anal canal. Int J Radiat Oncol Biol Phys 2013; 86: 27-33

19) Kachnic LA, Winter KA, Myerson RJ, et al.: Long-Term Outcomes of NRG Oncology/RTOG 0529: A Phase 2 Evaluation of Dose-Painted Intensity Modulated Radiation Therapy in Combination With 5-Fluorouracil and Mitomycin-C for the Reduction of Acute Morbidity in Anal Canal Cancer. Int J Radiat Oncol Biol Phys 2022; 112: 146-157

20) Yamada K, Shiraishi K, Takashima A, et al.: Characteristics of anal canal squamous cell carcinoma as an HPV-associated cancer in Japan. Int J Clin Oncol 2023; 28: 990-998

21) Ko G, Sarkaria A, Merchant SJ, et al.: A systematic review of outcomes after salvage abdominoperineal resection for persistent or recurrent anal squamous cell cancer. Colorectal Dis 2019; 21: 632-650

22) Glynne-Jones R, Sebag-Montefiore D, Meadows HM, et al.; ACT Ⅱ study group: Best time to assess complete clinical response after chemoraiotherapy in squamous cell carcinoma of the auns (ACT Ⅱ): a post-hoc analysis of randomized controlled phase 3 trial. Lancet Oncol 2017; 18: 347-356

23) Werner RN, Gaskins M, Valle GA, et al.: State of the art treatment for stage Ⅰ to Ⅲ anal squamous cell carcinoma: a systematic review and meta-analysis. Radiother Oncol 2021; 157: 188-196

24) Portale G, Parotto M, Pozza A, et al.: Chemoradiation vs. local excision in the management of early squamous cell carcinoma of the anus: a systematic review. Int J Colorectal Dis 2022; 37: 1937-1944

大腸癌治療ガイドライン2024年版に対する外部評価

大腸癌治療ガイドライン評価委員会

I　評価方法

　大腸癌治療ガイドライン2024年版の外部評価は偏りなく，質の評価を行うために，内的妥当性として，AGREE II日本語訳（2022年9月改訂）を用いて，ガイドラインの作成方法の評価を行い，外的妥当性として専門家の意見として，日本の大腸癌診療，診療の現状に過不足ない内容が記載されているか否かについて評価した。大腸癌治療ガイドライン作成委員会（以下，作成委員会）でガイドライン案が作成され，2024年1月に開催された第100回大腸癌研究会において公聴会が開催され，その後にパブリックコメントが募集された。ガイドライン評価委員会（以下，評価委員会）でガイドラインの作成方法の評価および専門家としての意見を集約して評価を行った。評価委員会からの指摘事項に関して，作成委員会で協議が行われ，最終案が作成された。

　ガイドライン作成方法についての評価として6名のすべての委員がAGREE II日本語訳にしたがって6領域23項目と全体評価2項目について作成方法の評価を行った。委員がそれぞれの項目について評価を行い，獲得評点の平均および領域別評点を算出した領域別評点は，各領域内の個々の項目の評点をすべて合計し，その合計点を各領域の最高評点に対するパーセンテージとして算出した。

　領域別評点（％）＝（獲得評点の合計－最低評点の合計）/（最高評点の合計－最低評点の合計）

　専門家の視点からの評価は，各専門家が担当分野について評価を提出し，さらに全体で協議してコンセンサスを得た。

II　評価結果

1　AGREE II日本語訳を用いたガイドライン作成方法の評価

　6つの領域別評点をみると，外部評価の項目に関して，6領域のうち5領域で80％以上の評点を獲得しており，前版2022年度版よりも比較的高い評価となった（**表1，図1**）。しかしながら，領域5（適用可能性）については70％未満の評点であった（**表1，表2**）。この要因としては，ガイドラインにモニタリングや監査のための基準が掲示されていなかったことが原因であると考えられる。全体の質の評価としては，獲得評点の平均点が6.3点で良好な評価であり，また，このガイドラインの使用を推奨するかの問いに対して推奨する5票，推奨する（条件付き）1票，推奨しない0票であり，高い推奨率が得られた（**表3**）。条件付き推奨の原因として，エビデンスレベルと推奨の関係をより明確にする必要があることが挙げられた。

2　専門家の視点からの評価

　専門家の視点として日本の現状に過不足のない内容が記載されているか否かについて，詳細に検討し，評価できる点および問題点を挙げて，作成委員に提出した。評価できる点としては，

表1　各領域の領域別評点

	領域別/評点
領域 1 対象と目的	90.7
領域 2 利害関係者の参加	82.4
領域 3 作成の厳密さ	83.8
領域 4 提示の明確さ	88.9
領域 5 適用可能性	68.8
領域 6 編集の独立性	88.9

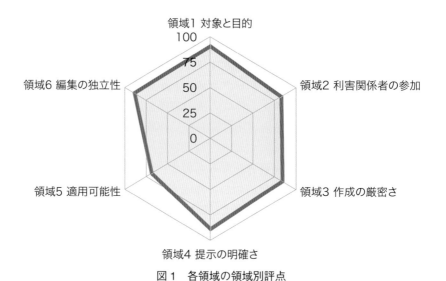

図 1　各領域の領域別評点

実臨床で行われている治療内容が盛り込まれており，現在の大腸癌治療に則した治療ガイドラインとなっている点や，国外のガイドラインとの比較も記載され理解しやすい点，が挙げられた。一方，改善や修正が求められる部分については，全体で 2 か所，本文各論で 6 か所，Clinical question で 7 か所の計 15 か所が挙げられ，その種別・領域の内訳としては，推奨度投票結果記載などの表示形式に関するもの 2 件，内視鏡領域 8 件，外科領域 2 件，薬物療法領域 2 件，大腸癌治療全般に関するもの 1 件であった。評価委員からのすべての指摘に関して，作成委員会で再検討を行った結果，表示形式に関する指摘については，提示が明確になるように修正し，内視鏡領域に関する指摘については，用語の修正や新規技術に関する追記を行って，改善を図った。その他の指摘については，次期改訂時の検討すべき項目として扱う方針とした。上記過程を経て，適宜修正された後に，本ガイドラインが作成された。

表2　AGREE Ⅱ による領域別評点

Domain（領域）	評価項目〔日本語暫定訳〕	獲得評点の平均	領域別評点（%）	コメント
領域1 Scope and Purpose （対象と目的）	1 ガイドライン全体の目的が具体的に記載されている	6.8	90.7	総論の1.に記載あり。
	2 ガイドラインで取り扱う健康上の問題が具体的に記載されている	6.7		CQ を含め，記載あり。
	3 ガイドラインの適用が想定される対象（患者，一般など）が具体的に記載されている	5.8		治療方針別の記載のため，AGREE Ⅱ の記載を鑑みると，わかりにくさが残る。「遺伝性大腸癌診療ガイドライン2024年版」との関係性を最初に明らかにしておくべきと考えられる。（67ページ：異時性多重がんの項目に文献41）が引用されている）（CQ27 にも※遺伝性大腸癌に対しては前述ガイドラインを参照，との記載が推奨文内にあり）
領域2 Stakeholder Involvement （利害関係者の参加）	4 ガイドライン作成グループには，関係する全ての専門家グループの代表者が加わっている	6.8	82.4	はじめにと総論の12.に記載あり。
	5 対象集団（患者，一般など）の価値観や好みが十分に考慮されている	4.0		パブリックコメントの意見がどう反映されたかがわからない。 患者・家族の会の代表者などが委員に含まれていない。 医師のためのガイドラインと明示されている。 対象となる大腸癌患者は当ガイドライン作成委員の中に含まれておらず，その価値観や希望は引用文献含め見当たらない。
	6 ガイドラインの利用者が明確に定義されている	7.0		総論の3.に記載あり。
領域3 Rigour of Development （作成の厳密さ）	7 エビデンスを検索するために系統的な方法が用いられている	5.3	83.8	検索の手順は記載があるが，検索式および検索語の記載がなく，検索を再現する十分な情報が提示されているとは言えない。特に新規CQ については，検索対象期間の記載がない。各CQ に対してどのような検索式を用いたかを付録に記載することが望まれる。
	8 エビデンスの選択基準が明確に記載されている	5.5		エビデンスの評価基準は総論の4.にあるが，「選択基準」の記載はない。AGREE Ⅱ にあるように，「ランダム化比較試験によるエビデンスのみを採用し，英語以外の文献は除外することにした」などを各CQ に紐づけて書くなどの工夫が望まれる。

（つづく）

表 2　つづき

Domain （領域）	評価項目〔日本語暫定訳〕	獲得評点の平均	領域別評点（%）	コメント
領域 3 Rigour of Development （作成の厳密さ）	9　総体としてのエビデンスの強固さと限界が明確に記載されている	6	83.8	GRADE，研究方法の限界，複数の研究結果の一貫性，研究間の結果の方向性に関する記載あり。一方で，各 CQ において，エビデンス総体や risk of bias の評価に関する明確な記載がない。
	10　推奨を決定する方法が明確に記載されている	6.8		総論の 4.と各推奨に投票結果の記載あり。
	11　推奨の決定にあたって，健康上の利益，副作用，リスクが考慮されている	6.2		各 CQ でリスクベネフィットの記載がなされているが，副作用についての記載が十分でない。特に CQ23 免疫チェックポイント阻害薬に関する解説にはその副作用の記載が不十分である。
	12　推奨とそれを支持するエビデンスとの対応関係が明確である	5.8		エビデンスレベルが A なのに弱い推奨であったり，C であるのに強い推奨であったり，エビデンスよりもグループの意見で推奨が作成される場合の根拠が不明瞭なものが散見される。エビデンス総体の記載がわかりにくいことが一つの原因かと思われる。各 CQ でランダム化比較試験やメタアナリシスの有無がエビデンスレベルの判断に与える影響が異なるなど一貫性がない部分なども問題と思われる。
	13　ガイドラインの公表に先立って，外部審査がなされている	6.3		外部評価委員のリストなど，必要項目は記載されている。
	14　ガイドラインの改訂手続きが示されている	6.5		総論の 6.に記載あり。
領域 4 Clarity of Presentation （提示の明確さ）	15　推奨が具体的であり，曖昧でない	6	88.9	具体的に記載されてはいるが，AGREE II の「エビデンス総体（body of evidence）に基づいて」という部分と「高リスクに関する記載はあるが低リスクの記載はない」などの部分で不足がある。高リスクだけに言及する場合は CQ を限定しても良いかと思われる。
	16　患者の状態や健康上の問題に応じて，可能な他の選択肢が明確に示されている	6.5		フローチャートが提示されている。
	17　どれが重要な推奨か容易に見分けられる	6.5		ボックスに要約されたり，フローチャートやアルゴリズムなどで示したりしており，各章でまとめて示している。

（つづく）

表 2 つづき

Domain （領域）	評価項目〔日本語暫定訳〕	獲得 評点の 平均	領域別 評点 （%）	コメント
領域 5 Applicability （適用可能性）	18 ガイドラインの適用にあたっての促進要因と阻害要因を記述している	5.5	68.8	保険適用・手技の複雑さによる術者などの経験に関する記載がなされている。AGREE Ⅱにある「検討されている促進要因と阻害要因の同定」，「促進要因と阻害要因についての情報を収集した方法」の記載が望まれる。
	19 どのように推奨を適用するかについての助言・ツールを提供している	6.0		各論の治療に関するアルゴリズムがそれにあたる。一方で，「ガイドラインの導入に関する章があるか」，「適用を促進するツールと資源」，「利用者がツールや資源にアクセスするための方法の指示」については十分ではない。
	20 推奨の適用に対する，潜在的な資源の影響が考慮されている	5.5		保険や費用対効果の記載は十分ではない。医療経済学者の評価などを追加するとより充実すると思われる。また，ロボット支援結腸癌手術が弱く推奨，ロボット支援直腸癌手術が強く推奨されているが，希望した患者が治療を受けるに足るだけの認定施設があるか，などに関する具体的な記載がない。
	21 ガイドラインにモニタリング・監査のための基準が示されている	3.5		総論の 1.に対するモニタリングや監査に関する記載はない。
領域 6 Editorial Indepen- dence（編集 の独立性）	22 資金源によりガイドラインの内容が影響されていない	6.5	88.9	総論の 9.に記載あり。
	23 ガイドライン作成グループメンバーの利益相反が記載され，適切な対応がなされている	6.2		総論の 10.に記載あり。

表3　AGREE Ⅱ によるガイドラインの全体評価

Domain（領域）	評価項目〔日本語暫定訳〕	獲得評点の平均		コメント
Overall Guideline Assessment（全体評価）	1 このガイドライン全体の質を評価する	6.3		読みやすく，目的に沿って作成されたガイドラインとなっている。 ただし，各CQ に対するエビデンスのレベルがどういう基準で決められたのかが明確ではないので，それぞれの CQ で，検索式や選択基準，エビデンス総体や risk of bias を明確にしたうえで，どのようにエビデンスレベルを設定したかがわかるようにしたほうがよい。 また，臨床試験やメタアナリシスはどういうデザインに基づくものか，再発割合は何年のものか，有意差がない研究はどういう結果だったか（イベント数の問題なのかどうか）など，より明確に記載することが求められる部分もある。 一部の CQ では欧米のエビデンスを採用する一方で，日本でのエビデンスがないことで推奨が変わるなど，エビデンスレベルと推奨の強さが異なるものがどういう根拠で決まっているのかが不明瞭な部分もあるため，改善が必要である。
	2 このガイドラインの使用を推奨する	推奨する	5	エビデンスレベルと推奨の関係がより明確になることが望まれる。
		推奨する（条件付き）	1	
		推奨しない	0	

資料

表 1　文献の検索件数・選択件数

	検索文献数		選択文献数		用手検索 文献数
	PubMed	医中誌	PubMed	医中誌	
内視鏡科領域	2,208	685	172	74	93
外科領域	7,825	3,852	2,148	782	146
放射線科領域	1,331	193	377	28	72
薬物療法領域	5,586	2,794	1,915	474	370
その他	2,228	1,654	445	210	70
計	19,178	9,178	5,057	1,568	751

＊2022 年版の文献数に 2024 年版作成に際しての追加文献数を合算した。

表 2　直腸癌における側方郭清と側方転移

		症例数	側方郭清 症例数	側方 郭清率	側方転移 陽性症例数	側方転移率 （対全症例）	側方転移率 （対側方郭清 症例）
RS	sm	124	0	0	0	0.0%	0.0%
	mp	127	6	4.7%	0	0.0%	0.0%
	ss/a$_1$	316	24	7.5%	0	0.0%	0.0%
	se/a$_2$	177	8	4.5%	0	0.0%	0.0%
	si/ai	32	14	43.8%	1	3.1%	7.1%
	計	776	52	6.7%	1	0.1%	1.9%
Ra	sm	138	5	3.6%	0	0.0%	0.0%
	mp	149	18	12.1%	0	0.0%	0.0%
	ss/a$_1$	230	58	25.2%	4	1.7%	6.9%
	se/a$_2$	181	59	32.6%	7	3.9%	11.9%
	si/ai	15	8	53.3%	0	0.0%	0.0%
	計	713	148	20.8%	11	1.5%	7.4%
RaRb＋Rb	sm	234	37	15.8%	2	0.9%	5.4%
	mp	372	218	58.6%	20	5.4%	9.2%
	ss/a$_1$	350	230	65.7%	28	7.7%	12.2%
	se/a$_2$	412	319	77.4%	75	18.0%	23.5%
	si/ai	59	48	81.4%	17	28.8%	35.4%
	計	1,427	852	59.7%	142	9.8%	16.7%

（大腸癌研究会・プロジェクト研究　1991〜1998 年度症例）

表 3　部位別，壁深達度別リンパ節転移頻度

部位	壁深達度	症例数	N0	N1a	N1b	N2a	N2b	N3
全部位 （C〜P）	T1	5,314	89.6%	6.9%	2.6%	0.4%	0.2%	0.3%
	T2	4,522	78.8%	10.3%	6.6%	2.3%	0.8%	1.2%
	T3	12,838	61.3%	14.1%	12.3%	5.6%	3.1%	3.6%
	T4a	3,349	45.0%	15.7%	17.1%	6.8%	9.5%	5.8%
	T4b	1,311	57.7%	13.2%	11.5%	4.7%	6.1%	6.8%
結腸 （C~S）	T1	3,206	90.4%	6.6%	2.4%	0.3%	0.06%	0.2%
	T2	2,179	80.7%	10.5%	5.9%	2.1%	0.4%	0.4%
	T3	7,648	65.5%	14.4%	11.2%	5.1%	1.7%	2.2%
	T4a	2,466	47.2%	15.7%	16.7%	5.9%	8.4%	6.1%
	T4b	820	60.2%	15.4%	11.3%	3.3%	5.6%	4.2%
直腸 S 状部 （RS）	T1	583	88.7%	8.4%	2.1%	0.5%	0.2%	0.2%
	T2	546	76.6%	11.4%	8.2%	2.6%	1.1%	0.2%
	T3	1,575	59.2%	14.7%	14.3%	6.1%	3.9%	1.8%
	T4a	491	39.3%	16.5%	20.0%	8.8%	10.8%	4.9%
	T4b	155	63.2%	7.7%	8.4%	9.7%	6.5%	4.5%
上部直腸 （Ra）	T1	520	88.1%	8.1%	2.9%	0.8%	0.2%	0.0%
	T2	612	77.5%	9.8%	7.5%	3.1%	1.3%	0.8%
	T3	1,641	54.1%	14.6%	15.7%	7.8%	5.0%	2.9%
	T4a	345	37.7%	15.4%	17.1%	11%	14.8%	4.1%
	T4b	96	54.2%	10.4%	14.6%	8.3%	7.3%	5.2%
下部直腸 （Rb）	T1	970	88.4%	6.7%	3.3%	0.4%	0.4%	0.8%
	T2	1,126	76.6%	10.0%	6.8%	2.1%	1.2%	3.2%
	T3	1,903	52.4%	12.5%	11.9%	5.8%	6.5%	11.0%
	T4a	45	44.4%	11.1%	13.3%	4.4%	15.6%	11.1%
	T4b	191	45.0%	11.5%	13.6%	4.7%	7.9%	17.3%

（大腸癌研究会・全国登録　2008〜2013 年症例）

＊「大腸癌取扱い規約第 9 版」による

表4　Stage 別治癒切除率（下段：症例数）

Stage	I	IIa	IIb	IIc	IIIa	IIIb	IIIc	I～III
全部位 （C～P）	99.7% 8,128	98.6% 7,653	95.2% 1,471	87.1% 738	99.5% 1,256	96.6% 5,266	89.7% 2,112	97.4% 26,624
全結腸 （C～S）	99.8% 4,558	99.1% 4,881	95.7% 1,137	89.6% 480	99.5% 635	96.7% 3,130	92.1% 1,103	97.8% 15,924
直腸S状部 （RS）	99.9% 911	99.2% 909	95.7% 185	89.7% 97	100.0% 166	97.7% 724	93.6% 264	98.2% 3,256
上部直腸 （Ra）	99.8% 907	98.3% 856	90.6% 128	74.5% 51	99.4% 166	96.7% 749	89.6% 268	96.9% 3,125
下部直腸 （Rb）	99.3% 1,673	96.0% 967	94.7% 19	78.6% 84	99.3% 281	95.2% 644	82.8% 443	95.7% 4,111
肛門管 （P）	0.0% 0	0.0% 0	100.0% 2	94.6% 26	100.0% 8	89.5% 19	70.6% 34	88.5% 208

（大腸癌研究会・全国登録　2008～2013 年症例）

＊Stage 分類は「大腸癌取扱い規約第 9 版」による
＊治癒切除率＝組織学的根治度 A 症例/手術患者数

表5　部位別累積 5 年生存率（下段：症例数）

部位＼Stage	I	IIa	IIb	IIc	IIIa	IIIb	IIIc	I～III	IV (CurB)	IV (CurC)	IV
全部位	93.1% 8,081	88.3% 7,520	78.3% 1,399	76.4% 642	91.5% 1,250	80.6% 5,079	65.8% 1,891	86.0% 25,863	49.2% 1,483	17.7% 4,028	26.7% 5,511
盲腸 （C）	95.0% 543	88.9% 477	69.0% 108	78.1% 53	88.8% 77	72.9% 325	59.2% 156	83.6% 1,739	40.0% 119	13.5% 356	20.7% 475
上行結腸 （A）	91.7% 999	87.2% 1,333	75.7% 257	72.5% 65	91.8% 128	81.8% 777	60.7% 278	84.6% 3,837	43.3% 221	16.2% 642	23.6% 863
横行結腸 （T）	92.0% 732	88.8% 773	77.5% 184	78.0% 65	89.4% 71	78.5% 413	63.3% 163	85.2% 2,401	49.8% 145	14.1% 344	25.2% 489
下行結腸 （D）	95.2% 295	86.8% 379	69.4% 105	78.1% 25	96.9% 37	81.9% 226	56.2% 52	85.1% 1,119	43.9% 49	21.0% 187	26.3% 236
S状結腸 （S）	93.9% 1,970	89.4% 1,862	82.6% 432	80.1% 222	91.4% 319	84.1% 1,281	73.9% 364	88.2% 6,450	52.6% 401	19.0% 1,091	28.6% 1,492
直腸S状部 （RS）	93.1% 909	88.7% 897	85.8% 177	70.0% 87	93.7% 166	80.4% 707	72.3% 247	86.4% 3,190	56.0% 201	19.0% 535	29.5% 736
上部直腸 （Ra）	93.7% 903	90.4% 839	73.9% 116	81.1% 38	95.5% 165	81.0% 721	59.1% 240	86.2% 3,022	46.6% 169	16.5% 462	24.7% 631
下部直腸 （Rb）	92.2% 1,655	86.1% 924	81.7% 18	70.7% 65	88.5% 279	77.5% 612	68.1% 367	85.6% 3,920	52.0% 159	21.9% 380	31.3% 539
肛門管 （P）	91.0% 75	60.5% 36	50.0% 2	74.3% 22	87.5% 8	44.6% 17	47.9% 24	72.7% 184	33.3% 19	24.8% 31	27.0% 50
結腸 （C～S）	93.3% 4,539	88.5% 4,824	77.6% 1,086	78.2% 430	91.3% 632	81.4% 3,022	65.4% 1,013	86.1% 15,547	47.9% 935	17.1% 2,620	25.7% 3,555
上・下部直腸 （Ra+Rb）	92.7% 2,558	88.1% 1,763	75.0% 134	74.6% 103	91.0% 444	79.4% 1,333	64.5% 607	85.9% 6,942	49.3% 328	18.9% 842	27.8% 1,170

（大腸癌研究会・全国登録　2008～2013 年症例）

＊Stage 分類は「大腸癌取扱い規約第 9 版」による

表 6　大腸癌同時性遠隔転移頻度

	肝	肺	腹膜	その他
全部位（C〜P）	10.5%	3.6%	4.3%	3.9%
症例数　37,943	3,976	1,353	1,641	1,495
結腸（C〜S）	11.2%	3.3%	5.5%	4.2%
症例数　23,119	2,581	754	1,262	975
直腸肛門管（RS〜P）	9.4%	4.0%	2.6%	3.3%
症例数　14,824	1,395	599	379	484

（大腸癌研究会・全国登録　2008〜2013 年症例）

表 7　大腸癌治癒切除術後の Stage 別再発率と術後経過年数別累積再発出現率

Stage（症例数）	再発率（再発症例数）	術後経過年数別累積再発出現率（累積再発症例数）			術後 5 年を超えて出現する再発例が全体に占める割合（症例数）
		3 年	4 年	5 年	
I (2,141)	4.7% (100)	83.9% (73)	86.2% (75)	95.4% (83)	0.19% (4)
II (2,516)	14.2% (356)	85.7% (294)	92.7% (318)	97.4% (334)	0.36% (9)
III (2,558)	28.7% (735)	89.1% (631)	94.4% (668)	97.5% (690)	0.70% (18)
全体 (7,215)	16.5% (1,191)	87.7% (998)	93.2% (1,061)	97.3% (1,107)	0.43% (31)

（大腸癌研究会・全国登録　2014 年症例）

＊再発時期不明例 53 例は累積再発出現率では除外

表 8　Stage I 大腸癌再発率

Stage I		症例数	再発症例数	再発率	p 値
部位					
	結腸	1,281	38	3.0%	p＜0.0001
	直腸	860	62	7.2%	
深達度					
	T1	1,237	47	3.8%	p＝0.027
	T2	904	53	5.9%	
部位と深達度					
結腸	T1	798	24	3.0%	p＝0.91
	T2	483	14	2.9%	
直腸	T1	439	23	5.2%	p＝0.022
	T2	421	39	9.3%	

（大腸癌研究会・全国登録　2014 年症例）

＊RS は直腸として集計

表9　大腸癌治癒切除術後の初発再発部位別再発率と術後経過年数別累積再発出現率

初発再発部位 （症例数）	再発率 （再発症例数） （重複含む）	術後経過年数別累積再発出現率 （累積再発症例数）			術後5年を超えて出現する 再発例が全体に占める割合 （症例数）
		3年	4年	5年	
肝	5.7% (408)	95.2% (373)	98.0% (384)	99.5% (390)	0.03% (2)
肺	50% (358)	87.2% (299)	93.0% (319)	97.1% (333)	0.14% (10)
腹膜	2.6% (186)	90.1% (163)	94.5% (171)	98.9% (179)	0.03% (2)
局所	1.6% (112)	78.5% (84)	87.9% (94)	94.4% (101)	0.08% (6)
吻合部	1.0% (72)	80.9% (55)	89.7% (61)	92.6% (63)	0.07% (5)
その他	4.0% (285)	83.6% (230)	91.3% (251)	95.6% (263)	0.17% (12)
全体 (7,215)	16.5% (1,191)	87.7% (998)	93.2% (1,061)	97.3% (1,107)	0.43% (31)

（大腸癌研究会・全国登録　2014年症例）

＊再発時期不明例53例は累積再発出現率では除外

表10　結腸癌・直腸癌における初発再発部位別再発率の比較

再発部位	結腸 （4536例）	直腸 （2679例）	p値
肝	5.6% (252)	5.8% (156)	NS
肺	3.6% (161)	7.4% (197)	p＜0.0001
腹膜	3.2% (144)	1.6% (42)	p＜0.0001
局所	0.7% (33)	3.0% (79)	p＜0.0001
吻合部	0.7% (31)	1.5% (41)	p＝0.0006
その他	3.3% (151)	5.0% (134)	p＝0.0005
全体	14.4% (651)	20.2% (540)	p＜0.0001

（大腸癌研究会・全国登録　2014年症例）

＊RSは直腸癌として集計

表 11 sm 癌浸潤距離とリンパ節転移

sm 浸潤距離（μm）	有茎性			非有茎性		
	病変数	n（＋）	（％）	病変数	n（＋）	（％）
head invasion	53	3	(5.7)			
0＜X＜500	10	0	(0)	65	0	(0)
500≦X＜1,000	7	0	(0)	58	0	(0)
1,000≦X＜1,500	11	1	(9.1)	52	6	(11.5)
1,500≦X＜2,000	7	1	(14.3)	82	10	(12.2)
2,000≦X＜2,500	10	1	(10.0)	84	13	(15.5)
2,500≦X＜3,000	4	0	(0)	71	8	(11.3)
3,000≦X＜3,500	9	2	(22.2)	72	5	(6.9)
3,500≦X	30	2	(6.7)	240	35	(14.6)

（sm 癌取扱いプロジェクト研究　長廻 紘先生：群馬県立がんセンター）

＊1,000 μm 以上の浸潤症例のリンパ節転移率は 12.5％であった。
＊head invasion 例でリンパ節転移陽性であった 3 例はいずれも ly 陽性であった。

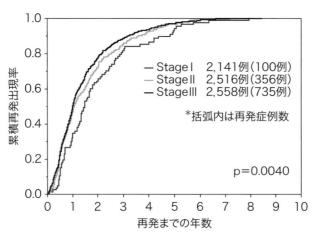

図 1　Stage 別累積再発出現率曲線
（大腸癌研究会・全国登録　2014 年症例）

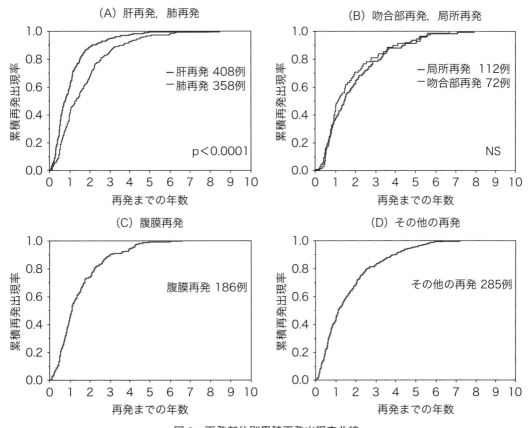

図2　再発部位別累積再発出現率曲線
（大腸癌研究会・全国登録　2014 年症例）

索引

大腸癌治療ガイドライン 医師用 2024 年版

2005 年 7 月 10 日　第 1 版（2005 年版）発行
2009 年 7 月 3 日　第 2 版（2009 年版）発行
2010 年 7 月 1 日　第 3 刷（2010 年版）発行
2014 年 1 月 24 日　第 4 版（2014 年版）発行
2016 年 11 月 22 日　第 5 版（2016 年版）発行
2019 年 1 月 25 日　第 6 版（2019 年版）発行
2022 年 1 月 25 日　第 7 版（2022 年版）発行
2024 年 7 月 20 日　第 8 版（2024 年版）第 1 刷発行

編　者　大腸癌研究会

発行者　福村　直樹

発行所　金原出版株式会社
　　　　〒113-0034 東京都文京区湯島 2-31-14
　　　　電話　編集　（03）3811-7162
　　　　　　　営業　（03）3811-7184
　　　　FAX　　　（03）3813-0288
　　　　振替口座　00120-4-151494
　　　　http://www.kanehara-shuppan.co.jp/

©大腸癌研究会, 2005, 2024
検印省略
Printed in Japan

ISBN 978-4-307-20482-8　　　　印刷・製本／三報社印刷㈱

WEB アンケートにご協力ください

読者アンケート（所要時間約 3 分）にご協力いただいた方の中から
抽選で毎月 10 名の方に図書カード 1,000 円分を贈呈いたします。
アンケート回答はこちらから ➡
https://forms.gle/U6Pa7JzJGfrvaDof8

2024・7

日進月歩の診断モダリティーに対応した
遺伝性大腸癌診療の決定版

遺伝性大腸癌 診療ガイドライン

2024年版　　大腸癌研究会 編

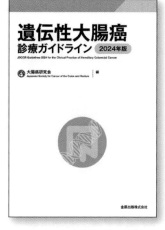

遺伝性大腸癌診療に有益な情報を提供してきた本ガイドライン。2024年版では診療のアルゴリズムを記載し
CQの位置付けを明確化。家族性大腸腺腫症におけるIntensive downstaging polypectomyや
デスモイド腫瘍の新分類、リンチ症候群における免疫チェックポイント阻害剤のコンパニオン診断、CGP
からの診断の流れなど、日進月歩の診断モダリティーに対応したガイドラインとなった。

CONTENTS

◆B5判 184頁　◆定価2,970円(本体2,700円+税10%)　ISBN978-4-307-20475-0

金原出版　〒113-0034 東京都文京区湯島2-31-14　TEL03-3811-7184(営業部直通)　FAX03-3813-0288
https://www.kanehara-shuppan.co.jp/　この書籍の詳細、ご注文はこちらから

2024・7

炎症性腸疾患（IBD）関連消化管腫瘍のガイドラインが誕生！

炎症性腸疾患 関連消化管腫瘍 診療ガイドライン

2024年版　大腸癌研究会 編

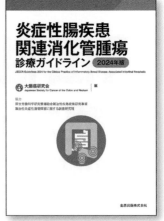

IBD患者数は増加の一途をたどり、長期罹患患者では消化管癌が合併することが知られている。本ガイドラインではUC（潰瘍性大腸炎）関連消化管腫瘍とCD（クローン病）関連消化管腫瘍のそれぞれの解説に加え、計28のCQを最新のエビデンスに基づいて設定した。各施設からの貴重な切除標本や病理アトラスなどのカラー図も豊富に取り扱っており、まさに他の追随を許さないIBD関連消化管腫瘍診療に携わる医療者必携の一冊。

CONTENTS

◆B5判　152頁　◆定価3,850円（本体3,500円＋税10%）　ISBN978-4-307-20459-0

金原出版　〒113-0034 東京都文京区湯島2-31-14　TEL03-3811-7184（営業部直通）FAX03-3813-0288
https://www.kanehara-shuppan.co.jp/　この書籍の詳細、ご注文はこちらから